Morte e luto no contexto hospitalar e da saúde

ORGANIZADORAS

Mayla Cosmo Monteiro

Ana Maria Rodrigues Franqueira

Alexandra Coelho

Morte e luto no contexto hospitalar e da saúde

São Paulo
2023

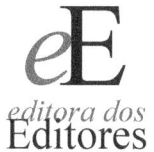

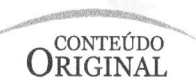

©TODOS OS DIREITOS RESERVADOS À EDITORA DOS EDITORES LTDA.
©2023 - São Paulo
Produção editorial: *Villa*
Capa: *Villa*
Imagem de abertura de capítulo: *Freepik*

Dados Internacionais de Catalogação na Publicação (CIP)
(Câmara Brasileira do Livro, SP, Brasil)

Morte e luto no contexto hospitalar e da saúde / organização Mayla Cosmo Monteiro, Ana Maria Rodrigues Franqueira, Alexandra Coelho. -- São Paulo : Editora dos Editores, 2023.

Vários autores.
Bibliografia.
ISBN 978-85-85162-88-7

1. Acolhimento 2. Ambiente hospitalar 3. Luto 4. Morte 5. Profissionais de saúde - Formação 6. Rituais I. Monteiro, Mayla Cosmo. II. Franqueira, Ana Maria Rodrigues. III. Coelho, Alexandra.

23-170567   CDD-155.937

Índices para catálogo sistemático:

1. Família : Luto e morte : Superação : Aspectos psicológicos   155.937

Eliane de Freitas Leite - Bibliotecária - CRB 8/8415

RESERVADOS TODOS OS DIREITOS DE CONTEÚDO DESTA PRODUÇÃO.
NENHUMA PARTE DESTA OBRA PODERÁ SER REPRODUZIDA ATRAVÉS DE QUALQUER MÉTODO, NEM SER DISTRIBUÍDA E/OU ARMAZENADA EM SEU TODO OU EM PARTES POR MEIOS ELETRÔNICOS SEM PERMISSÃO EXPRESSA DA EDITORA DOS EDITORES LTDA, DE ACORDO COM A LEI Nº 9610, DE 19/02/1998.

Este livro foi criteriosamente selecionado e aprovado por um Editor científico da área em que se inclui. A *Editora dos Editores* assume o compromisso de delegar a decisão da publicação de seus livros a professores e formadores de opinião com notório saber em suas respectivas áreas de atuação profissional e acadêmica, sem a interferência de seus controladores e gestores, cujo objetivo é lhe entregar o melhor conteúdo para sua formação e atualização profissional.

Desejamos-lhe uma boa leitura!

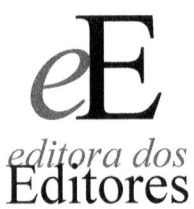

EDITORA DOS EDITORES
Rua Marquês de Itu, 408 — sala 104 — São Paulo/SP
CEP 01223-000
Rua Visconde de Pirajá, 547 — sala 1.121 — Rio de Janeiro/RJ
CEP 22410-900

+55 11 2538-3117
contato@editoradoseditores.com.br
www.editoradoseditores.com.br

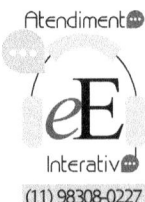

Sobre as Organizadoras

Mayla Cosmo Monteiro

Pós-doutorado em Psicologia (PUC-Rio). Doutora e Mestre em Psicologia Clínica (PUC-Rio). Especialista em Psicologia Hospitalar em Cardiologia (INCOR/HCFMUSP). Coordenadora do Serviço de Psicologia Hospitalar da Clínica São Vicente. Coordenadora e professora do curso de especialização em Psicologia Hospitalar e da Saúde (PUC-Rio). Autora do livro A morte e o morrer em UTI - família e equipe medica em cena (Ed Appris). Organizadora e autora dos livros Psicologia em Unidade de Terapia Intensiva: Critérios e rotinas de atendimento (Ed Revinter) e Psicologia em Unidade de Terapia Intensiva: intervenção em situações de urgência subjetiva (Ed Atheneu). Membro da diretoria da SBPH (2022-2023) e da SOTIERJ (2022-2023).

Ana Maria Rodrigues Franqueira

Doutora e Mestre em Psicologia Clínica pela PUC-Rio. Especialização em Terapia Sistêmica e Filosofia Contemporânea pela PUC-Rio. Psicoterapeuta.

Alexandra Coelho

Doutora em Ciências e Tecnologias da Saúde (Faculdade de Medicina da Universidade de Lisboa). Especialização em Cuidados Paliativos. Psicóloga da Unidade de Medicina Paliativa do Centro Hospitalar Universitário Lisboa Norte. Professora e autora de diversos artigos científicos e de capítulos de livros sobre luto e cuidados paliativos.

Sobre os Autores

A. Nazaré de P. Jacobucci

Psicóloga; Mestre em Cuidados Paliativos (FMUL/Portugal); Especialista em Teoria, Pesquisa e Intervenção em Luto (Instituto 4 Estações); Especialista em Psicologia Hospitalar (ISCMSP). Tutora da disciplina de Luto do Curso de Especialização em Cuidados Paliativos da Faculdade de Ciências Médicas de Minas Gerais. Membro da Sociedade Britânica de Psicologia (MBPsS), Filiada a Palliative Care Research Society of the United Kingdom. Administradora do Blog Perdas e Luto: Educação para a Morte, as Perdas e o Luto. Professora e Escritora.

Alba Payàs

Directora del Instituto IPIR en Barcelona, centro de formación y supervisión para profesionales de distintas disciplinas que descan formarse en atención al duelo y pérdidas. Directora del Máster en Counseling e Intervención en duelo, pérdidas y trauma (Il3-Universitat de Barcelona). Lcda en Ciencias y Psicoterapeuta. Formada en Psicoterapia Integrativa en el Metanoia Institute (UK). Miembro certificado de la International Integrative Psychotherapy Association (IIPA, USA). Certificada en el tratamiento del trauma (N2) por el Instituto de Psicoterapia Sensorimotor (IPS, USA). Autora de los libros: las *Tareas del duelo: psicoterapia de duelo desde un modelo integrativo-relacional* (Paidos, 2010) y *El mensaje de las lágrimas, una guía para superar la pérdida de un ser querido* (Paidos, 2014).

Alexandra Coelho

Doutora em Ciências e Tecnologias da Saúde (Faculdade de Medicina da Universidade de Lisboa). Especialização em Cuidados Paliativos. Psicóloga da Unidade de Medicina Paliativa do Centro Hospitalar Universitário Lisboa Norte. Professora e autora de diversos artigos científicos e de capítulos de livros sobre luto e cuidados paliativos.

Ana Luisa Rocha Mallet

Doutorado em cardiologia – UFRJ. Graduação Literatura UERJ. Médica Hospital Federal de Bonsucesso e Universidade Federal do Rio de Janeiro. Professora medicina Universidade Estácio de Sá – IDOMED. Participante dos grupo "Humanidade, medicina e arte" – Estácio de Sá e "Arte na Veia" – Estácio de Sá e UFRJ.

Ana Margarida Teixeira

Psicologia Clínica no Carsullo de Luto do Pin-Partners in Neuroscience. Mestre em Psicologia Clínica e da Saúde pela Faculdade de Pscicologia e Ciências da Educação da Universidade de Coimbra. Pós-Graduado em avaliação e intervenção com crianças e adolescentes. Pós-Graduado de Terapeutas do Luto pela SPEIL (Sociedade do Estudo e Investigação no Luto) pela Faculdade de Medicina de Lisboa. Psicóloga Clínica no Agrupamento do Centro de Saúde de Pinhal Interior Norte no apoio às vítimas dos incêncios de Pedacção Grande (2017-2019); Formada pela EUTIMIA – Alianca Europeia contra a Depressão em Portugal em litenacia em saúde mental e prevencão da depressão e de comportamentos suicidas. Formada na área do luto com crianças e adolescentes e adultos.

Ana Maria Rodrigues Franqueira

Doutora e Mestre em Psicologia Clínica pela PUC-Rio. Especialização em Terapia Sistêmica e Filosofia Contemporânea pela PUC-Rio. Psicoterapeuta.

Ana Santos

Psicóloga Clínica e psicoterapeuta de crianças e adolescentes. Mestrado Integrado em Psicologia do Desenvolvimento (Universidade de Coimbra). Pós-graduada em Terapia do Luto pela Faculdade de Medicina da Universidade de Lisboa. Pós-graduada em Psicoterapia de Crianças e Adolescentes pela APTCCI. Co-autora do kit (Sobre)Viver na Selva e autora do Manual para adultos do mesmo material, ambos publicados pela Editora Ideias com Historia. Psicóloga voluntária em três missões humanitarias no Sri Lanka e no Brasil. Formadora na delegação da região centro, da Ordem dos Psicólogos Portugueses, na área do luto. Formadora na APTCC. Fundadora e colaboradora da Consulta do luto do PIN (Partners in Neuroscience) de 2012 até 2020. Membro fundador da associação InLuto – Associação Portuguesa de Cuidados Integrados no Luto. Psicóloga Clínica do Serviço de Pedopsiquiatria do Hospital Fernando da Fonseca (Lisboa). Autora e co-autora de artigos e capítulos dedicados ao tema do luto e do trauma.

Annallu Ferreira

Possui graduação em enfermagem (2012) pelo Centro Universitário de Barra Mansa. Especialista em Neurologia clinica e Intensiva (2018) e em Gestão da Qualidade em Saúde (2019) pelo Instituto Israelita de ensino e pesquisa Albert Einstein. Especialização Internacional de Qualidade em saúde e segurança do paciente pela Universidade Nova de Lisboa (2021) Coordenadora do departamento de indicadores em saúde pela Associação Brasileira de enfermagem em Neurologia e neurocirurgia (ABENEURO). Atualmente trabalha no escritório da Qualidade do hospital Copa D'Or na implementação dos mecanismos de gestão da Qualidade, garantindo adesão às boas práticas propostas pelo Programa da Qualidade.

Bruno Oliveira

Doutorando em Filosofia (UERJ), Mestre em Ciência da Religião (UFJF), Licenciado em Filosofia (UCAM), Bacharel em Teologia (STBSB/BENNETT), Capelão Titular do INCA HC4, Assistente espiritual do PLACI - Cuidados Extensivos, Membro fundador do comitê de Espiritualidade e dor da SBED, Membro do grupo de estudo de saúde da população negra (ENESP/FIOCRUZ), Professor universitário.

Christine Rutherford

Psicóloga – Gestalt terapeuta. Especialista em terapia sistêmica (casal e família) pelo Ipub-UFRJ. Especialista em Psicologia Hospitalar pela Santa Casa de Misericórdia (RJ). Coordenadora do Serviço de Psicologia Hospitalar - Casa de Saúde São José (RJ). Supervisora clínica e hospitalar. Especialista em Práticas Contemplativas e Mindfulness pela Escola de Medicina PUC-Rio. Instrutora de meditação.

David Kestenberg

Graduação medicina – UFRJ. Residência médica Gastroenterologia – Hospital Federal do Andaraí – Rio de Janeiro. Pós-graduação em Gestão em Saúde Municipal – Universidade Cândido Mendes. Professor medicina Universidade Estácio de Sá – IDOMED. Participante dos grupo "Humanidade, medicina e arte" – Estácio de Sá e "Arte na Veia" – Estácio de Sá.

Fátima Geovanini

Psicóloga e psicanalista, especialista em Psicologia Clínica pela PUC (RJ) com formação em Cuidados Paliativos pelo Instituto Pallium (AR). Mestra e doutora pelo Programa de Pós-Graduação em Bioética, Ética Aplicada e Saúde Coletiva (PPGBIOS) da Fundação Oswaldo Cruz (Fiocruz). Professora do curso de Medicina da Universidade Estácio de Sá (Unesa)/Instituto de Educação Médica (Idomed). Autora dos livros A casa preta e O esconderijo.

Fernanda Saboya

Psicóloga (UFRJ), Psicanalista. Especialista em Psicologia Médica pela FCM-UERJ. Mestranda do Programa de Pós-graduação em Psicologia Clínica pela USP. Coordenadora do Serviço de Psicologia dos Hospitais da Rede D'Or - Regional Sul Rio de Janeiro. Membro Associado do Instituto Sephora de Ensino e Pesquisa de Orientação Lacaniana. Membro do Laboratório de Pesquisa Psicanálise, Saúde e instituição - LABPSI. Presidente do Departamento de Psicologia da Associação de Medicina Intensiva Brasileira / AMIB, gestão 2020-2021; 2022-2023.

Helena Carneiro Aguiar

Psicóloga do Hospital Perinatal Rede D'or. Especialista em Psicoterapia na Infância e Adolescência pelo IFF/FIOCRUZ. Mestre e doutoranda em Psicologia Clínica pela PUC Rio. Membro do comite de Psicologia da AMIB (gestão 2022 e 2023).

Ivânia Jann Luna

Professora Adjunta do PPGP – Programa de Pós-graduação em Psicologia e do Departamento de Psicologia da Universidade Federal de Santa Catarina. Professora do Mestrado Profissional em Saúde Mental e Atenção Psicossocial do Departamento de Saúde Pública (UFSC). Fundadora e coordenadora do Laboratório de Processos Psicossociais e Clínicos no Luto (LAPPSILu/UFSC). Psicóloga e Doutora em Psicologia pela UFSC. Pósdoutorado em Psicologia Clínica pela Pontifícia Universidade Católica de São Paulo. Coordenadora do grupo de pesquisa do CNPQ: "Processos psicossociais e clínicos no luto".

João Andrade L. Sales Júnior

Médico no INCA-MS e Hospital Samaritano – Rio de Janeiro. Clínico geral, Intensivista, área de atuação em Cuidados Paliativos. Mestre em Ciências Médicas pela UFRJ. Doutor em Bioética pela FIOCRUZ. Vice-presidente da Sociedade Brasileira de Bioética (2021-2023).

Karla de Souza Magalhães

Psicóloga clínica e hospitalar. Doutoranda em Saúde Coletiva pelo Instituto de Estudos em Saúde Coletiva da Universidade Federal do Rio de Janeiro (IESC-UFRJ). Mestre em Saúde Pública pela Escola Nacional de Saúde Pública Sérgio Arouca (ENSP, Fiocruz). Docente do curso de Especialização em Psicologia Hospitalar e da Saúde pela Pontifícia Universidade Católica do Rio de Janeiro (PUC-Rio). Autora do livro "O comportamento suicida no contexto hospitalar: percepções dos profissionais de saúde", Ed. In Media Res, selo Educatoris, 2021.

Katya Kitajima Borges

Psicóloga. Mestre em Ciências pela Universidade Federal do Rio de Janeiro. Especialista em Psicologia Hospitalar e no Cuidado Integrado da Mulher Madura. Terapeuta Sistêmica de Família e Casal.

Larissa Teodora Genaro

Doutora em Ciências Morfológicas ICB – UFRJ/McGill University (Canada). Mestre em Saúde Mental – IPUB/UFRJ. Especialista em Neuropsicologia pela Santa Casa de Misericórdia do Rio de Janeiro. Psicóloga da Clínica São Vicente- Rede D´or São Luiz.

Lívia Rodrigues

Psicóloga. Especialista em Psicologia Clínica e Psciologia Hospitalar e da Saúde. Psicóloga Hospitalar no Serviço de Psicologia do Hospital Clínico São Vicente da Gávea. Rede D'Or São Luiz no Rio de Janeiro.

Luciana Andrade

Bióloga pela Universidade do Estado do Rio de Janeiro. Mestre e Doutora em Ciências Biológicas (Biofísica) pela Universidade Federal do Rio de Janeiro. É professora do Curso de Medicina da Universidade Estácio de Sá/IDOMED, Unidade Vista Carioca. Atualmente integrante da disciplina de Humanidades Médicas e Profissionalismo e do grupo de pesquisa Humanidades, Medicina e Arte. Na coordenação do curso atua como responsável por iniciação científica e monitora. É ainda coordenadora do Comitê de Ética em Pesquisa da Universidade Estácio de Sá (CEP UNESA).

Manuella Itapary

Possui graduação em Psicologia pela Pontifícia Universidade Católica do Rio de Janeiro (PUC-Rio). Mestrado em Teoria Psicanalítica pelo Programa de Pós-graduação em Teoria Psicanalítica da Unviersidade Federal do Estado do Rio de Janeiro (UFRJ). Doutoranda pelo Programa de Pós-graduação em Teoria Psicanalíticada Universidade Federal do Estado do Rio de Janeiro (UFRJ). Trabalha nos hospitais de Copa D'or, Copa Star e Samaritano Botafogo. Membro associado do Instituto Sephora de Ensino e Pesquisa de Orientação Lacaniana (ISEPEL).

Maria Helena Pereira Franco

Psicóloga. Doutora em Psicologia Clínica pela Pontifícia Universidade Católica de São Paulo (PUC-SP). Pós-doutorado pela Universidade de Londres e na University College London. Professora Titular da PUC-SP no Programa de Pós-Graduação em Psicologia Clínica. Fundadora e coordenadora do Laboratório de Estudos e Intervenções sobre o Luto - LELU da PUC-SP. Coordenadora do curso de Especialização em Ações Terapêuticas para Situações de luto da PUC-SP. Psico-oncologista com reconhecimento de conhecimento pela SBPO. Psicoterapeuta de pessoas, famílias e comunidades enlutadas. Membro da IWG – International Work Group on Death, Dying and Bereavement e da diretoria da ANCP – Academia Nacional de Cuidados Paliativos (2020-2022). Presidente da Associação Brasileira Multidisciplinar de Estudos e Intervenções sobre o Luto – ABMLuto, fundada em 2019.

Maria Julia Kovács

Professor Livre Docente Sênior do Instituto de Psicologia da USP. Membro Fundador do Laboratório de Estudos Sobre a Morte. Membro do Comitê de Ética da Academia Nacional de Cuidados Paliativos. Membro do Comitê de Saúde Emocional do Instituto Oncoguia.

Mariana de Abreu Machado

Psicóloga do Hospital do Câncer IV/INCA. Mestre em Saúde Pública (ENSP/FIOCRUZ); Especialista em Psicologia Oncológica (INCA); Especialista em Psicologia Clínico-Institucional (HUPE/UERJ); Tutora e docente da Pós-graduação em Cuidados Paliativos da UHG/Afya; Docente da pós-graduação em Cuidados Paliativos (PUC-Rio).

Mayla Cosmo Monteiro

Pós-doutorado em Psicologia (PUC-Rio). Doutora e Mestre em Psicologia Clínica (PUC-Rio). Especialista em Psicologia Hospitalar em Cardiologia (INCOR/HCFMUSP). Coordenadora do Serviço de Psicologia Hospitalar da Clínica São Vicente. Coordenadora e professora do curso de especialização em Psicologia Hospitalar e da Saúde (PUC-Rio). Autora do livro A morte e o morrer em UTI - familia e equipe medica em cena (Ed Appris). Organizadora e autora dos livros Psicologia em Unidade de Terapia Intensiva: Critérios e rotinas de atendimento (Ed Revinter) e Psicologia em Unidade de Terapia Intensiva: intervenção em situações de urgência subjetiva (Ed Atheneu). Membro da diretoria da SBPH (2022-2023) e da SOTIERJ (2022-2023).

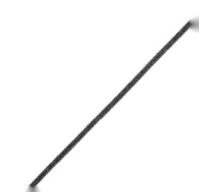

Pedro Frade

Psicólogo Clínico com especialidade avançada em Psicoterapia. Mestre em Psicossomática e Pós-graduado em Intervenção no Luto. O autor tem perto de 20 anos de experiência profissional nas áreas da morte e luto, quer clínica, quer na docência pós-graduada e investigação sobre as temáticas. Atualmente colabora na consulta de Luto da Clínica Privada PIN, em Lisboa.

Rachel Aisengart

Médica e Antropóloga. Mestre e Doutora em Saúde Coletiva. Professora Associada do Instituto de Estudos em Saúde Coletiva da UFRJ. Pesquisadora dedicada aos temas: Antropologia do corpo e da saúde, Antropologia das emoções. Autora dos livros: Em busca da boa morte. Etnografia dos Cuidados Paliativos (Garamond/Fiocruz, 2004); Difíceis decisões. Etnografia em Centro de Tratamento Intensivo (Fiocruz, 2006), com mais de 50 artigos publicados.

Renata Morais Machado

Possui graduação em Psicologia (Universidade Federal do Rio de Janeiro), especialização em Psicologia da Saúde (Pontifícia Universidade Católica-Rio), Mestrado e Doutorado em Saúde Coletiva (IESC/UFRJ). Pesquisa nas áreas da Antropologia das emoções, da saúde e da medicina, tem interesse nos temas: gestão do processo de morrer, luto, saúde/doença, doenças crônicas, envelhecimento, cuidado e emoções.

Sara Albuquerque

Mestre em Psicologia Clínica e da Saúde – Sub-área de especialização em Intervenções Cognitivo-Comportamentais nas Perturbações Psicológicas de Saúde e doutorada em Psicologia Clínica pela Faculdade de Psicologia e Ciências da Educação da Universidade de Coimbra. Tem publicado diversos artigos em revistas científicas e capítulos de livros centrados no ajustamento individual e conjugal de pais que perderam filhos, mais concretamente nos processos de luto, trauma, coping diádico, crescimento pós-traumático e processos de manutenção do vínculo e, recentemente sobre o impacto da pandemia nos processos de luto de crianças e adultos e na área do trauma perinatal. Tem o curso pós-graduado de especialização de Terapeutas do Luto (SPEIL - Sociedade Portuguesa de Estudos e Investigação no Luto). É atualmente Coordenadora e Psicóloga Clínica na Consulta do Luto no Centro de Desenvolvimento PIN – em todas as fases da vida em Lisboa, cuja ação é essencialmente focada na avaliação e intervenção com crianças, adolescentes e adultos no processo de luto (por morte, na doença crónica e em situações de divórcio), ou que tenham vivenciado um acontecimento potencialmente traumático. É atualmente também docente na Universidade Lusófona e tem vindo a dinamizar diversos workshops sobre luto e regulação emocional.

PREFÁCIO

Olhar para o processo de morte de quem está indo e de quem fica, do indivíduo que se despede desta vida e das pessoas que aqui continuam. É sobre esse tema tão sensível que o leitor se debruçará. Em nossa cultura, ainda existe muito preconceito em relação à morte. Falar sobre a morte ainda traz desconforto, é como se ao falar, a morte acontecesse, ou estivéssemos chamando por ela. Dessa maneira, muitas pessoas fazem um pacto de silêncio: não se fala em uma tentativa de evitar o inevitável.

A única certeza que temos quando nascemos é que morreremos: quando, como e onde não sabemos. Mesmo frente a essa certeza, o processo de morte carrega mitos, aflições, superstições, bem como ritos de passagem (a morte em si, o velório, o enterro, o início do luto). Muitas vezes, os ritos estão associados à religião, a um credo ou ao conforto espiritual. Não importa de onde eles vêm, mas o fato de passar por eles conforta, é como se tivesse sendo feito um último tributo àqueles que não estão mais conosco, além de ser também uma despedida e preparação para voltar ao dia a dia daquele que fica e que precisa seguir com sua vida.

Estivemos expostos a uma pandemia que modificou os ritos de passagem, tornando a despedida do ente querido diferente do que estávamos acostumados, e tais mudanças deixaram suas marcas no processo de luto de quem ficou. Falar da morte é também entender quando ela ocorreu. O que ela interrompeu? Ela finalizou uma jornada? Portanto, o momento da vida em que a morte ocorreu é um fator importante, se esta foi abrupta ou se foi um caminho. Enfrentar a morte de uma pessoa idosa, que viveu sua vida e teve realizações, é diferente de enfrentar a morte daqueles que partem em outros períodos da vida, seja decorrente de um aborto, da perda de um recém-nascido, de uma criança, de um adolescente, ou de um adulto, não importando o que levou causou a morte.

Também não é diferente para aqueles profissionais que estiveram com o paciente e a família e que estabeleceram um vínculo de cuidado. A morte traz um vazio e esses profissionais precisarão se reestabelecer e preparar-se para cuidar de um novo paciente, bem como para lidar com questões próprias do ser humano.

Na área da saúde, não podemos deixar de mencionar a morte devido a um evento adverso em que a atitude profissional ou um processo mal executado pode ter contribuído para um evento catastrófico. Como cuidar desse profissional que também se torna uma vítima desse processo de morrer? Como ampará-lo para permitir que lide com a dor e com a culpa? Pois nenhum profissional sai de casa dizendo que naquele dia contribuirá para a morte de um paciente. Fomos treinados para cuidar, curar e confortar.

Portanto, não existe prazo para o término do luto e não existe um roteiro, cada pessoa enlutada o vivenciará de uma maneira e em determinado tempo. Cada indivíduo encontrará maneiras de se despedir e de se reestabelecer sem a presença do ente querido.

Este livro trata de temas importantes e complexos que envolvem a educação para a morte, estratégias de cuidado e bem-estar da equipe e de como os profissionais podem auxiliar pacientes, familiares e eles próprios a lidar com este momento que faz parte do ciclo da vida: a morte! Entender as possibilidades e as limitações da atuação e instrumentalizar o profissional que trabalha em momento tão delicado permite que o processo de morte e luto ocorra de maneira mais apropriada, respeitando-se as crenças e necessidades de cada indivíduo.

Ana Merzel Kernkraut

Coordenadora do Programa de Experiência do Paciente do Hospital Israelita Albert Einstein (HIAE) e do Curso de pós-graduação Lato Sensu em Experiência do Paciente (HIAE). Ex-coordenadora do Serviço de Psicologia do HIAE.

Presidente da Sociedade Brasileira de Psicologia Hospitalar entre os anos de 2021 e 2023.

Psicóloga pela Faculdade de Filosofia Ciências e Letras de Ribeirão Preto da Universidade de São Paulo (USP).

Mestre em Ciências da Saúde pela Faculdade Israelita de Ciências em Saúde Albert Einstein.

MBA em Gestão de Saúde pelo Insper. Extensão Internacional no Hospital Clinic, em Barcelona, e Jefferson University, na Filadélfia. Formação em Psicodrama pela Escola Paulista de Psicodrama. Aprimoramento em Psicologia da Infância pela Universidade Federal de São Paulo (Unifesp).

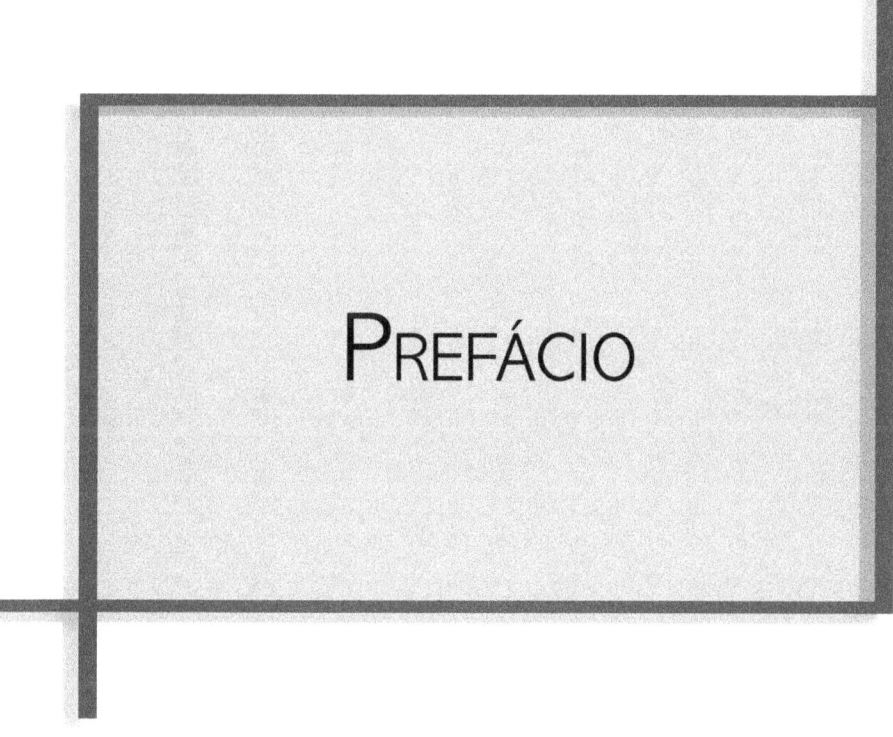

PREFÁCIO

O luto, enquanto processo de resposta a uma experiência de perda concreta ou percecionada como tal, pode ser promotor de grande sofrimento. Mas pode ser também o processo pelo qual a pessoa se autotranscenderá, no encontro de um novo sentido para a vida após a perda de um ser querido. Nada ficará igual. Paradoxalmente, o processo de luto é uma viagem oscilante entre o passado e o presente, sustentado na esperança e na confiança no outro, na concretização do potencial de transformação da pessoa, direcionando-a progressivamente para a vida futura.

Este livro abrange várias áreas importantes do luto, numa visão alargada a duas culturas separadas por um oceano, mas próximas no conhecimento e reflexão. Está organizado de forma que o leitor integre uma compreensão abrangente dessa problemática. Aborda temas prementes, incluindo a abordagem socioantropológica e espiritual, experiências e modelos de intervenção em contextos específicos, bem como a educação para a morte, autocuidado e resiliência em contexto hospitalar.

É inequivocamente uma mais-valia a acrescentar ao conhecimento do luto em contexto hospitalar e da saúde, transmitindo de forma global, mas ao mesmo tempo pormenorizada, a visão de vários autores com vasta experiência na área luto.

Eduardo Carqueja
Diretor do Serviço de Psicologia do Centro Hospitalar Universitário de São João.
Presidente da Delegação Regional do Norte da Ordem dos Psicólogos Portugueses.
Especialista em Luto pela Universidade Ramon Llull de Barcelona.
Docente convidado da Faculdade de Medicina da Universidade do Porto.
Docente da Universidade Católica Portuguesa.

Apresentação

Este livro nasceu do encontro e da amizade entre nós três, suas organizadoras, que temos em comum o interesse e a paixão pelo tema do luto, explorado em nossas pesquisas acadêmicas e em nossa prática clínica, assistencial e docente. Em 2021, tivemos a ideia de iniciar um curso de extensão pela Pontifícia Universidade Católica do Rio de Janeiro (PUC-Rio), cujo nome deu origem ao título deste livro. No ano seguinte, ampliamos o programa e convidamos profissionais do Brasil e de Portugal para fazerem parte do corpo docente do curso. Fascinadas com a riqueza das aulas e dos conteúdos apresentados, pensamos em reunir em um livro esta experiência, contando com profissionais do Brasil, de Portugal e da Espanha com grande *expertise* nos temas da morte e do luto.

Portanto, o livro *A morte e o luto no contexto hospitalar e da saúde* aborda diferentes situações associadas à morte, ao morrer e ao luto nos cenários do hospital, da clínica e da universidade, com foco na tríade paciente-família-equipe de saúde. Além disso, temas bastante atuais e que atravessam tais situações são discutidos em alguns capítulos, como bioética, legado digital, espiritualidade, entre outros.

Este livro tem como objetivo geral fornecer subsídios teoricotécnicos para profissionais da saúde que lidam com pacientes com doenças graves e seus familiares. Ele é organizado em cinco partes. A primeira diz respeito à contextualização do tema da morte e do luto por meio de discussões contemporâneas. A segunda parte retrata os diversos *settings* de atuação do profissional de saúde. A parte 3 apresenta as diferentes modalidades de intervenção. A quarta parte enfatiza o profissional de saúde e as repercussões psíquicas do trabalho com o morrer e com o luto. Na quinta parte, destacamos os textos de duas especialistas de grande renome na área da morte e do luto no cenário brasileiro, além de referências para todos nós, autores deste livro.

Portanto, a leitura deste livro permitirá compreender:

- A morte e o luto por meio da perspectiva social, histórica e espiritual;
- Os impactos emocionais mais frequentes na vida de indivíduos que adoecem ou se submetem a processos diagnósticos e/ou diferentes tratamentos (invasivos ou não);
- Os rituais de despedidas;
- O uso das plataformas de mídias sociais frente aos temas morte e luto;
- Os aspectos éticos relacionados à medicalização da morte;
- As especificidades do morrer e do luto nos settings da terapia intensiva (neonatal e adulto), da Pediatria e dos Cuidados Paliativos, englobando a tríade paciente-família-equipe de saúde;
- As especificidades da morte e do luto por covid-19;
- A medicina narrativa como uma ferramenta para trabalhar a morte na formação médica;
- As propostas de intervenção com foco no processo do luto (individual, grupal e familiar);
- Os desafios impostos aos profissionais da saúde na lida com situações-limite e com o autocuidado.

Agradecemos a todos os autores que embarcaram nessa jornada conosco e esperamos que os leitores aproveitem bastante a leitura. Um agradecimento especial à Editora dos Editores que acolheu nosso projeto.

Mayla Cosmo, Ana Franqueira e Alexandra Coelho

Sumário

Parte 1: O contexto

Capítulo 1 | Morte e rituais na contemporaneidade: abordagem socioantropológica, 3
Rachel Aisengart | Renata Morais Machado

Capítulo 2 | Espiritualidade: conexões com o sagrado, 17
Bruno Oliveira

Capítulo 3 | O luto e a privatização do sofrimento na sociedade contemporânea, 27
Ana Maria Rodrigues Franqueira

Capítulo 4 | As Mídias Sociais, o Legado Digital, o Morrer e o Luto, 37
A. Nazaré de P. Jacobucci

Parte 2: Os *settings* de atuação

Capítulo 5 | Especificidades do óbito perinatal e o luto possível, 49
Helena Carneiro Aguiar

Capítulo 6 | Luto e psicopatologia na infância e adolescência: disfarces e especificidades, 59
Sara Albuquerque | Ana Santos

Capítulo 7 | Cuidado ao luto na Unidade de Terapia Intensiva – Adulto, 75
Mayla Cosmo Monteiro | Larissa Teodora Genaro | Lívia Rodrigues

Capítulo 8 | Cuidados paliativos e reflexão bioética em fim de vida, 91
João Andrade L. Sales Júnior | Mariana de Abreu Machado

Parte 3: Intervenção

Capítulo 9 | O comportamento suicida no contexto hospitalar, 105
Karla de Souza Magalhães

Capítulo 10 | Intervenção no Luto: Modelo Integrativo Relacional, 117
Alba Payàs | Alexandra Coelho

Capítulo 11 | Morte e Luto na Formação Médica: contribuições da medicina narrativa, 137
Fátima Geovanini | Ana Luisa Rocha Mallet
Luciana Andrade | David Kestenberg

Capítulo 12 | Intervenções no luto sob a perspectiva da construção de significados e das modalidades grupais, 147
Ivânia Jann Luna

Capítulo 13 | Intervenção online especializada no luto: especificidades, desafios e oportunidades, 163
Sara Albuquerque | Ana Margarida Teixeira | Pedro Frade

Parte 4: O profissional da saúde

Capítulo 14 | Ferramentas de Autocuidado para Profissionais de Saúde, 173
Christine Rutherford | Katya Kitajima Borges

Capítulo 15 | Fadiga por compaixão — uma experiência com grupo de suporte emocional para enfermagem na terapia intensiva, 181
Larissa Teodora Genaro | Lívia Rodrigues | Mayla Cosmo Monteiro

Capítulo 16 | Segundas vítimas? Uma reflexão sobre culpa e responsabilidade em profissionais de saúde envolvidos em eventos adversos, 191
Fernanda Saboya | Manuella Itapary | Annallu Ferreira

Parte 5: Palavra de especialista

Capítulo 17 | Educação para a Morte no Contexto Hospitalar, 201
Maria Julia Kovács

Capítulo 18 | Sobre resiliência, morte, luto e saúde mental no contexto hospitalar em tempos de covid-19, 217
Maria Helena Pereira Franco

O CONTEXTO

PARTE 1

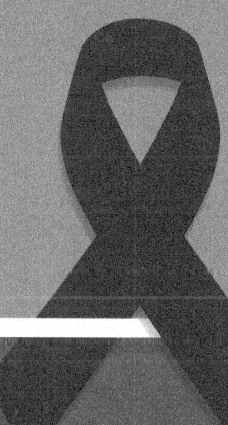

Capítulo 1

Morte e rituais na contemporaneidade: abordagem socioantropológica[1]

Rachel Aisengart
Renata Morais Machado

---
1 À memória de Maria Elizabeth Ribeiro dos Santos.

Em janeiro de 2022 faleceu uma amiga de uma das autoras deste artigo. As duas se conheceram no início da década de 1970 e a amizade se desenvolveu a partir de então, sobretudo quando se tornaram vizinhas. Aninha[2], com mais de 70 anos, foi internada no início do ano na unidade de terapia intensiva (UTI) de um hospital privado da cidade do Rio de Janeiro, com problemas cardiológicos e diabetes. Seus filhos, então, organizaram um grupo no *WhatsApp* para transmitir informações e notícias sobre sua saúde para familiares e amigos. O quadro era muito grave, as mensagens carinhosas expressavam esperança e solidariedade.

A morte foi anunciada no grupo e muitas pessoas (inclusive a autora do artigo) não puderam comparecer ao velório nem ao enterro, pois, na ocasião, havia alta taxa de contaminação pela variante ômicron do novo coronavírus. Todos receberam, no grupo, os textos lidos pelos filhos no velório. A missa de 7º dia contou com a presença de familiares e amigos, quando várias pessoas falaram, tanto parentes como colegas de trabalho. As comunicações seguiram continuamente no grupo de *WhatsApp*, quando, menos de 1 mês após a missa, foi lançada a ideia de organização de textos de familiares e amigos com memórias sobre Aninha. A mensagem, enviada por sua filha no grupo, pedia: "vocês poderiam passar suas lembranças da nossa mãe? Uma memória, uma ocasião, uma história, algo que ela falasse, algum bom conselho, algum email que não seja privado". Em pouco tempo, os filhos receberam textos, depoimentos e fotos. Organizaram um livro informal que circulou entre o grupo, denominado *Notícias da Ana*. As pessoas continuam se comunicando nesse grupo até o momento de redação deste artigo, com menor intensidade e frequência. De certo modo, a manutenção de trocas em torno de Aninha denota o desejo de perpetuação das memórias da familiar e amiga.

Passamos agora a apresentar outra situação, também ocorrida na cidade do Rio de Janeiro, em janeiro de 2022[3]. Falece a mãe de Cristiana, uma das quatro amigas (Cristiana, Lucila, Maria Teresa e Naiara) de um grupo de trabalho. Apesar da pandemia do novo coronavírus, sobretudo do pico de infecção pela variante ômicron, o grupo compareceu ao velório e à cremação. Havia pouca gente no velório. O grupo tinha se encontrado uma vez antes da morte da mãe de Cristiana, no final do ano de 2021. Na saída do velório, combinaram um encontro social: marcaram para a segunda-feira de Carnaval, dia 28 de fevereiro de 2022, às 15h00. Uma semana antes da data, Lucila pediu que alterassem o horário para 17h00, pois passaria o final de semana na serra, de modo que poderia se atrasar na estrada, na volta ao Rio de Janeiro.

As amigas estavam animadas para o encontro no final de fevereiro, sobretudo motivadas pelo apoio a Cristiana, pela perda de sua mãe. Na sexta-feira anterior à data aprazada para a reunião, Cristiana telefonou para dar uma notícia "chata". Lucila foi passar o final de semana na casa de campo na serra fluminense e lá teve um acidente vascular cerebral hemorrágico (AVCh). As informações eram ruins: a amiga foi levada para o hospital, o quadro clínico foi avaliado pela equipe médica como muito grave, o prognóstico era que, se Lucila sobrevivesse, provavelmente, ficaria com muitas sequelas, talvez em uma vida vegetativa.

Maria Teresa relata: "fiquei tão perplexa, fiquei passada". Lucila, com 64 anos, sempre teve boa saúde, não pegou covid-19, estava feliz, tinha feito cirurgia de catarata, estava animada. As três amigas, depois de receberem essa notícia sobre a amiga, na noite de sexta-feira, trocaram muitas mensagens, aguardando notícias sobre o estado de Lucila, internada

---

2   Nomes fictícios, como todos os citados neste artigo.
3   Segundo relato de Maria Teresa a uma das autoras do artigo.

em um hospital em uma cidade na serra, próxima ao seu sítio. Cristiana recebia informações por intermédio de uma amiga comum e transmitia para Maria Teresa e Naiara. Até o momento, sabiam que, na sexta-feira à noitinha, Lucila passou mal, tomou café, vomitou, teve muita dor de cabeça, perdeu os sentidos, teve uma convulsão, desmaiou e não mais recuperou a consciência. Foi levada ao hospital, quando foi avaliada e imediatamente admitida na UTI, com prognóstico "muito sombrio".

Nas palavras de Maria Teresa, "o final de semana foi horroroso". Na segunda-feira, seria o encontro marcado das quatro amigas, e ela achou que não teria sentido manter o compromisso sem Lucila. Na segunda-feira, enviou um e-mail para Cristiana e Naiara, desmarcando o encontro. Imediatamente recebeu uma mensagem de *WhatsApp* de Cristiana, discordando: "a melhor maneira de honrar nossa amiga é celebrar sua alegria, a maneira como ela encarava a vida". Maria Teresa respondeu: "o que você escreveu mudou minha percepção do encontro".

Cristiana, Naiara e Maria Teresa se encontraram em um bar no Rio de Janeiro, às 17 horas de 28 de fevereiro de 2022, conforme combinação prévia. Para Maria Teresa, foi um ritual, um longo velório, com duração de 7 horas – o grupo saiu do local meia-noite. Falaram sobre Lucila, choraram, riram, beberam e comeram, ao mesmo tempo em que recebiam notícias de grupos de *WhatsApp*, pois Lucila tinha muitos amigos, era muito sociável e querida. Pouco depois da chegada ao bar, receberam a notícia da morte da amiga, ocorrida às 16h40 horas. Brindaram à sua vida e permaneceram na mesa do bar.

Lucila era doadora de órgãos. Faleceu em uma cidade na serra fluminense, de modo que seu corpo foi mantido na UTI, aguardando a equipe de transplante da cidade do Rio de Janeiro. Tudo se passou no Carnaval de 2022. A cremação (desejo expresso antes da morte) foi marcada para quinta-feira, quando houve o velório e a cremação. Nas palavras de Maria Teresa: "cheguei ao velório com a sensação de que já tinha velado a amiga".

O velório foi concorrido. Uma semana depois houve a missa, igualmente concorrida, inclusive com a presença de muitos que compareceram ao velório – o que não é frequente, pois geralmente quem vai ao velório não comparece à missa e vice-versa. Segundo Maria Teresa, o padre falou na missa que era visível o quanto Lucila era uma pessoa querida, pois, em dias de semana, esse ritual não costuma contar com a igreja tão cheia – o que evidencia a capacidade agregadora da falecida.

As quatro amigas haviam se conhecido em um grande grupo de trabalho, majoritariamente presente na missa. Após a cerimônia, cerca de 15 pessoas foram para um bar brindar à vida de Lucila – um local aberto, com mesas na calçada. Para Maria Teresa, o ciclo ritualístico associado à perda da amiga foi, então, encerrado, naquela mesa de bar.

Esses dois casos recentes, ocorridos no curso da pandemia de covid-19, são aqui utilizados para refletir sobre a produção de sentidos em rituais contemporâneos. Ainda, para além dos significados, trata-se de abordar e discutir a ideia de desaparecimento dos rituais, nos termos de Byung-Chul Han (2021). Para este autor,

> Rituais são ações simbólicas. Transmitem e representam todos os valores e ordenamentos que portam uma comunidade. Geram uma *comunidade sem comunicação*, enquanto hoje predomina uma *comunicação sem comunidade*. (HAN, 2021: 9)

Este artigo apresenta os sentidos atribuídos aos ritos e rituais associados à morte e ao processo do morrer, de acordo com produção das ciências sociais e, em especial, da antropologia. A seguir, discutimos as permanências e transformações recentes em torno dos rituais fúnebres, sobretudo a partir do advento da pandemia do novo coronavírus em 2020.

Ritos e rituais

Tratar da vida social, das mudanças de identidades em diferentes fases – como nascimento, puberdade, iniciação, casamento, cura e morte – significa, necessariamente, abordar a ritualização (VAN GENNEP, 2011, p. 10). Em todos os tempos, as sociedades e os grupos elaboraram distintas formas de ritualização para indicar as passagens de uma para outra etapa. A expressão "ritos de passagem" foi cunhada por Van Gennep (2011), autor que demonstrou a existência de estrutura similar em rituais de diferentes grupos e culturas. Não há amizade sem ritos de amizade, assim como não há morte sem ritos de morte. Os ritos são indispensáveis para expressão da relevância dos vínculos, para o compartilhamento de emoções, assim como para valorização e reforço da coesão social (GONÇALVES, 2001, p. 12).

O rito de passagem – como expresso na denominação – evidencia a existência de um processo no qual a posição social da pessoa muda de uma a outra condição. Portanto, é, essencialmente, um processo social. Van Gennep (2011) analisa as dialéticas da vida social sob a ótica dos ritos de passagem. Nesse sentido, a puberdade e a morte, por exemplo, não se resumem a definições biológicas. Nesses eventos, a decisão coletiva de estabelecimento de uma nova condição social é instaurada em conexão íntima com a determinação biológica. Roberto Da Matta (1977) amplia e aprofunda os achados de Van Gennep ao considerar a vida social em si uma ritualização. Assim, a relevância da chave analítica dos ritos de passagem reside na reflexão sobre as relações sociais e as transformações instituídas e configuradas pelos ritos.

Segundo a clássica definição de Van Gennep, os rituais de passagem são subdivididos em três fases: preliminares, liminares e pós-liminares. A primeira fase é caracterizada pela *separação* do mundo anterior a partir do comportamento simbólico de desligamento dos sujeitos envolvidos no ritual, de suas posições sociais anteriores. A fase liminar é o momento da *transição* e, portanto, um período e espaço de ambiguidade, no qual coexistem alguns atributos precedentes e subsequentes. Na terceira fase pós-liminar, ocorre a *reagregação* do sujeito na sociedade em uma nova posição social relativamente estável.

No caso da ocorrência de morte, trata-se da transformação da situação de vivo para a de morto, espírito, ancestral, alma, entre outras possibilidades de categorização (Hertz, 2008). Enquanto rito de passagem, a morte não se resume ao fim efetivo da vida – é um processo mais ou menos longo, que pode se estender desde momentos anteriores até posteriores ao fenômeno da morte biológica[4]. Desse modo, os três aspectos tipificados por Van Gennep (separação, transição e reagregação) podem estar presentes nos ritos fúnebres com maior ou menor ênfase e de modos distintos, segundo o contexto sociocultural, durante o processo do morrer. Para Louis-Vincent Thomas (1975), os rituais fúnebres se dirigem aos vivos e aos mortos, possibilitando aos enlutados expressão emocional. Os ritos de morte consistem em um meio de conexão entre a coletividade, a partir da perda.

---

4 A morte pode ser definida a partir de dois critérios: parada cardiorrespiratória e cessação da atividade cerebral, condição denominada "morte cerebral" ou "morte encefálica" (HOWARTH & LEAMAN, 2002, p. 62).

Apesar de a morte ser um fenômeno natural e imutável, a experiência de morte é aprendida (ELIAS, 2001, p. 11). Diferentes concepções sobre "vida" "morte" contribuem para as construções culturais dos rituais fúnebres e de seus significados, sobre as condutas e emoções tidas como adequadas. A atitude e o modo de participação de uma pessoa em velório, enterro, cremação ou cerimônia religiosa evidenciam tanto a sua posição no grupo como seu vínculo com o falecido (MENEZES e GOMES, 2011, p.91). O destino do corpo e as formas pelas quais o morto é lembrado informam a identidade social dos vivos (KAUFMAN & MORGAN, 2005, p. 323).

O historiador francês Philippe Ariès, em sua clássica obra *História da morte no Ocidente* (2012), formula a concepção de diferentes modelos de morte, de acordo com as atitudes sociais diante desse evento, em momentos históricos distintos. O modelo denominado "tradicional", típico dos séculos anteriores ao XIX, é caracterizado pela morte ritualizada, comunitária e, segundo o autor, socialmente aceita. Em contraste, no modelo de "morte moderna", os cuidados aos doentes são institucionalizados e rotinizados pela instituição e saber biomédicos. Esse modelo tem como cenário típico a morte ocorrida em UTI, em que o doente passa seus últimos momentos de vida em um ambiente impessoal, conectado a máquinas de avançada tecnologia para controle e mensuração de seus parâmetros vitais, além do fornecimento de suprimentos necessários à manutenção da vida (como medicamentos intravenosos e alimentação artificial). Segundo Norbert Elias (2001), nesse cenário, a morte acontece apesar dos investimentos médicos e, consequentemente, ocorre um processo de ocultamento e de exclusão social de quem vivencia o processo do morrer.

Com o crescimento de uma população com doenças crônicas degenerativas e o surgimento de movimentos sociais de caráter antimédico, críticos à "perda de autonomia" dos pacientes devido aos excessos do poder médico mediante práticas racionalizadas e automatizadas, na década de 1970 começa a se estruturar o que vem a ser reconhecido como "ideário paliativista". Os cuidados paliativos propõem um novo modo de prática em relação à morte, com uma assistência ativa e integral aos pacientes classificados como "fora de possibilidades terapêuticas de cura". Ao passo que as práticas médicas se referem à "totalidade biopsicossocial-espiritual", a pessoa doente é convocada a expressar seus desejos e vontades, de modo que as intervenções dos profissionais de saúde possam oferecer conforto e autonomia. Configura-se o modelo de "morte contemporânea", que objetiva produzir uma "boa morte" garantindo "qualidade de vida" até o fim da existência (MENEZES, 2004, p. 38).

A fim de garantir "dignidade", "independência" e "autonomia" ao doente e a seus familiares, a morte é posta em discurso entre os atores sociais envolvidos, assim como na sociedade em sentido amplo. Em oposição ao discurso do "tabu" ou da "negação da morte" na sociedade ocidental moderna, proliferam retóricas que afirmam a aceitação social da morte (ZIMMERMANN, 2012). Além da assistência em cuidados paliativos, desde o final do século XX e, mais intensamente no XXI, observa-se a emergência de demandas em torno da eutanásia e do suicídio assistido – e os processos de crescente legalização de tais práticas em diversos países (MENEZES e MACHADO, 2019).

As diferentes possibilidades de gestão da morte e do morrer evidenciam os valores vigentes no contexto sociocultural. Os significados, sentimentos e sensibilidades articulados à categoria sofrimento, assim como o ocultamento social da doença, da morte e do morrer, integram o processo civilizador ocorrido na sociedade ocidental a partir do século XV (ELIAS, 2001). O "processo civilizatório" promovido pela secularização da sociedade ocidental acarreta diversas mudanças, tanto nas esferas públicas como na dimensão privada, com a constituição de uma interioridade, associada a atos, pensamentos, sensações e sentimentos. Uma vez que os controles sociais externos passam a ser internalizados, na sociedade ocidental, moderna as pessoas são configuradas como sujeitos com emoções autocontroladas (ELIAS, 1997, p. 193). O modelo de "morte moderna", caracterizado pelo controle e gestão médicos, transforma a morte em evento privado. Em contraste com o modelo de "morte tradicional", a morte e os ritos fúnebres são menos compartilhados na comunidade. Assim, o cenário de ocultamento da morte e do luto decorre da premência de produzir limites à expressão do sofrimento e das emoções na esfera pública.

Na medida em que o ideário paliativista tem por objetivo promover ampla aceitação social da morte e do morrer, modelo no qual a realização de desejos do enfermo em seu último período de vida é central, o processo da morte não pode nem deve mais ser ocultado socialmente. Pelo contrário, ele deve ser compartilhado. Trata-se de produzir uma visibilização do final da vida, com ênfase para as deliberações referentes às vontades do doente e, sobretudo, sua expressão de sentimentos. O contínuo desenvolvimento de recursos tecnológicos aplicados à saúde e à manutenção da vida acarreta o surgimento de debates em torno da autonomia individual e da dignidade no viver e morrer. Valores centrais na ideologia da sociedade ocidental moderna, como "autonomia", "singularidade" e "hedonismo", se refletem na primazia da escolha pessoal do sujeito sobre sua vida, doença, sofrimento e morte. As ideias de "qualidade de vida" no período final e de "qualidade de morte"[5] orientam o morrer "com dignidade" e, também, a produção de uma "boa morte", "ao próprio jeito" (WALTER, 1997). De fato, a possibilidade de escolha se estende além dos últimos momentos de vida. Menezes e Gomes (2011) constataram a introdução de novos elementos em rituais tradicionais e até de novas modalidades de cerimônias, criadas com base nas características da vida e nos atributos de cada indivíduo. Cerimônias religiosas celebradas com músicas populares (da preferência do falecido), urnas mortuárias e caixões personalizados transformam a morte e os rituais fúnebres no "último ato" daquele indivíduo ao expressarem sua singularidade.

As doenças, os tratamentos e seus efeitos (como queda de pelos, no caso de quimioterapia), as relações sociais, os sentimentos, a morte e o luto são temas cada vez mais presentes nas produções culturais, em sentido amplo. São exemplos de produções artísticas os filmes *Invasões Bárbaras*[6] e *Mar Adentro*[7], as obras fotográficas da inglesa Jo Spence e da argenti-

---

5 The Economist: The 2015 Quality of Death Index, 2015, é uma publicação de ampla pesquisa, realizada por uma organização não governamental de Singapura, sobre atenção ao último período de vida de doentes classificados como "fora de possibilidades terapêuticas de cura" em 80 países. A investigação avaliou conhecimento de equipes de saúde sobre controle da dor e dos sintomas, diálogo sobre as decisões ao fim da vida, acesso a medicamentos, entre outros aspectos referentes à assistência ao fim da vida, na direção de produção de uma "boa morte". Vale mencionar que o Brasil está classificado na 42ª posição entre 80 países. Essa é a segunda edição da pesquisa *Quality of Death*. A primeira foi publicada em 2010, quando, entre 42 países, o Brasil ocupou a 39ª posição.

6 Lançado em 2003, com direção do canadense Denys Arcand, o filme conta a história dos últimos dias do protagonista que se reúne com a ex-mulher, filho e amigos para se redimir daquilo que se arrepende. O filme é pioneiro ao retratar a doença e a morte como a última oportunidade de "aprimoramento de si".

7 Baseado em personagem real, o filme, lançado em 2004, conta a história do marinheiro espanhol Ramon Sampedro que, após anos de vida com tetraplegia em decorrência de um acidente em um mergulho, busca por autorização legal para realizar o suicídio assistido. O caso foi objeto de debates na Espanha mobilizando representantes da Igreja Católica, a sociedade e defensores dos direitos à decisão de término da vida. Por fim, ele realiza o procedimento com apoio da organização não governamental (ONG) *Derecho a Morir Dignamente* e tem sua morte filmada com o objetivo de inocentar quem preparou as drogas e confirmar a autonomia de Sampedro ao ingerir o composto.

na Gabriela Liffschit, que retratam as cicatrizes de mastectomias (AURELIANO, 2015). Novas tecnologias e usos inovadores para técnicas preexistentes são integrados aos processos do morrer e de morte. Desde a CPU de um computador da década de 1990 utilizada como urna mortuária (MENEZES; GOMES, 2011, p. 112), o jovem morto embalsamado de forma a refletir sua personalidade extrovertida (MENEZES; MACHADO, 2019, p. 26), o compartilhamento de velórios e de memórias dos mortos em ambientes digitais na internet (RIBEIRO, 2015; MORCATE, 2017), tatuagens com imagem do falecido como meio de homenageá-lo (CANN, 2014) e até a transmissão do momento da morte como forma de divulgação e militância pelo suicídio assistido[8]. A coesão social e a emergência de emoções promovidas pelos ritos de adoecimento e morte são atualizadas mediante uma crescente produção visual desses eventos. A visibilização da morte e do morrer passa a ser associada à criação e ao compartilhamento de novas normas sociais.

A crescente visibilização, característica do século XXI, não se restringe ao envelhecimento, adoecimento e morte, ela passa a abranger outros eventos da vida social, como a gestação e o nascimento. As mudanças nos limites entre o público e o privado caracterizam a vida social no início do século XXI. O imperativo da transparência é compreendido pelo filósofo Byung-Chul Han (2015) como um dispositivo neoliberal, na medida em que atende à reivindicação de liberdade de informação. Ao contrário da sociedade da disciplina, em que o controle dos indivíduos é garantido pela constante possibilidade de vigilância externa contínua, conforme ilustrado pelo panóptico de Bentham (FOUCAULT, 2010), a "sociedade da transparência" (HAN, 2017) é caracterizada pela vigilância sem vigilância. Nesse sentido, não se trata mais do controle externo exercido pela dominação do Estado que exige informações. Na era da internet, das redes sociais e dos *smartphones*, os indivíduos se expõem voluntariamente sem nenhuma coerção. Nesse intuito, compartilham imagens de ultrassonografia de fetos, filmes de mulheres em trabalho de parto com imagens corporais que, até algumas décadas, seriam consideradas pertencentes à esfera do privado. No século XXI, a verdade não mais incide sobre a sexualidade (FOUCAULT, 1993), mas deve atender ao imperativo da exposição (HAN, 2017) – do corpo, das emoções, do cotidiano, da vida e da morte.

Contudo, a aparente liberdade de informação defendida pelo discurso neoliberal é, de fato, uma extensão do controle exercido pelo "panóptico digital". Assim, a "desinteriorização" dos indivíduos é positivada por permitir uma proliferação de informações que viabiliza um controle. Portanto, a crescente visibilização da vida social representa uma mudança, na direção de uma ampliação do controle social, passível de alcançar dimensões capilares.

Nessa perspectiva, postulamos a gestão do processo do morrer como um "dispositivo da morte", na medida em que os discursos produzidos penetram distintas esferas da sociedade – tanto em macro como em microinstâncias –, como normas sociais, ao mesmo tempo em

---

[8] A primeira morte transmitida na Internet foi a de Timothy Leary (https://br.video.search.yahoo.com/search/video?fr=mcafee&p=youtube+timothy+leary+death#id=5&vid=e43023405f25d7fbdaf0824c14d5128f&action=view. Acesso em 15 de agosto de 2022), psicólogo. Ele foi professor de psicologia da Universidade de Harvard, expulso por incentivar seus alunos a utilizar alucinógenos em pesquisas sobre a consciência. Foi líder do movimento da contracultura, com grande influência nos Beatles. Antes de falecer em decorrência de metástases do câncer de próstata, em 1996, criou um projeto para morrer, no qual propunha ampla aceitação da morte. O suicídio assistido de Michèle Causse, francesa, lésbica e teórica feminista, foi um dos primeiros casos divulgados na plataforma Youtube. O procedimento foi realizado em julho de 2010 com suporte da ONG suíça *Dignitas* (MENEZES; MACHADO, 2019, p. 16).

que produzem novas subjetividades e discursos inovadores. O respeito às escolhas individuais em torno das escolhas e dos procedimentos ao fim de vida – seja com a introdução de novos elementos, seja em modalidades inovadoras em cerimônias – não implica necessariamente a descaracterização do ritual. A diferença reside no objeto, pois na medida em que a transcendência religiosa deixa de ser uma noção central na sociedade ocidental contemporânea, os rituais reverenciam o indivíduo e sua existência mediante reconhecimento de suas personalidade e singularidade (MENEZES; GOMES, 2011, p. 121). Trata-se, portanto, da produção de novos significados em torno da morte e do morrer.

Assim, apesar da descaracterização dos rituais fúnebres em relação ao modelo tradicional de significados simbólicos amplamente compartilhados na sociedade, como ocorre em ritos religiosos, partimos do princípio de que os rituais fúnebres personalizados segundo o "próprio jeito" do falecido não representam um "desaparecimento" da ritualização na sociedade ocidental contemporânea. Novos valores e significados são produzidos e compartilhados em referência ao falecimento. A celebração passa a ser centrada na individualidade – ou, em outros termos, no valor do indivíduo. O simbólico pode variar segundo a personalidade, mas os significados do ritual, a partilha de emoções e a coesão social permanecem presentes, com formatos inovadores – como nos casos citados no início do capítulo.

As vivências pessoais relatadas no início do capítulo ilustram novas formas de compartilhamento de memórias sobre os falecidos e os sentimentos dos enlutados. Os atores sociais envolvidos não realizaram visitas às enfermas como última oportunidade de encontro em vida, não frequentaram velórios, funerais ou celebrações religiosas póstumas. Grupo de *WhatsApp* e encontro em um bar constituíram maneiras de viabilização do compartilhamento de emoções e de ritos de passagem, em um contexto de sociedade secular, que inclusive contou com as condições particulares,decorrentes da pandemia de covid-19.

Rituais na pandemia

O advento da pandemia de covid-19, que produziu sua primeira vítima fatal, no Brasil, em março de 2020, impôs limitações na gestão da morte e do morrer na população geral e restrições mais severas aos atingidos pelo novo coronavírus. Consequentemente à alta capacidade de contaminação e da possibilidade de rápido agravamento do quadro clínico, a pandemia evidencia os limites e as fragilidades dos sistemas de saúde e funerários dos contextos, países e regiões. Em um primeiro momento, antes do desenvolvimento e da aplicação da vacina, o descontrole da disseminação do vírus, agravado pela incapacidade de absorção do crescente número de enfermos pelos sistemas público e privado de saúde, foram prescritas medidas de isolamento social, além de recomendações de uso de máscaras e cuidados com a higiene para se minimizar a disseminação do vírus. O desconhecimento das formas de contágio e a difusão de notícias sem fundamento científico – as ditas *fake news* – provocaram tensão na sociedade em sentido amplo e, sobretudo, entre familiares de enfermos.

Novas – e provisórias – regras de contato social foram implementadas ou sugeridas. A assistência ao doente e ao processo do morrer e os rituais de despedidas foram afetados pelas novas diretrizes. Foi preciso evitar que esses processos se tornassem foco de contaminação pelo vírus. Contudo, não se tratava apenas da proximidade no contato com os enfermos, havia também uma preocupação com a possibilidade de contágio por intermédio de contato com o corpo morto. No Brasil, em março de 2020, foi publicado o *Manual de manejo de corpos no contexto do novo coronavírus covid-19* (BRASIL, 2020), que estabeleceu protocolos para evitar contaminação de profissionais de saúde e de cemitérios (VICENTE DA SILVA; RODRIGUES; AISENGART, 2021).

A preocupação com o contágio implicou significativas transformações nas práticas de cuidado do doente e do morto – na contramão das recomendações do ideário paliativista. Enquanto no contexto "normal" da sociedade ocidental contemporânea "pré-pandêmica", a proximidade dos familiares e entes queridos era incentivada; na pandemia, o enfermo devia ficar sozinho na internação, sem receber nenhuma visita que não os profissionais de saúde altamente equipados – e, portanto, despersonalizados, pois apenas seus olhos ficavam visíveis por trás dos óculos de proteção. Nos casos de morte, as recomendações acerca dos cuidados centravam-se na rapidez e segurança do sepultamento, com o afastamento dos vivos para reduzir a possibilidade de contaminação.

No Brasil, o Ministério da Saúde oficializou, em documento de 25 de março de 2020, a recomendação de que não fossem realizados velórios e funerais de pessoas com confirmação ou suspeita de covid-19. Nos demais casos, os velórios e funerais não deveriam exceder a duração de 2 horas e a frequência máxima de dez pessoas – além da garantia de proteção dos profissionais envolvidos nos processos. Essas medidas levantaram indagações acerca das consequências da aplicação dessas normas na vivência do luto. Uma vez que o compartilhamento de emoções e as oportunidades de despedidas são tidos como desejáveis para viabilizar a vivência de um luto considerado "normal" (MACHADO; MENEZES, 2018), o abafamento e isolamento dos rituais preocupavam quanto ao possível impacto na duração e na intensidade da elaboração da perda, o que poderia propiciar complicações no processo de luto. De fato, a Organização Mundial de Saúde (OMS), em seu *Guia de prevenção e controle de infecções para o gerenciamento seguro de um cadáver no contexto da covid-19* (OMS, 2020), afirma que o cadáver não é fonte de transmissão de contaminação (com exceção aos casos de febre hemorrágica). Contudo, o manual brasileiro impõe um distanciamento rigoroso entre vivos e mortos pelo novo coronavírus, restringindo a visão do morto e A aproximação dos enlutados (VICENTE DA SILVA; RODRIGUES; AISENGART, 2021).

A invisibilização da morte por covid-19 não se restringiu à vivência pessoal de cada caso. A estigmatização dos contaminados, à semelhança dos portadores da síndrome da imunodeficiência adquirida (aids), na década de 1980, e dos profissionais de saúde que atuaram na chamada "linha de frente" de cuidados foi divulgada na mídia[9], com denúncias de tentativa de afastamento da realidade pandêmica do cotidiano da vida "normal". O uso de valas comuns em regiões com colapso do sistema funerário produziu uma rápida transformação dos casos de doentes em números. Os noticiários e jornais contabilizavam diariamente o número de mortos em aumento exponencial. O crescente número de contaminados e óbitos acarreta um apagamento das singularidades e conduz a um processo de banalização e insensibilização daqueles eventos.

Em contrapartida, diante desse cenário, foram desenvolvidas estratégias, na busca de sensibilização da população. Os mesmos noticiários celebravam em narrativas emocionantes as altas hospitalares de alguns casos considerados de sucesso, como idosos que sobreviveram a um quadro grave de covid-19. Na rede social Instagram, foram criados perfis, como "Inumeráveis" (@inumeráveismemorial)[10] e "Relíquia.rum" (@reliquia.rum)[11], com o intuito de "devolver" rostos, nomes e histórias de vida dos mortos pelo coronavírus. Assim, diante da preocupação de que a difusão de números produzisse insensibilidades, a

---

9 Disponível em: https://www.portalraizes.com/de-herois-a-atormentados-uma-sociedade-que-assedia-seus-medicos-nao-os-merece/. Último acesso em 14 de agosto de 2022.
10 Disponível em: http://www.instagram.com/inumeraveismemorial/. Último acesso em 14 de agosto de 2022.
11 Disponível em: http://www.instagram.com/reliquia.rum/. Último acesso em: 14 de agosto de 2022.

visibilização de casos com aspectos singulares e específicos buscava o efeito oposto: a sensibilização em face da gravidade da pandemia, além da construção de novos espaços e formas de compartilhamento de memórias dos que faleceram e das emoções decorrentes daquelas perdas.

Considerações finais

Para Norbert Elias (2001, p. 65), o sentido da vida e da morte de uma pessoa é uma construção social, que não depende somente da trajetória vital de quem falece, mas também de suas relações e de seu entorno – apesar das fantasias da "mônada" ou do *homo clausus* na modernidade. Os processos de individualização crescente, de transformações de limites entre as esferas pública e privada, de alterações nos modos de expressão individuais de sentimentos e, sobretudo, de mudanças das/nas (in)sensibilidades são constitutivos das construções contemporâneas concernentes aos valores de pessoa, vida, doença, sofrimento e morte. Nesse cenário, os rituais são centrais, uma vez que possibilitam uma elaboração (individual e coletiva) da morte e perda de um membro da comunidade, do grupo ou da sociedade. Segundo Han (2021, p. 12), rituais estabilizam a vida, tornam a vida suportável. Portanto, na insuportabilidade das mortes, diante do imponderável surgimento de um vírus desconhecido (ou, ao menos, inicialmente pouco conhecido), rituais são necessários e prementes.

Em tempos de pandemia, funerais foram reduzidos em tempo e frequência (MACHADO, 2021) e velórios passaram a ser transmitidos em mídias digitais. À semelhança do grupo de *WhatsApp* referido no início deste capítulo, velórios *online* transmitidos ao vivo pelas plataformas Zoom ou GoogleMeet tornaram-se cada vez mais frequentes e populares, pela oportunidade de encontro dos enlutados para celebração da vida da pessoa falecida. Depoimentos, leituras de textos, músicas e celebrações religiosas ocuparam – e seguem ocupando – o espaço virtual. Nesse sentido, o impedimento de ritualizações presenciais não significou o desaparecimento de ritos fúnebres nos diferentes estágios da pandemia. A demanda social pela realização dos rituais resultou na elaboração e difusão de novas práticas e formas de compartilhamento de emoções. Da mesma forma, as vivências pessoais também foram objeto de reelaboração, resultando em transformações das/nas subjetividades e (in)sensibilidades.

O crescente uso de transmissão *online* em velórios e cerimônias religiosas, como missas, evidencia a centralidade dos rituais bem como a importância de compartilhamento social para elaboração das perdas. Em tempos de pandemia de covid-19, os rituais tiveram a duração reduzida e limitações no contato visual e corporal com os mortos. Para pesquisadores das áreas das ciências sociais (como VICENTE DA SILVA; RODRIGUES; AISENGART, 2021); e da psicologia (FRANCO, 2021), tal condição pode acarretar processos de luto prolongado ou, nos termos de especialistas do luto, "complicado" (MACHADO; MENEZES, 2018).

O século XXI assiste a um desaparecimento dos rituais, segundo Han (2021). Para esse autor, vivemos em uma sociedade em que prevalecem o narcisismo, a performance e o culto ao *self* (HAN, 2021, p. 31). Não há dúvidas sobre a centralidade do indivíduo como valor na contemporaneidade, assim como da busca hedonista de prazer (DUARTE, 1999). As mudanças dos/nos rituais não necessariamente denotam seu desaparecimento. De fato, os ritos não são mais como os vigentes em séculos passados. O tempo e a reverência anteriormente presentes em cerimônias estão profundamente alterados, mas não desapareceram – sofreram profundas transformações, talvez as mesmas apontadas por Han (2021) ao evidenciar as distopias do período em que vivemos. Apesar de esse autor não utilizar o termo "distopia", no caso de alguns países, como o Brasil, é possível o uso desse conceito, dadas as distorções de posicionamentos e de reações estatais e institucionais, em face do advento da pandemia. Não se trata aqui de debater as decisões e condutas oficiais de governos, mas sobretudo de constatar, a partir de tais resoluções, uma produção de estratégias expressivas. Portanto, trata-se de ressaltar a centralidade e a relevância de iniciativas individuais, grupais, coletivas e institucionais de ritualização, concernentes às vidas e às mortes dos atingidos pela covid-19 ou por outras enfermidades, no decurso da pandemia.

Os ritos fúnebres estão presentes em todos os tempos, culturas e grupos sociais. Durante a pandemia de covid-19, não foi possível realizar os rituais como em tempos passados, com uma duração e formato anteriormente frequentes. Pesquisas e estudos internacionais e nacionais recentes, acerca do panorama complexo da pandemia de covid-19, nos níveis macro e micro das relações sociais (CASTRO, 2020; GROSSI; TONIOL, 2020; KOURY, 2020; KOURY, 2021; LUPTON; WILLIS, 2021; MATTA et al, 2021; SPINK et al, 2021; LUPTON, 2022, entre outros) evidenciam uma produção de modos inovadores de expressão de sentimentos e de ritualização – que, certamente, veicula os valores vigentes de pessoa, vida e morte.

No cenário brasileiro de desigualdades sociais profundas, que orientam o estabelecimento de uma necropolítica, nos termos de Mbembe (2018),[12] cada iniciativa na direção da tessitura de redes de solidariedade e coesão social em torno das fragilidades e vulnerabilidades do ser humano e dos ataques ao seu meio ambiente constitui um elemento relevante e muitas vezes crucial na construção de valores para as vidas dos atingidos pela covid-19.

Ainda não sabemos quais serão as consequências, a longo prazo, do adoecimento por esse vírus e, sobretudo, quais as possibilidades de elaboração e resolução subjetiva dos inúmeros lutos vivenciados por um número talvez equivalente a, no mínimo, o dobro dos óbitos. Sem dúvidas, as consequências pessoais e (inter)subjetivas também se referem ao não reconhecimento, por instâncias oficiais, das perdas e do sofrimento a elas associado. Por fim, em tempos de desmoronamento civilizatório, os ritos, os símbolos e os gestos podem se tornar importantes formas rituais, utilizadas em prol da preservação de valores morais, como memória, história, solidariedade, respeito, afeto, comunidade e, em especial, ética.

---

12 O conceito de necropolítica foi criado pelo filósofo camaronês Achille Mbembe a partir das ideias foucaultianas de discurso, biopoder e biopolítica. Profundo estudioso da escravidão e da descolonização, o autor estabeleceu nexos entre políticas estatais contemporâneas e práticas racistas que orientam e fortalecem políticas de morte. Nesse sentido, a necropolítica é o poder de determinar quem pode ou não viver. Com base no conceito de biopoder e em suas tecnologias de controle populacional, o "deixar morrer" torna-se aceitável socialmente. Assim, o corpo "matável" é aquele com risco de morte, com definição a partir da raça ou de posição social. No caso da pandemia de covid-19, a necropolítica concerne à (im)possibilidade de acesso à vacinação e a atendimento médico.

Referências

Ariès P. História da morte no Ocidente. Rio de Janeiro: Ediouro, 2003.

Aureliano W. Da palavra indizível ao corpo revelado. Narrativas imagéticas sobre o câncer de mama. In: Peixoto CE, Copque B. Etnografias visuais: análises contemporâneas. Rio de Janeiro: Garamond, 2015. p. 71-96.

BRASIL. Manejo de corpos no contexto do novo coronavírus – covid-19. Brasília: Ministério da Saúde, 2020.

Cann CK. Virtual afterlives: grieving the dead and the twenty-first century. Lexington: UNiversity Press of Kentucky, 2014.

Castro B. Covid-19 e sociedade: ensaios sobre a experiência social da pandemia. Campinas: UNICAMP, 2020.

Damatta R. Ensaios de Antropologia estrutural: Carnaval como rito de passagem. Petrópolis: Vozes, 1977.

Duarte LFD. O império dos sentidos: sensibilidade, sensualidade e sexualidade na cultura ocidental moderna. In: HEILBORN, M. L. Sexualidade: o olhar das ciências sociais. Rio de Janeiro: Jorge Zahar, 1999. p. 21-30.

Elias N. O processo civilizatório. Vol. I: uma história dos costumes. Rio de Janeiro: Jorge Zahar, 1997.

Elias N. A solidão dos moribundos. Rio de Janeiro: Jorge Zahar, 2001.

Foucault M. História da sexualidade. I: A vontade de saber. Rio de Janeiro: Graal, 1993.

Foucault M. Vigiar e punir. Nascimento da prisão. Petrópolis: Vozes, 2010.

Franco MHP. O luto no séuculo 21. Uma compreensão abrangente do fenômeno. São Paulo: Summus, 2021.

Gennep AV. Os ritos de passagem. Petrópolis: Vozes, 2011.

Gonçalves JRS. Antropologia dos objetos: coleções, museus e patrimônios. Rio de Janeiro: IPHAN, 2007.

Grossi MP, Toniol R. Cientistas sociais e o coronavírus. São Paulo/Florianópolis: ANPOCS/Tribo da Ilha, 2020.

Han B-C. Psicopolítica: neoliberalismo e novas técnicas de poder. Lisboa: Relógio D'água, 2015.

Han B.C. Sociedade da transparência. Petrópolis: Vozes, 2017.

Han B.C. O desaparecimento dos rituais: uma topologia do presente. Petrópolis: Vozes, 2021.

Hertz R. Death and the right hand. Londres: Routledge, 2008.

Howarth G, Leaman O. Encyclopedia of death and dying. Londres: Routledge, 2002.

Kaufman SR, Morgan L. M. The Anthropology of the beginnings and ends of life. Annual Review of Anthropoology, v. 34, p. 317-341, 2005.

Koury M. Tempos de pandemia: reflexões sobre o caso Brasil. João Pessoa/Florianópolis: GREM--GREI/TRIBO DA ILHA, 2020.

Koury M. Cotidiano e pandemia no Brasil: emoções e sociabilidades. Recife: GREM-GREI, 2021.

Lupton D. Covid societies: theorizing the coronvirus crisis. Londres: Routledge, 2022.

Lupton D, Willis K. The Covid-19 crisis. Social Perspectives. Londres/Nova Iorque: Routledge, 2021.

Machado RM. "Velório express": um olhar etnográfico sobre ritual fúnebre na pandemia do Covid-19. Revista M – estudos sobre a morte, os mortos e o morrer, Rio de Janeiro, v. 6, n. 11, p. 270-274, jan/junho 2021.

Machado RM, Menezes R. A. Gestão emocional do luto na contemporaneidade. Revista Ciências da Sociedade (RCS), v. 2, n. 3, p. 65-94, jan-junho 2018.

Matta GC; et al. Os impactos sociais da Covid-19 no Brasil: populações vulnerabilizadas e respostas à pandemia. Rio de Janeiro: Fiocruz, 2021.

Mbembe A. Necropolítica: biopoder, soberania, estado de exceção, política da morte. São Paulo: N-1 Edições, 2018.

Menezes RA. Em busca da boa morte. Antropologia dos cuidados paliativos. Rio de Janeiro: Garamond/Fiocruz, 2004.

Menezes RA, Gomes EC. "Seu funeral, sua escolha": rituais fúnebres na contemporaneidade. Revista de Antropologia, São Paulo, v. 54, n. 1, p. 89-131, 2011.

Menezes RA, Machado RM. Visibilização contemporânea do processo do morrer: novos rituais e sensibilidades. Tempo da Ciência, Toledo, v. 26, n. 51, p. 12-30, Jan/junho 2019.

Morcate M. Tipologías y re-mediacion de las imagenes de la muerte y duelo compartidas en la memorializacion online. Revista M – estudos sobre a morte, os mortos e o morrer, Rio de Janeiro, v. 2, n. 3, p. 30-44, jan/julho 2017.

OMS. Infection prevention and control for the safe management of a dead body in the context f Covid-19. INterim guidance, 2020. Disponivel em: <https://bit.ly/3iTAoEA>. Acesso em: 14 ago 2021.

Ribeiro RR. A morte midiatizada: como as redes sociais atualizam a experiência do fim da vida. Rio de Janeiro: EDUFF, 2015.

Spink MJ; et al. Covid-19: versões da pandemia nas mídias. São Paulo: USP, 2021.

THE ECONOMIST INTELLIGENCE UNIT. The 2015 Quality od Death Index. Ranking palliative care across the world. [S.l.]. 2015.

Thomas LV. Anthropologie de la mort. Paris: Payot, 1978.

Vicente da Silva A, Rodrigues C, Aisengart R. Morte, ritos fúnebres e luto na pandemia de Covid-19 no Brasil. Revista NUPEM, Campo Mourão, v. 13, n. 30, p. 214-234, set-dez 2021.

Walter T. The Revival of death. Londres: Routledge, 1997.

Zimmermann C. Acceptance of dying: a discourse analysis of palliative care literature. Social Science & Medicine, v. 75, n. 1, p. 217-224, July 2012.

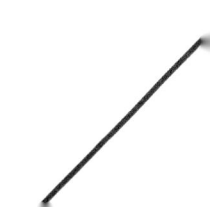

Capítulo 2

Espiritualidade: conexões com o sagrado

Bruno Oliveira

> O insuportável não é só a dor,
> mas a falta de sentido da dor;
> mais ainda,
> a dor da falta de sentido...
>
> *Giacoia Jr*

Em uma viagem de trem, para acesso à plataforma de embarque, é necessário que se tenha em mãos a passagem comprada que dá ao portador o direito de embarcar, seja qual for seu destino. Para qualquer um que queira acompanhar o passageiro até a plataforma, não possuindo a passagem, é necessário adquirir um bilhete de plataforma. Este dá direito ao indivíduo de ir até o embarque acompanhar o viajante e, após sua partida, volta para a cidade, sua rotina, sua vida. Inspirado nessa imagem, o Dr. Derek Doyle (2015) escreveu o livro *Bilhete de plataforma*, no qual, com base em sua vivência nos cuidados paliativos, relata histórias verdadeiras que mostram como os pacientes ensinam sobre a vida e a morte em um momento tão pungente. Acompanhar pessoas que empreenderão uma viagem, uma partida, até o último momento; investir em um bilhete que permite acompanhar seu trajeto de despedida; e, após a partida ter forças para voltar, e quem sabe acompanhar outros que passarão por esta mesma plataforma, outras vidas, mas com o mesmo destino.

Acompanhar as pessoas até o fim, mesmo sabendo que esse processo nos acarretará lutos e perdas, mas nos empoderará de vida e esperança, é um desafio diário. Se a vida se restringisse às questões orgânicas, se viver não fosse mais do que um mero existir, talvez se pudesse ver o tempo como uma obrigação a se cumprir. Mas há sentido na vida, "a gente não quer só comida, a gente quer comida, diversão e arte"[1]. É preciso que a vida se transubstancie em significado. Acolher as surpresas, descortinar os sentidos faz a vida ser composta como uma sinfonia, repleta de pausas, acentos, idas e vindas que dão sentido ao fim, ao se tocar o último acorde.

São grandes as angústias que, com frequência, visitam o paciente em dor. A insegurança trazida pelas diversas visões religiosas do pós-morte cria um verdadeiro nó na forma de pensar dos sujeitos, alimentando medos e temores. O paciente, ao se deparar com a própria finitude, é convidado diariamente à supressão instantânea da sua intimidade, que traz sempre consigo reflexões sobre a vida que viveu e a vida que vai deixar de viver. A elaboração dessas reflexões pode ser tornar, em muitos momentos, angustiante para o paciente, mas, em tantos outros momentos, libertadora. Nessa elaboração, diversas variáveis encontram lugar. A espiritualidade e as crenças religiosas são algumas delas. Nesse percurso da angústia à libertação, diante das adversidades, sobretudo no enfrentamento da enfermidade e da proximidade da finitude, a espiritualidade tem o papel de ressignificar a travessia. Portanto, é cada vez mais necessário o estudo da espiritualidade, em especial quando atrelada às questões de saúde.

Religião e Espiritualidade

Conhecido pesquisador do tema religião e saúde, Harold Koenig (2012) apresenta a religião como um sistema de crenças e práticas vivenciadas dentro de uma comunidade marcada por ritos, que são importantes para a manutenção e o reconhecimento daquele grupo e para sua comunicação ou ligação com o sagrado. Ali há um conjunto de leis, doutrinas e regras que ditam os comportamentos e explicam as razões de ser daquela comunidade. Em suas palavras "a religião costuma oferecer um código moral de conduta que é aceito por todos os membros da comunidade que tentam aderir a esse código" (KOENIG, 2012, p. 11). A religião, então, é caracterizada por seu aspecto organizacional e doutrinal.

Já Amatuzzi (2015) relaciona o termo com sentido. Ele acredita que esse *religare*[2], essa "re-ligação" se inaugura no reencontro de um significado básico para a vida (com referência, portanto, a um todo), mas não necessariamente com a postulação de um Deus nos moldes das religiões monoteístas. Ele enfatiza isso, pois até os sistemas ateísticos, ao perceberem o

---

1 Referência à canção *Comida*, composta e entoada pela banda de rock brasileira Titãs.
2 *Religare*, termo latino do qual é originada a palavra "religião" e tem como significado "religar".

significado da vida em algum contexto mais amplo, também podem ser classificados como "re-ligações" e, dessa forma, cumprirem uma função de um sistema religioso.

O conceito de espiritualidade, por sua vez, está longe de ser consenso entre os estudiosos. Enquanto alguns atrelam espiritualidade e religião em um só, sob a alegação de que desempenham a mesma função, outros autores diferenciam os conceitos, destacando aspectos peculiares em cada um. Koenig (2012) defende que, para fins clínicos, área de estudos do autor, não deve haver objeção em se utilizar uma gama maior de conceituações sobre espiritualidade. É preciso levar em conta o que o paciente entende sobre espiritualidade, buscando compreender os elementos espirituais que o ajudam a lidar com a enfermidade.

> No tratamento de pacientes, não é necessário definir espiritualidade de forma ção rigorosa como na condução de pesquisa científica. Em contextos clínicos, é mais útil definir espiritualidade da forma mais ampla possível, para que todos os pacientes tenham a oportunidade de ter suas necessidades espirituais satisfeitas. [...] Acredito que o objetivo geral do clínico é encontrar um terreno comum com todos os pacientes, e isso significa não tentar mudar crenças, mas, em vez disso, tentar apoiar crenças que ajudem o paciente a enfrentar a doença. O uso da espiritualidade em sua definição mais ampla, portanto, faz sentido na prática clínica. (KOENIG, 2012, p. 18)

O filósofo francês Luc Ferry (2012a) propõe uma compreensão da espiritualidade para além do religioso. Distanciando-se de imposições dogmáticas, Ferry apresenta a possibilidade da espiritualidade laica, que, mesmo com esse afastamento, é capaz, segundo ele, de resguardar, dessas mesmas tradições, a herança espiritual no que diz respeito à valorização do transcendente, à ideia de sagrado e, acima de tudo, ao amor. Todos esses elementos ganham, para o autor, uma interpretação laica e secularizada, que perpassa uma simples aplicação religiosa. A possibilidade de significar a própria vida, de salvar-se do desespero e da angústia, consequências naturais de uma vida sem sentido, passa não mais pelo auxílio divino, mas pela filosofia (FERRY, 2012b).

As concepções eticorreligiosas e as visões tradicionais do mundo caducaram. O homem moderno, para Ferry, se vê diante do questionamento quanto ao que esperar se não há mais respostas prontas dadas pelas estruturas institucionais, que sempre monopolizaram as verdades absolutas. Ao longo de suas obras, Ferry busca trabalhar essa questão com a ideia de uma espiritualidade sem Deus, centrada no ser humano e em sua liberdade. Nesse movimento de secularização, o autor afirma a transcendência do amor, além da construção da ideia de homem-Deus (FERRY, 2012b). Ao mudar sua relação com o transcendente, o ser humano também muda "a questão do sentido da vida [...], pois, a partir dali, seria o amor profano – e não mais o amor a Deus – a dar à existência dos indivíduos a sua significação mais manifesta" (FERRY, 2010, p. 111).

É possível, assim, desenvolver uma espiritualidade mesmo que não se tenha uma religião expressa ou praticada. Questões religiosas podem compor os elementos da espiritualidade de um indivíduo, mas não monopolizar seus esforços. Cair-se-ia, dessa forma, em uma espécie de espiritualidade vertical, focada apenas nos elementos que dizem respeito ao divino, e não consideram a horizontalidade da espiritualidade. Essa horizontalidade, nem sempre observada, leva Leão a acreditar que a abordagem da espiritualidade deve ser bem mais ampla. Ela diz que:

> Envolve um componente vertical, religioso (um sentido de bem-estar em relação a Deus) e um componente horizontal, existencial (um

sentido de propósito e satisfação de vida – que reflete crenças, valores, estilos de vida e interações com o "eu", os outros e a natureza), sendo que este último não implica qualquer referência a conteúdo especificamente religioso. (LEÃO, 2008, p. 258)

Nessa perspectiva, pensar na espiritualidade levando em consideração apenas um dos eixos descritos, pode resultar em uma vivência atrofiada, de acordo com a forma como o indivíduo lida com as questões da fé, que não é só no divino, mas sempre remete à vida, às relações e ao sentido, ao que lhe é sagrado. A concepção de espiritualidade como elo passa pelas conexões aqui implícitas, e não apenas, exclusivamente, por uma pertença religiosa ou pelo seguimento de dogmas recebidos.

> O mundo pós-moderno não rejeita a ideia do sagrado, mas a ressignifica. A sociedade contemporânea, como consequência do fenômeno da secularização, se recusa a aceitar os argumentos das autoridades que se autointitulam porta-vozes do sagrado, ancorando-se em um modelo dogmático. O sagrado e o transcendente, nesse novo momento, devem ser encontrados na profundidade do humano. Faz-se necessário aprender a reconhecê-los no interior, antes de o recebermos de fora. A relações humanas são conexões sagradas. (OLIVEIRA, 2022, p. 103)

Pessini (2008) defende que a espiritualidade é uma construção formada por fé e sentido. O elemento "fé" está frequentemente associado à religião e às crenças religiosas, ao passo que o componente "sentido" parece ser um conceito mais universal, que pode existir tanto em pessoas que seguem uma determinada religião como nas que não têm nenhuma referência religiosa (PESSINI, 2008). Esses conceitos podem, na realidade, estar mais entrelaçados do que aparentam. Pensar em fé nem sempre remete a uma confissão religiosa ou à uma fé institucionalizada. Da mesma forma, não se pode falar de um sentido universalizante; sendo assim, muitos podem encontrá-lo em uma participação religiosa formal.

A experiência do sentido, da sua busca ou falta dele, acompanha o ser humano nas mais diversas fases de sua vida. Monteiro (2008) apresenta uma reflexão bem importante: "Antigamente costumavam-se perguntar ao doente: 'Que está lhe faltando?', hoje a pergunta é: 'Que o senhor sente?'. Talvez, se tivéssemos mantido a primeira pergunta, o eixo saúde-doença estivesse em melhor condição" (MONTEIRO, 2008, p. 68). Talvez não seja da morte que as pessoas tenham medo. Talvez o medo venha de outra coisa mais trágica e assustadora: o medo de nunca ter vivido. Quando não se vê um sentido, resta apenas a mera existência. Entretanto, existir por existir pode ser insuportável. A proximidade da morte traz à tona a vida. A vida que se viveu e a vida que se deixou de viver[3].

---

3   O livro *A última carta do tenente* relata a história do submarino nuclear russo Kursk, no qual 118 marinheiros ficaram presos quando o submarino afundou no mar de Barents, no norte da antiga União Soviética. Quando os primeiros mergulhadores chegaram à carcaça do submarino, todos os tripulantes já estavam mortos. Após abrirem uma "janela" no casco, os mergulhadores depararam-se com quatro corpos. No bolso do uniforme de um deles foi encontrada uma carta que, ao contrário do que se esperava, não relatava o acidente, mas era dedicada à esposa do marinheiro. Em um dos trechos, quando pensa na própria morte, o marinheiro escreve: "Sinto a morte se aproximar, mas não é dela que tenho medo. O medo que sinto agora é da vida que vivi e da vida que deixei de viver".

A dor da falta de sentido

Viktor Frankl (1997), médico, psiquiatra e neurologista, sobrevivente de quatro campos de concentração nazistas durante a Segunda Guerra, entre eles Auschwitz[4], o mais conhecido, desenvolve como ninguém o tema do sentido. Em sua trajetória acadêmica, dedicou-se à psicanálise e, em seguida, à psicologia individual. Posteriormente, Frankl foi instigado pelo pensamento fenomenológico e existencialista, muito influenciado pela fenomenologia dos valores de Max Scheler[5]. Da experiência vivida nos campos de concentração, Frankl constata que a existência humana, até mesmo em sua forma mais sofrida e dolorosa, clama por um sentido. Essa temática, Frankl já havia trabalhado antes mesmo dessa experiência traumática nas mãos dos nazistas, mas apenas após o Holocausto suas teorias ganharam reconhecimento e interesse significativos por parte da psicologia. Após viver nos campos de concentração, conclui que o sentido da vida era o segredo da força de alguns homens e mulheres, enquanto outros, privados de uma razão para suportar o sofrimento exterior, eram afligidos por um opressor interno, mais tirano que Hitler, a saber, o sentimento de viver na futilidade absurda.

Essa descoberta, feita em campos de concentração, foi trazida por Frankl para a academia e ele a transformou em um conceito científico: o de doenças noogênicas[6], ou seja, provenientes do espírito. Esse sofrimento espiritual surge da perda do sentido da vida. O ser humano, para Frankl (2005), pode suportar tudo, menos a falta de sentido. Em suas palavras, "o homem revela-se como um ser em busca de um sentido. O esvaziamento dessa busca explicita muitos males de nosso tempo" (FRANKL, 2005, p. 15). Frankl (1997) apresenta à academia a logoterapia, do grego, *logos*, que pode ser entendido como "sentido" ou "espírito". A logoterapia é tida como a terapia baseada na motivação humana para a liberdade e do encontro de sentido, a vontade de sentido, especificamente do sentido concreto de cada momento da vida.

O vazio existencial surge quando a vontade de sentido é frustrada, trazendo um sentimento de falta, de vazio interior (FRANKL, 1997; 2005). Esse vácuo pode ser encoberto por várias formas de compensação, seja pela vontade de poder, na forma de uma ganância financeira, vontade de dinheiro ou de prazer (FRANKL, 1997). O autor esclarece que vácuo existencial não é uma doença; além do mais, não é preciso estar com alguma patologia para sofrer a falta de sentido. Uma pessoa com um quadro considerado natural, em termos biopsicossociais, pode viver uma frustração existencial (FRANKL, 2012). Entretanto, é possível que esse quadro leve a uma neurose noogênica, adoecimento originado a partir da dimensão noética. Dito de outra forma, embora não necessariamente o vazio existencial seja causado por um elemento patológico, ele pode gerar, sim, como consequência, uma reação patológica, pois, para Frankl, é potencialmente patogênico (FRANKL, 1997). Nessa relação de causas e consequências, por exemplo, Frankl, usando o tema da depressão, afirma que

> nem todo caso de depressão pode ser atribuído a um sentimento de falta de sentido. Tampouco o suicídio – a que a depressão às

---

4 Auschwitz é uma rede de campos de concentração localizados no Sul da Polônia operados pelo Terceiro Reich e colaboracionistas nas áreas polonesas anexadas pela Alemanha Nazista, maior símbolo do Holocausto perpetrado pelo nazismo durante a Segunda Guerra Mundial.

5 Max Ferdinand Scheler foi um filósofo alemão, conhecido por seu trabalho sobre fenomenologia, ética e antropologia filosófica, bem como por sua contribuição à filosofia dos valores. A obra de Scheler aborda grande variedade de conhecimentos, como biologia, psicologia, sociologia, teoria do conhecimento, metafísica e filosofia da religião.

6 Doenças de cunho espiritual. As neuroses noogênicas ou noógenas são sempre de cunho espiritual e baseiam-se em conflitos da sua existência em que as frustrações existenciais desempenham um papel central.

> vezes leva a pessoa – sempre é resultado de um vazio existencial. Contudo, mesmo que todo e qualquer caso de suicídio não tenha sido levado a cabo por causa de um sentimento de falta de sentido, é bem possível que o impulso de tirar a vida tivesse sido superado se a pessoa tivesse estado consciente de algum sentido e propósito pelos quais valesse a pena viver. (FRANKL, 1997, p. 165)

Dar atenção ao inescutado grito por um sentido para vida precisa ser uma pré-condição daquele que se dispõe a ouvir outro indivíduo em uma atitude psicoterápica, pois, se o ser humano se revela como um ser em busca de sentido, o esvaziamento dessa busca invariavelmente descortina muitos males do nosso tempo. É com essa convicção que Frankl afirma que "existe verdadeiramente uma força terapêutica no sentido." (FRANKL, 2005, p. 20)

Espiritualidade e finitude

Desde muito cedo, e sempre ao longo da existência, aprende-se a nascer, crescer, reproduzir-se, mas a educação para a morte é desprezada como uma etapa da existência, negando tudo que a envolve – angústia, sofrimento, perda e luto, produzidos pelo processo do morrer. O rompimento de vínculos, de histórias, de relações vai se concretizando e trazendo à tona a realidade de que tudo passa, descortinando a transitoriedade da vida. De fato, a vida humana está repleta de perdas e lutos, não só diante da morte, como comumente nominamos a perda maior, mas também das pequenas mortes e perdas que nos demandam o enfrentamento de processos de luto no decorrer da vida. Diante da inevitabilidade da morte, surge a necessidade de aprender a se obter sentidos da finitude da vida. Nesses sentidos e recursos, a religião surge como uma linguagem que traduz muito das angústias que visitam o indivíduo diante da morte e das agruras da existência.

> Dentre os diversos saberes que elencam a religião como objeto de estudo (...), [a religião] sob a ótica da psicologia, proporciona um diálogo fecundo entre esses campos distintos e complementares da realidade humana. Mais especificamente, trata do fenômeno religioso como um aspecto especificamente humano, ou seja, como uma expressão de uma busca de sentido para a vida conforme compreendia Viktor Frankl. (OLIVEIRA; AQUINO, 2014, p. 226)

O fenômeno da morte acarreta uma série de reações nas pessoas, relacionadas, principalmente, à incapacidade humana de representar e lidar com a finitude. Nesse sentido, a religião e a ciência desempenham um papel essencial na forma como os indivíduos enfrentam a morte. Para aqueles que depositam suas energias em crenças, rituais e doutrinas, esta etapa é tida, na maioria das vezes, como algo transcendente que dá acesso a outra dimensão, e esses recursos têm a função de abrandar a angústia do que "vem depois". Kovács (2003) entende que rituais religiosos podem proporcionar condições para que a morte seja simbolizada, permitindo que o indivíduo se coloque no lugar de quem morreu e passe a lidar gradativamente com a certeza de que o seu dia também chegará. Para os que procuram argumentos na ciência, a busca é por explicações mais concretas e palpáveis para o fenômeno.

A introdução das discussões sobre o tema da morte como parte integrante do ciclo vital humano foi uma responsabilidade da psicologia da morte e deu-se de diferentes modos e perspectivas teóricas. Esta vê o medo da morte integrado à estrutura da personalidade, sendo parte integrante e necessária para o desenvolvimento humano. Os conflitos implícitos nesse processo resultam no surgimento de sintomas e de sofrimento psíquico. O enfrentamento da morte recebe interpretações e significações diferentes que geram repercussões na família e no meio em que o indivíduo está inserido. Entretanto, a despeito dessa diversificação de simbolizações, existem características comuns em todo processo que envolve as questões de vida e de morte. A defesa contra a percepção da ameaça de extinção vem em forma de uma espécie de regressão a ideias e relações caracteristicamente infantis, um modelo de resposta emocional infantil. A necessidade de superar a morte passa pelo desejo de não ser esquecido. Os símbolos, as histórias, as memórias, são legados que permanecem após o suspiro final. Plantar uma arvore, escrever um livro, ter um filho...[7]

A psicanálise traz contribuições importantes para compreensão dos processos envolvidos na elaboração da morte, que é entendida no horizonte da vida como condição de nosso desejo e fonte última de nossas angústias, entretanto as contribuições psicanalíticas nem sempre são entendidas, visto que não se preocupam, geralmente, em desenvolver uma teoria específica sobre perdas reais, apesar da elaboração de a perda ser um tema tão central na compreensão psicanalítica, mas baseando-se em um olhar sobre as fantasias e construções imaginárias que organizam a personalidade do indivíduo. Por essa razão, a psicanálise costuma dar pouca atenção às questões mais imediatas da vida. Para Freud (2010), a morte é o desfecho necessário de toda vida. Ele ainda afirma que "cada um de nós deve à natureza uma morte e tem de estar preparado para saldar a dívida, em suma, que a morte é natural e incontestável" (FREUD, 2010, p. 230). O sujeito ao nascer já está condenado a morrer. Entretanto, os indivíduos comumente agem colocando a morte de lado, eliminando-a da condição de uma consequência natural da vida.

Ao pensar na morte, na finitude humana, Frankl acredita que o ser humano entende mal o seu sentido. Em geral, a morte se apresenta de forma assustadora e tornam-nos surdos às lições advindas dos seus toques suaves. Frankl ilustra a experiência da morte da seguinte maneira:

> Quando o despertador toca de manhã e desperta-nos de nossos sonhos, sentimos tal fato como se algo de terrível estivesse acontecendo no mundo de nossos sonhos. E ainda presos em nossos sonhos, às vezes, não percebemos (ou pelo menos não de imediato) que o despertador chama-nos para a existência real, nossa existência no mundo real. Mas nós mortais não agimos de maneira semelhante quando nos aproximamos da morte? Não nos esquecemos igualmente de que a morte desperta-nos para nossa verdadeira realidade? (FRANKL, 2005, p. 117)

Frankl, além de ouvir a voz do sentido na vida, também buscou ouvir a voz do sentido na morte, trazendo-a para seu lugar de integrante da existência humana. A morte se constituiria em uma espécie de ultimato da vida, pois lapida a nossa consciência na busca por sentido.

> Se a vida não fosse constituída essencialmente por caráter de finitude, o ser humano adiaria *ad infinitum* a sua responsabilidade, procrastinando, por conseguinte, as suas escolhas e, em última instância, destituiria a vida de um sentido. (AQUINO, 2016, p. 157).

---

7 Proverbio oriental que retrata três coisas que um indivíduo precisa fazer antes de morrer. O que há em comum em todas elas é o legado que permanece mesmo após a partida do indivíduo.

Parece ser o que William Breitbart (2008) defende ao constatar, em seu trabalho com pacientes em cuidados paliativos, que o fato de o indivíduo reconhecer e encarar a própria morte, assumindo a finitude humana, pode se constituir em um fator de transformação, pois a atitude de enfrentar a morte sempre o leva a encarar a vida que foi vivida. O paradoxo dessa dinâmica de final de vida é que "através da aceitação da vida que se viveu, surge a aceitação da partida e da morte" (BREITBART, 2009, p. 212).

Exatamente porque tem consciência de sua própria finitude, é que o ser humano se conscientiza da limitação e da transitoriedade. Ademais, esses dois temas são apontados por Frankl como características essenciais da existência humana. Finitude e temporalidade são, para Frankl, dois elementos ontológicos constitutivos do sentido. A duração de uma vida não é uma condição necessária para a plenitude do sentido, pois a vida não é medida apenas em seu tempo de duração, mas sobretudo por sua profundidade existencial. Frankl não fala a respeito de um significado geral da vida, mas que cada momento contém um significado em si mesmo, específico, e que cabe ao que vive, buscar encontrar qual o significado que esse momento tem a fim de poder ter uma vida sadia e realizada. "O sentido não pode ser dado; antes, tem de ser encontrado" (FRANKL, 2015, p. 24).

Conclusão

A espiritualidade pode ser um agente de significação diante da doença, sofrimento e da morte. A ideia, amplamente explorada pela indústria publicitária, da busca pela felicidade, desemboca em um círculo vicioso que vem da frustração de uma exigência cada vez maior pela busca de um sentido. Quando o indivíduo limita sua existência na busca pela autorrealização, fecha-se em si mesmo e em seu mundo, desprezando o universo que reside fora de si. A autorrealização surge como efeito colateral da busca direta pelo sentido, contudo, segundo Frankl, o sujeito só pode realmente estar consigo mesmo quando está no mundo, com as coisas a sua volta, quando sai vitorioso no mundo (FRANKL, 1991, p. 66). Novamente o que Frankl afirma, para aprofundamento dos temas aqui desenvolvidos, é que a busca individual pela autorrealização, pela saúde ideal, destituída de sentido, pode até acarretar melhorias biológicas, mas não oferece a saúde que envolve elementos mais profundos que os meramente orgânicos, que dizem respeito à satisfação plena e ao sentido na vida.

Pensar em promoção de saúde é se engajar em um processo que inclui desenvolvimento de projetos de vida saudáveis, incluindo nuances como acesso à educação e ao lazer, empregabilidade, melhoria da convivência, mas também, transcendendo a visão clássica de ausência de doenças, auxiliar no encontro do seu projeto de vida que é trilhado nos caminhos da descoberta de sentidos focados em si, mas também na realização de algo para a sociedade. Exatamente aqui está a espiritualidade, nas demandas de sentido na existência. Apesar de a busca por sentido ser uma necessidade humana, em nosso tempo, cada vez mais a sociedade sente aflorada a ausência de sentido. A associação do sentido partindo apenas de experiências agradáveis pode ser um dos fatores que contribuem para esse vazio sem sentido. Frankl aponta que o ser humano deve estar consciente de todas as possibilidades de sentido, por exemplo, o sentido advindo do sofrimento, ou de um destino fatal, visto que "esse sofrimento, contém a possibilidade de realizar o sentido mais profundo e os valores mais elevados: assim a vida, até o último momento, não deixa de ter um sentido" (FRANKL, 1991, p. 72).

Dessa forma, uma condição indispensável para a saúde é encontrar um sentido para a própria vida, entretanto, ao observar a história, parece contraditório afirmar que o sofrimento e/ou as doenças são dotadas de sentido. Essa concepção pode parecer permeada de uma esperança de cunho religioso. Na própria psicanálise, essa atitude pode ser interpretada como mecanismo de defesa, entretanto, para Frankl, "a busca do indivíduo por um sentido é a motivação primária de sua vida, e não uma racionalização secundária de impulsos instintivos" (FRANKL, 1997, p. 58).

Precisamente esse vácuo caótico pode constituir-se em um lugar para o presente da vida e a vida do presente em que as significações da existência e a espiritualidade livre das amarras do poder e do controle sobre o outro possam pintar novas possibilidades de se olhar o mundo e de se encararem as intempéries da existência, seja nessa vida, seja na despedida dela. Isto é, os toques de finitude e as visitações da impermanência, advindas das experiências de sofrimento e dor, podem ser ocasiões que acionem potências criativas nos sujeitos. A espiritualidade teria a ver com esse clarão de esperança que surge, paradoxalmente, quando não há muitas razões para se esperar.

Nesse contexto, um dos mais importantes desafios é a busca de sentidos para a vida, segundo um olhar da espiritualidade, nos escombros das visitações da finitude. Quando o ego, ao mesmo tempo, tem de se deparar com as sobras do passado e vê-se na necessidade de descobrir novas potências que mantenham a vida em pé; quando os toques da finitude desorganizam o solo seguro de pertences e pertenças; e a transitoriedade descortina a verdade de que tudo passa, nada é para sempre, a busca por um sentido pode resgatar aquilo que tempera a existência, que nos torna inteiros, ainda que feridos.

Referências

Amatuzzi MM. Psicologia do desenvolvimento humano: a religiosidade nas fases da vida. São Paulo: Ideias e Letras, 2015.

Aquino TAA de. A morte de Ivan Ilitch: uma leitura existencial à luz da logoterapia de Viktor Frankl. In: Freitas MH de; Aquino TAA de; Paiva GJ de (org.). Morte, psicologia e religião. São Paulo: Fonte Editorial, Edições Terceira Via, 2016.

Breitbart W. Espiritualidade e sentido nos cuidados paliativos. In: Pessini L, Bertachini L (org.). *Humanização e cuidados paliativos*. 4. ed. São Paulo: Centro Universitário São Camilo / Loyola; 2009.

Doyle D. Bilhete de plataforma: vivências em cuidados paliativos. Rio de Janeiro: SENAC, 2015.

Ferry Luc. A revolução do amor, por uma espiritualidade laica. Rio de Janeiro: Objetiva, 2012a.

_____. Famílias, amo vocês, política e vida privada na época da globalização. Rio de Janeiro: Objetiva, 2010.

_____. O homem-Deus, ou, o sentido da vida. Rio de Janeiro: DIFEL, 2012b.

_____; GAUCHET, Marcel. Depois da religião, o que será do homem depois que a religião deixar de ditar a lei? Rio de Janeiro: DIFEL, 2008.

Frankl V. Em busca de sentido: um psicólogo no campo de concentração. São Leopoldo: Ed. Sinodal; Petrópolis: Vozes, 1997.

_____. A psicoterapia na prática. Campinas: Papirus, 1991.

_____. Um sentido para a vida: psicoterapia e humanismo. Aparecida: Ideias e Letras, 2005.

_____. Logoterapia e análise existencial: textos de seis décadas. Rio de Janeiro: Forense Universitária, 2012.

_____. O sofrimento de uma vida sem sentido: caminhos para encontrar a razão de viver. São Paulo: É Realizações, 2015.

Freud S. Introdução ao narcisismo: ensaios de metapsicologia e outros textos – considerações atuais sobre a guerra e a morte. São Paulo: Companhia das Letras, 2010.

Koenig H. Medicina, religião e saúde: o encontro da ciência e da espiritualidade. Porto Alegre: L&PM, 2012.

Kovacs MJ. Educação para a morte: temas e reflexões. São Paulo: Casa do Psicólogo, 2003.

Leão ER. Reflexões sobre música, saúde e espiritualidade. In: Pessini L, Barchifontaine C de Paul de (org.). Buscar sentido e plenitude de vida: bioética, saúde e espiritualidade. São Paulo: Ed. Paulinas, 2008.

Monteiro D da MR. Espiritualidade e saúde na sociedade do espetáculo. In: Pessini L, Barchifontaine C de Paul de (ORG). Buscar sentido e plenitude de vida: bioética, saúde e espiritualidade. São Paulo: Ed. Paulinas, 2008.

Oliveira B. A alteração dos rituais funerários e a espiritualidade em tempos de pandemia. In: Pallotino ER, Kovacs MJ, Aceti D, Ribeiro HG (org.). Luto e saúde mental na pandemia da covid-19: cuidados e reflexões. Novo Hamburgo: Synopsys, 2022.

Oliveira KG, Aquino TAA de. A logoterapia no contexto da psicologia da religião. Belo Horizonte: Cultura e Comunidade, v. 9, n. 16, p. 225-242, 2014.

Pessini L, Barchifontaine C de Paul de (org.). Buscar sentido e plenitude de vida: bioética, saúde e espiritualidade. São Paulo: Ed. Paulinas, 2008.

Capítulo 3

O LUTO E A PRIVATIZAÇÃO DO SOFRIMENTO NA SOCIEDADE CONTEMPORÂNEA

Ana Maria Rodrigues Franqueira

As transformações da sociedade ao longo da história afetam a relação dos homens com a morte e com o luto. A morte não é apenas um fato biológico, mas um fenômeno que sofre alterações de acordo com o momento histórico e o contexto sociocultural. Diversos autores, entre eles Philippe Ariès (1977/2012) e Norbert Elias (2001), abordaram as mudanças nas atitudes diante da morte no decorrer do tempo. Para Ariès (1997/2012), a morte em si foi negada no processo civilizador da humanidade e transformou-se no grande interdito da modernidade. Assim como os idosos que parecem carregar o selo do fracasso da humanidade e são isolados da sociedade, como aponta Elias (2001), os moribundos também são afastados pela instituição médica. O lugar de morrer é deslocado para o hospital, e o processo de morrer torna-se impessoal e solitário. O moribundo é poupado da sua condição grave de saúde pelos que o rodeiam. Para Ariès (1977/2012), essa seria a origem do processo de interdição da morte, quando se inicia uma dinâmica de silenciamento que reflete a dificuldade do homem em lidar com esse fenômeno. As críticas à denominada "morte moderna" se dão no sentido de esta se configurar em um processo de desumanização, assujeitamento ou objetificação do doente (MENEZES, 2004).

Nas palavras de Elias (2001), as pessoas nunca morreram "tão silenciosa e higienicamente como hoje nessas sociedades, e nunca em condições tão propícias à solidão" (p. 98). Trata-se, ao mesmo tempo, de um contexto em que o processo decisório da morte, que havia passado do moribundo à família, cabe aos técnicos: ao médico e à equipe hospitalar. A comunicação sobre o processo de morrer torna-se uma ameaça para o ideário moderno. A família, assim como o moribundo, vai perdendo o direito de manifestar seus sentimentos, e o que se espera dos familiares enlutados perpetua-se até os dias atuais , no pensamento de Elias (2001, p.31):

> A reticência e a falta de espontaneidade na expressão de sentimento de simpatia nas situações críticas de outras pessoas não se limitam à presença de alguém que está morrendo ou de luto. Em nosso estágio de civilização, manifestam-se em muitas ocasiões que demandam a expressão de forte participação emocional sem perda do autocontrole.

O contexto contemporâneo é denominado por Lipovetsky (2004) de hipermodernidade. Para o filósofo, não podemos decretar o fim da modernidade, e sim seu arremate. Neste sentido, elementos como mercado, eficiência técnica e indivíduo encontram-se potencializados, em vez de superados. O individualismo significou uma ruptura com antigas cosmovisões comunitárias, o homem passou a valer por si mesmo, e não pelo estatuto da comunidade ao qual pertence. O termo "modernidade" implica uma série de transformações sociais, políticas e intelectuais a partir do Iluminismo. A ideia de progresso baseado na ciência e na razão é o resultado dos padrões críticos e racionais surgidos no Renascimento, de acordo com Giddens (1991). Entre os resultados desse processo histórico, está a constituição de um projeto moderno, que tem, entre suas características, um sujeito sem raízes, que passa a estabelecer vínculos afetivos descartáveis, assim como as relações sociais passam a ser atravessadas pelo ideal de consumo. Nesse sentido, os laços sociais tornam-se frouxos e superficiais, não havendo mais lugar para as experiências de perda e luto, de enraizamento e fixidez (Bauman, 2001).

Não se pretende, neste texto, discutir profundamente a construção histórica da passagem do Renascimento para a Modernidade e desta para a Hipermodernidade, porém pretendemos enfocar alguns aspectos que influenciaram a construção social da morte e do luto no decorrer do tempo. A ideia que queremos destacar é a de que, em tempos hipermodernos, a morte torna-se cada vez mais ameaçadora, evento do qual o indivíduo precisa se defender a qualquer custo. Não há mais espaço e tempo para se pensar na morte como em tempos antigos.

Para Da Matta (1997), foi o individualismo como princípio básico da vida social que transformou a morte num problema. O surgimento do indivíduo como valor social e moral fez com que o ser humano tivesse de lidar com sua vida de forma isolada, sem contar com a comunidade ao seu redor. Em se tratando da sociedade brasileira, o processo de individualização das relações sociais e das formas de agir e pensar individuais continua em franco desenvolvimento, causando sentimentos de ansiedade e insegurança nas relações sociais e influenciando a relação das pessoas com o processo de morrer e de enlutar-se. Além disso, o imperativo de ser feliz se faz presente e impõe a busca pelo bem-estar pleno, que inclui, entre outros requisitos, evitar o sofrimento (Bezerra, 2010). Ouvir a dor do outro torna-se um empecilho e deve ser evitado a todo custo. Podemos também recorrer a Bauman (2001), quando este fala de relações fluidas no cenário contemporâneo, uma tendência de não estabelecer vínculos afetivos. Como ser feliz é um ato solitário, relacionado somente à satisfação de necessidades pessoais, envolver-se com um outro tornou-se bastante ameaçador e um obstáculo para a obtenção do objetivo inicial.

Machado e Menezes (2018) discutem a gestão emocional do luto na contemporaneidade, apontando que "o modo como a morte é conduzida socialmente – como evento que deve ser evitado e afastado, ou aceito e compartilhado – tem consequências sobre a forma como o luto poderá ocorrer" (p.74). Para as autoras, certa *expertise* "psi" fornece códigos e normas de como o luto deve ser vivenciado.

É neste sentido que propostas são elaboradas para cuidar do luto preventivamente, de maneira que ele não evolua para uma experiência patológica. Na medida em que saberes, práticas institucionais e profissionais são reconfigurados, com oferta de modelos para elaboração de perdas, com a possibilidade de intervenção de "*experts* da conduta humana", novas subjetividades e sensibilidades – e insensibilidades – são produzidas socialmente (Machado & Menezes, 2018, p. 74).

O conceito de luto não reconhecido apresentado por Doka (2008) contribuiu para olhar para o fenômeno sob a ótica do contexto social, atravessado pela cultura na qual o enlutado está inserido. Segundo o autor, toda sociedade constrói normas e regras sociais do luto, principalmente sobre quem, quando, onde, como, por quanto tempo e por quem as pessoas devem sofrer. As regras sociais incluem não só comportamentos esperados, mas também sentimentos e pensamentos legitimados pela sociedade na qual o enlutado está inserido.

Um de alguns tipos de luto não reconhecidos citados pelo autor é aquele em que o relacionamento do enlutado com o morto não é validado socialmente, como a relação de amantes, amigos, vizinhos, enteados, entre outros. Os enlutados, nesse caso, não têm espaço ou não se sentem legitimados para manifestar seu pesar publicamente. Em outras situações, pode acontecer de a perda não ser reconhecida socialmente, como no caso da perda de um animal de estimação. A outra manifestação de luto não reconhecido seria aquela em que algumas pessoas têm o direito ao ato de enlutar-se excluído. São pessoas socialmente não reconhecidas em seus sofrimentos, definidas como incapazes ou sem necessidade de enlutar-se. Nesse sentido, Doka (2008) cita as crianças e os idosos que, muitas vezes, são excluídos dos rituais funerários.

Algumas circunstâncias da perda não são reconhecidas socialmente. Casos de suicídio ainda são carregados de estigma na nossa sociedade, dificultando o processo de luto das pessoas enlutadas. O apoio social, nesses casos, é pouco ativado e dificulta ainda mais o processo de luto, mostrando-se inadequado, pois é cercado de julgamentos. Portanto, o luto não reconhecido cria problemas adicionais para os enlutados, uma vez que estes passam a não contar com o suporte social, tão importante para a elaboração do processo de luto. Casellato (2005) aponta o mérito do reconhecimento do luto não reconhecido na medida em que ele denuncia a negligência do aspecto social do luto em nossa sociedade. Para a autora, a cultura não seria somente um dos fatores que influencia o comportamento humano, mas "o *setting* onde se dá o processo de luto" (p. 29).

Muitas pessoas não sabem o que dizer aos enlutados e evitam conviver com eles, principalmente nos momentos e dias seguintes à perda. Além disso, a sociedade, em geral, estabelece prazos ideais para o processo de luto, julgando qual o tempo apropriado para o pesar. Em consequência disso, muitos enlutados escondem sua dor e transmitem a falsa ideia de que estão bem. Quando uma sociedade não consegue acolher perdas e enlutados que não são reconhecidos socialmente, os enlutados sentem-se constrangidos em pedir ajuda porque acreditam que devem elaborar seu sofrimento psíquico em foro íntimo. Isso acarreta ainda mais sofrimento, tornando o enlutado solitário e isolado da sociedade à qual pertence. "Quando uma perda não é reconhecida, experimenta-se o fracasso do ambiente social em oferecer a aceitação e o suporte necessários aos enlutados" (Casellato, 2015, p. 23).

Compartilhar com os outros permite que as memórias permaneçam vivas. Em pesquisa realizada com pais enlutados, Franqueira (2017) relata que, embora a maioria deles tenha a necessidade de falar sobre seus filhos, eles se ressentem do afastamento das pessoas de sua convivência. Em um dos relatos, um pai enlutado fala desse comportamento social:

> Foi uma das coisas mais ridículas que vivi na vida, eu estava na rua e vinha essa moça na minha direção e vi pelos olhos dela que ela entrou em pânico, ela entrou na farmácia e, aí, entrei, então, era ridículo. Ela fazendo compras, escondendo-se de mim, fiquei encabulado por ela. Ela estava fugindo de mim, como se eu fosse um leproso e não foram poucas essas pessoas.

A ideia de um espaço seguro onde possam falar de suas dores torna-se essencial em sociedades em que a morte ainda é um assunto desconfortável. Os dados da pesquisa de Serpa (2014) revelaram o afastamento de pessoas no processo de luto materno relatado por mães enlutadas. Estas se ressentiam da falta de apoio e manifestaram um sentimento de estigmatização, que fez com que elas próprias se afastassem e se isolassem, provocando, em alguns casos, a intensificação de sentimentos negativos.

Para Harris (2010), os enlutados seriam oprimidos pela sociedade contemporânea ocidental, uma vez que para se adequarem às normas e regras sociais, precisam inibir as manifestações de seus processos de luto. Na maioria dos casos atendidos em ambiente da psicoterapia, as pessoas enlutadas chegam com a percepção de que existiria um modo ideal de vivenciar seus lutos e sentem-se inadequadas por fugirem de um padrão de normalidade imposto socialmente. Como opressão, Harris (2010) define o ato de usar o poder para conceder privilégios a um grupo às custas de desempoderar, marginalizar, silenciar ou subordinar outro grupo. Para a autora, somente a partir da desconstrução das expectativas sociais e culturais sobre as respostas adequadas ou esperadas da experiência do luto é que se consegue obter respostas menos opressoras dos enlutados, assim como o respeito a respostas individuais e espontâneas de cada pessoa diante da perda.

Essa discussão é também feita por Koury (2014) quando, em ampla pesquisa no contexto social brasileiro, aponta a ambiguidade na qual vive a sociedade brasileira em relação à expressão das emoções. A partir do estudo do processo de individualização da sociedade brasileira desde meados da década de 1970, o autor assinala uma transformação vivida pela sociedade no que se refere às relações sociais, quando deixou de ser relacional, em que predominavam atitudes solidárias e o envolvimento da comunidade frente ao fenômeno da perda. Para o autor, é a partir desse olhar sobre a sociabilidade brasileira que as relações sociais no século XXI devem ser pensadas. Essa nova sensibilidade da sociedade brasileira ao lidar com o luto é denominada pelo autor de "cultura emotiva", que se caracteriza pela privatização das emoções, pela impessoalidade das relações sociais, por condutas mais individualistas e mercantis. A indiferença e o anonimato do homem contemporâneo nas relações sociais fazem parte da construção da individualidade no capitalismo. O enfraquecimento da tradição e a quebra do caráter relacional nas relações sociais provocam uma tensão entre o espaço privado e o público. Não mais contando com a família, a religião e a comunidade, o homem passa a contar somente consigo próprio, tornando-se envergonhado das suas emoções e não podendo contaminar o espaço público, no qual se segue uma etiqueta social pautada em valores como competitividade e desempenho.

Em sua pesquisa, Koury (2003) perguntava como deveria ser o comportamento ideal de uma pessoa enlutada. Os resultados apontaram a discrição como o comportamento ideal. Em outra pergunta, sobre qual deveria ser a atitude das pessoas em relação à outra que sofre uma perda, a maioria dos entrevistados respondeu "não importunar", enquanto somente 18,7 % responderam "dar apoio".

Ser discreto, manter a dignidade e o controle das emoções tornaram-se as condutas ideais e esperadas de alguém que participa dos rituais fúnebres e de quem sofre uma perda, como nos aponta Elias (1993) quando aborda as transformações ocorridas no âmbito das relações sociais a partir do processo civilizador. Essa economia das emoções é demonstrada pelas pessoas que comparecem aos rituais, como velório e enterro, sendo aconselhável que deixe o enlutado vivenciar sua perda de forma privada nos dias seguintes. Na impossibilidade de manifestar seu pesar, o enlutado se vê obrigado a elaborar sua dor de forma solitária. O sofrimento causado pelo luto tornou-se um problema para aquele que perdeu um ente querido, favorecendo o processo de fragmentação da esfera de vida social na qual os indivíduos se inserem. Para Rodrigues (1983), aquilo que transforma a morte e o morto em tabu também põe como tabu tudo aquilo que lhes envolve, inclusive os enlutados.

Para Koury (2014), a sociedade brasileira urbana deixou de ser relacional a partir do momento em que não integra mais os rituais e nem o próprio enlutado às malhas sociais, e essa seria a tendência que orienta toda a sociedade ao lidar com a morte. Dessa forma, o fenômeno do luto, processo normal e esperado após a perda de alguém significativo, tende a ser elaborado nos limites da privacidade e vivenciado de forma solitária, cedendo espaços apenas para as manifestações públicas socialmente reguladas. O luto surge para o sujeito na sociedade contemporânea "como consequência de sua subjetivação e falta de expressão no social, e pela ambivalência resultante da vergonha como individuação, reprovação e estranhamento público" (Koury, 2014, p. 35).

Bezerra (2010) aponta o processo de destradicionalização presente nas chamadas sociedades de risco, nas quais o indivíduo não pertence mais a uma malha social e nem está mais inserido em um contexto sociocultural; ele é um ser autônomo e livre para tomar as suas decisões e caminhar em busca de sua felicidade. Para Han (2021), que também discute o cenário contemporâneo no que diz respeito à relação da sociedade com a dor, "ser feliz é a nova fórmula de dominação" (p.26). O autor afirma que vivemos hoje uma algofobia, ou seja, "uma angústia generalizada diante da dor" (p. 9). Como a dor ou o sofrimento são encarados como negativos, eles são evitados a qualquer custo em uma sociedade da positividade. Além disso, em uma sociedade que busca o desempenho dos indivíduos, mais do que a disciplina, a dor não encontra espaço porque o que se exige do sujeito é que esteja motivado e autorrealizado.

A lógica do consumo também atingiu o campo da morte. Em seu artigo, Veras (2015) aponta que, em uma sociedade de consumo, os estilos de morte e estilos de luto também passam a ser vendáveis. A lógica do consumo atinge a subjetividade e as pessoas, pois elas viram mercadorias. Como aponta Sandra Edler (2008), não somos sujeitos de consumo somente nos supermercados, a lógica do *marketing* atravessa nossas vidas todo o tempo. Todos temos de estar adequados ao consumo e, para isso, temos de acompanhar o ritmo e a velocidade da vida. Não podemos ficar para trás! Essa rapidez imposta pelo mundo atropela o tempo subjetivo necessário ao trabalho de luto, um processo que envolve tempo e reclusão (FREUD, 1917).

Nesse contexto, os agentes funerários tornaram-se bastante necessários em uma sociedade que não pode parar e na qual os sujeitos tentam esconder a morte. O espaço de despedida e reunião de familiares e amigos, a preparação do corpo no caixão e a compra de velas e coroas de flores passam a ser de responsabilidade de empresas contratadas. No Brasil, já estão presentes os serviços denominados *funeral homes*, que tiveram sua origem nos Estados Unidos. Sua principal função é assistir a família no momento da perda, possibilitando conforto e privacidade, sendo poupada da tarefa de cuidar de seus mortos, distanciando-se do contato com eles e com a morte em si e assumindo a postura de espectadora. Muitas vezes, razões de ordem higiênica e ausência de condições psicológicas são usadas como justificativas para tal distanciamento (Câmara, 2011).

Os indivíduos enlutados são prejudicados em seus processos de luto porque, em uma sociedade de consumo, se tornam disfuncionais, não sendo bons consumidores, a não ser pela compra de livros de autoajuda e medicamentos. "O potencial para a falta de produtividade e a incapacidade de desempenhar o papel socialmente esperado de consumidor representam uma ameaça à estrutura básica de uma sociedade capitalista" (Harris, 2010, p.246). Para a autora, a dinâmica do consumo da sociedade capitalista impõe aos enlutados comportamentos esperados de acordo com as regras sociais descritas para torná-los consumidores novamente o mais rápido possível. Edler (2008), ao discutir os descaminhos do desejo na cultura do consumo, afirma que na "festa do capitalismo", alguns vão aproveitar a festa até o último minuto, enquanto outros vão ser "barrados no baile" (p. 101).

Em uma sociedade que promove o consumo, pessoas enlutadas significam um desapontamento, uma vez que não conseguem alcançar o patamar da felicidade vendida nos manuais de autoajuda ou pelos serviços especializados que prometem saúde e bem-estar. Tudo que atrapalhe o ritmo do mercado precisa ser "extirpado rapidamente para que não se transforme em obstáculo às conquistas e não venha a depor quanto à imagem do sujeito" (p. 99). Edler (2008) aponta que, em uma sociedade de consumo, vários sujeitos são segregados e condenados a um lugar de exclusão, constituindo o "grupo dos sem-potência" (p. 100).

Segundo Harris (2010), baseada em sua prática clínica, os enlutados, para se tornarem mais socialmente aceitáveis e para neutralizar o potencial de isolamento ou exclusão social por falta de conformidade com as expectativas, tentam mascarar sua dor, encontrando maneiras encobertas de luto que mantenham seu sofrimento fora do olhar público. Em alguns casos, a exigência imposta ao enlutado de retornar o controle da sua vida, atendendo ao mandado do mercado, provoca seu adoecimento e processos de luto são interrompidos e até precipitados. Ao fazê-lo, os indivíduos enlutados internalizam as forças opressoras que são impostas por intermédio das regras sociais de aceitabilidade após a ocorrência de uma perda. Morte e luto significam vulnerabilidade, são sinais de fraqueza. Em um sistema social fundamentado na competição e no consumo, a fraqueza não é tolerável e, portanto, o luto precisa ficar escondido. As narrativas escolhidas pelas pessoas enlutadas são recheadas de códigos e classificações sociais que revelam como se deve morrer e como se deve enlutar na sociedade contemporânea. Sentimentos como vergonha, raiva e tristeza só podem ser manifestados em ambiente especializado, uma vez que não há mais espaço para se conversar sobre a morte e os mortos como antes.

É preciso compreender o luto como um fenômeno moldado socialmente, caso contrário, nós o reduziríamos ao aspecto psicológico. O viés psicologizante sobre o luto tem como consequência a construção de um paradigma de estudo privado da subjetividade que produz implicações sociais, como o policiamento, a medicalização e a disciplinarização da experiência da perda (WALTER, 2000; VALENTINE, 2006). O luto pautado na privacidade e na solidão íntima torna os relacionamentos sociais e os rituais pouco significativos enquanto práticas que favoreçam uma promoção da elaboração do mesmo. Nesse sentido, o luto na contemporaneidade passa a ser da ordem dos sentimentos privados e inacessíveis à maioria das pessoas, mesmo as mais familiares (Koury, 2003; Luna & Moré, 2013).

Observa-se, no cenário atual, o aparecimento de novos rituais, na tentativa de trazer o luto para a esfera pública, anunciando para a sociedade que aquela perda aconteceu. Pinho (2015) aponta três deles: as tatuagens *in memoriam*; a criação do perfil da pessoa morta (*dead profiles*) em redes sociais virtuais; e os tributos prestados espontaneamente em espaços públicos, tal como a *ghost bike* (bicicleta fantasma). Este último se caracteriza por colocar uma bicicleta branca no local onde um ciclista foi morto por um veículo motorizado e representa um memorial, deixando mensagem para os motoristas que passam por ali. Na maioria dos casos, uma placa é presa à bicicleta, com o nome do ciclista morto e a data da morte. Santino (2006) denomina "altares espontâneos" os memoriais construídos nas cidades para marcar os locais das mortes. Eles sinalizam a separação entre a dor privada, sentida pela pessoa enlutada, e o sentimento de luto coletivo; entre memória individual e memória coletiva; entre público e privado. Por meio dos altares, o pesar pela perda de uma pessoa querida torna-se público. Frequentemente, são colocadas cruzes, velas ou flores nos locais onde acidentes automobilísticos ocorreram. Além de fazerem homenagem, eles têm a função de mostrar que essas mortes poderiam ter sido evitadas (Grisales, 2014). Walter (2008) denomina "enlutamento público" as vivências coletivas que, por meio de ações dirigidas à comunidade, por exemplo, a construção de altares públicos nas estradas rodoviárias em que ocorreram as mortes, manifestam publicamente as circunstâncias violentas daquelas mortes que poderiam ter sido evitadas.

Em vez de pensar somente nas reações emocionais e nas consequências na vida dos enlutados após a perda de pessoas queridas, no sentido da reconstrução de suas identidades, a psicologia aliada às ciências sociais passa a compreender a forma como a cultura atravessa as vidas dos sujeitos e molda suas atitudes, muitas vezes gerando mais sofrimento e fazendo com que aquele que sofre chegue aos consultórios de psicoterapia cobertos por uma angústia muitas vezes inominável. Em muitos desses casos, os enlutados, agora vistos como doentes, são medicados e, mais uma vez, seu pesar é silenciado. Nesse cenário, segundo Bezerra (2010), alguns saberes como a psicologia e a psiquiatria acabam produzindo discursos que refletem a dinâmica normativa e reproduzem o discurso dominante que organiza a compreensão do sofrimento e as formas de agir sobre ele, classificando o sofrimento como desnecessário e até mesmo patológico.

Considerações Finais

Ao levarmos em conta as expectativas sociais e culturais no contexto dos estudos do luto, ou seja, as expectativas que a sociedade impõe aos enlutados de como devem enlutar-se, tendemos a compreender melhor o fenômeno do luto, contribuindo para diminuir o estigma sobre o fenômeno e a opressão sentida e relatada pelas pessoas enlutadas, causada pelas restrições sociais que têm o potencial de suprimir as respostas adaptativas ao luto. No campo acadêmico, o luto é frequentemente considerado uma área específica, porém a morte é universal a todos. Principalmente, nos últimos 2 anos, quando vivemos a pandemia da covid-19, confrontamo-nos com a realidade da morte e do luto bem de perto. Pesquisadores em geral das áreas das ciências humanas, sociais, médicas, entre outros, têm dedicado bastante atenção à área, estendendo os estudos a temas como envelhecimento, família, cuidados paliativos etc. Ou seja, o luto pertence a todo um campo multidisciplinar. Nesse contexto, um espaço para pesquisa crítica e informada que fomente a discussão e o debate sobre o fenômeno do luto torna-se mais necessário do que nunca. É importante que essa discussão englobe todos os serviços e organizações envolvidos no apoio às pessoas enlutadas, como psicólogos, conselheiros, voluntários, agentes funerários, assistentes sociais, entre tantos outros, uma vez que o luto não pertence a nenhum setor específico.

Referências

Ariès P. (1977/2012). História da morte no ocidente. Rio de Janeiro: Livraria Saraiva de bolso.

Bauman Z. (2001). Modernidade líquida. Rio de Janeiro: Jorge Zahar Editor.

Bezerra, B. (2010). A psiquiatria e a gestão tecnológica do bem-estar. In FILHO, J.F. (org). Ser feliz hoje. Reflexões sobre o imperativo da felicidade. Rio de Janeiro, p. 213-226.

Câmara CMC. (2011). Os agentes funerários e a morte: o cuidado presente diante da vida ausente. Dissertação de mestrado não publicada, Programa de Pós-Graduação em Psicologia, Universidade Federal do Rio Grande do Norte, Natal. https://repositorio.ufrn.br/jspui/handle/123456789/17485.

Casellato G. (2005). Dor silenciosa ou dor silenciada? Perdas e lutos não reconhecidos por enlutados e sociedade. São Paulo: Livro Pleno.

Doka KJ (2008). Disenfranchised Grief in historical and cultural perspective. In M. Stroebe, R.; Hansson, H.; Schut & W. Stroebe (org.). Handbook of bereavement research and practice advanced in theory and intervention (p. 223-140). Washington: American Psychological Association.

Edler S (2008). Luto e melancolia. À sombra do espetáculo. Rio de Janeiro: Civilização Brasileira.

Elias N. (2001). A solidão dos moribundos. Rio de Janeiro: Fiocruz.

Franqueira A. (2017). À flor da pele. Entre ritos e sentidos do luto parental. Tese de doutorado. PUC-Rio, Rio de Janeiro.

Freud S. (1917). Luto e melancolia. In: Obras completas de Sigmund Freud. Rio de Janeiro: Imago, 1974.

Giddens A. (1991). As consequências da modernidade. 2. ed. São Paulo: Editora UNESP.

Giddens A. (1993). A transformação da intimidade. São Paulo: Editora Unesp.

Grisales PA. (2016). Fazer visíveis as perdas. Morte, memória e cultura material. Tempo Social, 28(1), 85-104. http://dx.doi.org/10.11606/0103-2070.ts.2016.106009.

Han B-C (2021). Sociedade paliativista. A dor hoje. Rio de Janeiro: Editora Vozes.

Harris D. (2010). Opression of the bereaved: a critical analysis of grief in western society. Omega, 60(3), 241-253.

Koury MGP. (2003). Sociologia da emoção. Rio de Janeiro: Vozes.

Koury MGP. (2014). O luto no Brasil no final do século XX. *Caderno CRH*, 27(72), 593-612. https://dx.doi.org/10.1590/S0103-49792014000300010.

Lipovietsky G. (2004) Os tempos hipermodernos. São Paulo: Editora Barcarolla.

Luna IJ, Moré CLO. (2013). O modo de enlutamento na contemporaneidade e o aporte do construcionismo social. Nova Perspectiva Sistêmica, 46, 20-35.

Machado RM, Menezes RA. (2018). Gestão emocional do luto na contemporaneidade. Revista Ciências da Sociedade, 2(3), 65-94.

Menezes R. (2004). Em busca da boa morte. Antropologia dos cuidados paliativos. Rio de Janeiro: Editora Garamond.

Pinho MX. (2015). O rito (fúnebre) individual do neurótico em tempos de dessocialização da morte e do luto: uma leitura psicanalítica das tatuagens in memoriam. Tese de doutorado, Programa de Pós-Graduação em Psicologia Social, Pontifícia Universidade Católica de São Paulo, São Paulo. https://tede2.pucsp.br/handle/handle/17124.

RODRIGUES, José Carlos. (1983). Tabu da Morte. Rio de Janeiro: Edições

Rodrigues JC. (1983). O tabu da morte. Rio de Janeiro: Ediçõe Achiamé.

Santino J (2006). Performative commemoratives: Spontaneous shrines and the public memorialization of death. In: Santino J (ed.). *Spontaneous shrines and the public memorialization of death* (p. 5-16). New York: Palgrave Macmillan.

Serpa JFS. (2014). *Stress* e adaptação no processo de luto materno - um estudo exploratório. Dissertação de mestrado. Universidade de Lisboa. http://repositorio.ul.pt/bitstream/10451/18231/1/ulfpie047251_tm.pdf .

Valentine C. (2006). Academic constructions of bereavement. Mortality, 11(1), 57-78. doi: 10.1080/13576270500439274.

Veras L. (2015). Aqui se jaz, aqui se paga. A mercantilização da morte, do morrer e do luto. Curitiba: Appris.

Walter T. (2000) Grief narratives: the role of medicine in the policing of grief. Anthropology & Medicine, 7(1), 97-114. ISSN1364-8470 (print) ISSN1469-2910 (online)/00/010097-18.

Walter T. (2008). The new public mourning. In: Stroebe MR, Hansson H, Schut & W. Stroebe (org.). Handbook of bereavement research and practice advanced in theory and intervention (p. 241-262). Washington: American Psychological Association.

Walter T. (2010). Grief and culture. Bereavement Care, 29(2), 5-9. http://dx.doi.org/10.1080/02682621003707431.

# Capítulo 4

As Mídias Sociais, o Legado Digital, o Morrer e o Luto

A. Nazaré de P. Jacobucci

> Nossa imortalidade está condicionada à nossa gentileza,
> à maneira como tratamos conhecidos e desconhecidos.
>
> Irvin Yalom[1]

---

1 Frase proferida pelo psiquiatra e psicoterapeuta existencial Dr. Irvin Yalom em palestra promovida na School of Life, *online*, em março de 2021.

Neste capítulo, buscarei contextualizar o papel psicopedagógico das plataformas de mídias sociais frente aos temas morte e luto. Inicialmente, apresentarei os conceitos de mídias sociais e de redes sociais com o objetivo de dispor elementos para a sua compreensão. Posteriormente, a abordagem será em torno da explanação sobre um novo conceito denominado "legado digital" que, atualmente, está correlacionado ao uso das plataformas de mídias sociais. Além disso, ao longo do capítulo, tecerei um olhar sobre a interligação entre os dois temas e o processo de luto.

As mídias sociais: novo paradigma de disseminação do conhecimento

Nos dias atuais, em que há uma popularização do acesso à internet e do uso de *smartphones*, pois estes são encontrados em qualquer espaço social, organizacional e educacional e, por meio de um sistema complexo de combinações, programas e algoritmos, um enorme fluxo de informações é compartilhado nos mais diversos formatos por milhões de pessoas ao redor do planeta.

Segundo dados do site Statista (2022), o número total de usuários de internet em todo o mundo até abril de 2022 fora de 5 bilhões e, destes, 4,5 bilhões são usuários de mídias sociais. O Facebook tinha 2,9 bilhões de usuários ativos mensais no 2º trimestre de 2022. O WhatsApp tem aproximadamente 2 bilhões de usuários ativos em mais de 180 países; diariamente, cerca de 65 bilhões de mensagens são enviadas e mais de 2 bilhões de minutos de chamadas por áudio e vídeo são realizadas por meio desse aplicativo. Diante desse contexto cibernético, não há dúvidas de que as mídias sociais alteraram as relações interpessoais, a forma como o indivíduo se relaciona socialmente, como lida com a vida e, consequentemente, com a morte. Lévy (1993) afirma que a interface digital amplia o campo do visível, evidenciando a emergente evolução que diversifica, facilita e transmite as informações de forma instantânea e ampla.

Ao entendermos que a internet atua como uma forma de comunicação ampla e irrestrita, podemos inferir que esse espaço se tornou um lugar em que todos os assuntos podem ser difundidos, discutidos e compartilhados (SCHLIEMANN; ALVES; MATHEUS, 2014). Neste contexto digital, encontram-se as mídias sociais que hoje são importantes canais de informações, interlocução entre escritores e leitores, pesquisa e entretenimento. As mídias sociais possibilitam o compartilhamento de ideologias, valores morais e intelectuais, opiniões e achados científicos entre pessoas de diferentes esferas da sociedade.

Para tanto, faz-se necessário distinguir mídias sociais de redes sociais. Mídias sociais são plataformas *online* utilizadas para divulgar conteúdo ao mesmo tempo em que permitem alguma interação com outras pessoas exatamente como os portais de informação e pesquisa, que têm como objetivo a disseminação de conteúdo, mas abrem espaço para os leitores interagirem por meio de comentários.

Lima (2011) define rede social como uma estrutura social composta por indivíduos e/ou organizações, conectados por um ou vários tipos de relações, que partilham valores, crenças e objetivos comuns. Uma das características fundamentais na definição das redes é a sua abertura e porosidade, possibilitando relacionamentos horizontais e não hierárquicos entre os participantes por meio de mídias sociais como o Facebook, Twitter e LinkedIn. De acordo com Hardagh (2009), as redes sociais demonstram uma necessidade humana anterior à internet. Os desejos de estar junto, compartilhar e colaborar são inatos no homem, apenas foram maximizados pelo advento da internet, com o surgimento de novos espaços de interação social.

Apenas para termos uma ideia do volume de interações realizadas por meio da plataforma mais importante da atualidade, o grupo Meta, alguns números demonstram sua relevância no cotidiano de bilhões de pessoas ao redor do mundo. Segundo a empresa Statista, *o Facebook tinha 2,9 bilhões de usuários*. No último trimestre reportado, a empresa declarou que 4 bilhões de pessoas estavam usando pelo menos um dos produtos do núcleo da empresa (Facebook, WhatsApp ou Instagram) a cada mês.

Nesse contexto das mídias sociais, um blogue se apresenta como uma importante ferramenta entre as mídias disponíveis na *world wide web*[2]. Tecnicamente, *blog* ou blogue, contração do termo *weblogue*[3], significa diário virtual público. Contudo, um blogue é um ambiente virtual em que pequenos blocos de textos – *posts* – são publicados em ordem cronológica. Essa ferramenta comporta textos, imagens, vídeos e *links* e permite que o leitor interaja por meio de comentários públicos. Além disso, os blogues possibilitam de forma veloz a interação entre o autor e os leitores (MARCUSCHI; XAVIER, 2010; VALLI, 2015).

O conteúdo publicado em um blogue de cunho pedagógico pode auxiliar um cidadão esclarecendo dúvidas sobre situações do cotidiano, pois contribui para a melhoria da informação e popularização da ciência. O avanço tecnológico possibilita que a informação, inclusive de conteúdo científico, abarque a sociedade de maneira mais eficiente, facilitando a sua assimilação. Em um blogue, temas relacionados à saúde psíquica e emocional também são abordados, seja pela iniciativa dos produtores de conhecimento, seja por profissionais técnicos ou mesmo por leigos que compartilham suas vivências e experiências (BERTI, 2012; VALLI, 2015). Assim sendo, vem se tornando cada vez mais popular a utilização de blogues para se produzir, divulgar e obter conhecimento de áreas até então reservadas à academia.

Como pesquisadora, observei que há uma diversidade de conteúdos e níveis de informação disponíveis na *web*. Há portais com informações para pacientes com câncer, para pessoas em processo de luto, para pais que tiveram uma perda gestacional, para portadores de doenças crônicas e vários outros temas. No contexto brasileiro, temos o portal Oncoguia, exemplo de um canal *online* interativo e informativo para pessoas com câncer e profissionais da saúde. Ele tem por objetivo auxiliar o paciente com câncer a viver melhor por meio de projetos e ações, de informação de qualidade, educação em saúde, apoio e orientação e defesa de direitos.

O blogue "Perdas e Luto: Educação para a Morte, as Perdas e o Luto", desenhado e administrado por esta autora, tem como intuito fornecer informações sobre as temáticas que abarcam a área da tanatologia, mas também como um espaço para que pessoas em processo de luto possam contar suas histórias e expressar suas dores e angústias neste momento de extrema fragilidade: a morte. Na seção "Histórias", os leitores podem compartilhar suas vivências em relação à morte de um ente querido e, consequentemente, ao processo de luto. Por entender que o espaço para comentários pode ser um facilitador para que o leitor expresse, em um ambiente seguro, suas difíceis vivências e experiências em relação ao luto, e essa possibilidade de expressão, mesmo que anônima, pode colaborar na elaboração do luto. Kovács (1992), afirma que a expressão dos sentimentos é de extrema importância para o desenvolvimento do processo de luto. A vivência da tristeza,

---

2 *World Wide Web* expressão em inglês que literalmente significa "teia mundial de computadores".
3 *Weblogue* expressão em inglês cujo significado é "diário da rede". O termo foi criado em dezembro de 1997 por um americano chamado Jorn Barger.

a expressão de sentimentos, mesmo que seja em um ambiente *online*, e as sensações experimentadas no período do luto são etapas essenciais para uma elaboração saudável da perda (KOVÁCS, 1992; BOWLBY, 2004).

Com efeito, os leitores encontram no blogue um espaço seguro para expressarem e compartilharem a dor e a perplexidade causada pela perda de entes queridos e/ou por outros rompimentos de vínculos significativos em suas vidas. Os comentários permitem que leitores expressem seus sentimentos, angústias e apreensões vivenciados em um processo de luto, assim como suas dúvidas. Pensando na psicologia, que tem como instrumento fundamental de trabalho o discurso falado, a escrita deve ser considerada sob novo ponto de vista. Enquanto a fala é impossível de ser retomada depois de emitida, a escrita permite um cunho mais reflexivo, visto que o registro possibilita a releitura (PASSALACQUA, 2007; VALLI, 2015). Nesse sentido, como um meio de acolhimento e informação baseado nos estudos científicos sobre o luto, ressalta-se que todos os comentários feitos pelos leitores no blogue são devidamente respondidos com informações e orientações para esclarecimento das dúvidas advindas do público em geral a respeito das inquietações suscitadas ao longo do processo de luto.

No âmbito internacional, há milhares de portais, *sites* e blogues que auxiliam profissionais e pessoas a compreenderem a experiência que estão vivenciando. Da Inglaterra, destaco: da "Cruse Bereavement Support", especializado em oferecer apoio, conselhos e informações para crianças, jovens e adultos quando alguém morre. Segundo a última revisão anual, o *website* da "Cruse" recebeu mais de 1.200.000 de visitas em 2020/2021 e ofereceu apoio por e-mail, outra categoria de mídia social, a mais de 38.500 pessoas enlutadas.

Há também um portal muito interessante denominado "My Living Will" que tem como objetivo ajudar indivíduos e profissionais a entender e tomar decisões sobre os cuidados com o fim da vida. A motivação dos envolvidos no desenvolvimento do *website* é ajudar a todos a terem escolha e controle sobre suas vidas no momento de morte. Aprecio muito o trabalho realizado pelo portal "Age UK", que ajuda e apoia pessoas idosas com esclarecimentos e orientações a respeito dessa etapa do ciclo vital. O objetivo é prestar serviços de melhoria de vida e suporte para essa população. O portal compartilha informações sobre saúde e cuidado, bem-estar e direitos. Segundo a última revisão anual, ele fez 205 mil orientações por meio da linha telefônica que disponibilizam para aconselhamento a idosos e seus familiares. Assim como os demais citados, esse portal tem contas no Facebook e Twitter, em que suas postagens são compartilhadas por milhares de pessoas. Podemos observar pelos números o quão as plataformas de mídias sociais estão se consolidando como uma potente ferramenta de disseminação de conteúdos sobre temas importantes para a sociedade, nomeadamente decisões de final de vida, envelhecimento, morte e luto.

Nesse contexto cibernético, há de se destacar os *sites* e blogues criados por indivíduos que vivenciaram perdas significativas e, por meio da escrita, encontraram uma forma de externar as dores experienciadas durante o processo de luto. Nesse sentido, Frizzo et al. (2017) realizaram uma pesquisa sobre a expressão do luto por meio de blogues e identificaram um número significativo de blogues gerenciados por mães que perderam seus filhos e que descobriram no ciberespaço uma forma de validar seus sentimentos, de encontrar ressonância em outras mães que estavam vivenciando o mesmo processo, de vislumbrar uma rede de apoio e de suporte mais abrangente que no *offline* e ter um espaço para eternizar a memória do filho/filha que morreu.

Segundo Ribeiro (2015), a representação da morte nas plataformas virtuais é construída a partir de trocas informativas, experienciais e culturais e, posteriormente, processada nos encontros entre seus membros, possibilitando a circularidade das produções simbólicas da morte, individuais ou grupais, que viabilizam a articulação, em ambiente seguro, a memória do ente querido morto. Alguns blogues utilizam-se de outro recurso, em sua maioria gerenciados por profissionais especializados, que é o de oferecer apoio psicossocial não apenas *online*, mas também presencial àqueles que tiveram perdas significativas em suas vidas. Essa modalidade é oferecida pela rede Apoio a Perdas Irreparáveis (API), uma associação sem fins lucrativos para apoiar pessoas enlutadas. A rede API foi fundada pela psicóloga Gláucia Tavares e seu marido, após a perda de sua filha de 18 anos, e promove encontros mensais entre pessoas enlutadas, mas tem um site de caráter informativo e suportivo no qual milhares de pessoas em fragilidade emocional pela perda de um ente querido podem ler artigos sobre o tema e interagir com outras pessoas por meio dos comentários.

Outra situação que demonstra o quanto a internet está modificando a forma de interação entre indivíduos e a morte são as publicações feitas em plataformas públicas, no entanto de conteúdo privado, como Facebook, Instagram e WhatsApp. Essas plataformas, atualmente, são utilizadas para comunicar a morte de uma pessoa, informar os detalhes do funeral, manifestar condolências aos familiares e amigos e prestar homenagem ao ente querido. Em um estudo realizado por pesquisadoras da área da enfermagem sobre a prática do luto no Facebook, em que foram analisados 195 comentários postados na mídia social, as autoras revelam que:

> As novas tecnologias e práticas interacionais podem contribuir para uma mudança na maneira da sociedade lidar com a morte e com a pessoa enlutada. Neste estudo, as interações que ocorreram com os comentários no perfil do falecido, direcionadas a ele, ao público, aos familiares e pelos familiares, nos fazem pensar que as redes sociais podem transformar o luto de um espaço privado para um espaço público. (BOUSSO et al., 2012, p. 9)

A pesquisa também ilustrou como os amigos comunicavam e compartilhavam na plataforma Facebook a morte de um amigo pertencente às suas redes sociais. Os amigos do usuário morto, ao longo de 1 mês após a data da morte, postaram diversos conteúdos relacionados à sua relação com o indivíduo que morrera, reações emocionais, sentimentais e cognitivas específicas à morte, bem como sua experiência de vida e de luto. As pesquisadoras observaram que: "ao longo do primeiro mês, as postagens tornaram-se menos frequentes e com menos reações emocionais" (BOUSSO et al., 2012, p. 6).

Segundo Wright (2014), fica evidente que, na era digital, a nossa experiência cultural da morte mudou e foi ampliada. Novas formas de comunicação *online* por meio de redes sociais modificaram a experiência do luto frente às práticas tradicionais, permitindo a formação de novos rituais em torno da morte que se estendem para além dos tradicionais rituais, locais de funerais e velórios.

Diante do exposto, podemos constatar que uma plataforma *online*, como um blogue, pode auxiliar uma pessoa enlutada a expressar as dores do seu processo de luto de forma livre, mas também pode oferecer um espaço educativo e que têm contribuído com os estudos da tanatologia e, principalmente, colaborado para a quebra do silêncio que cerca o atual tabu da sociedade moderna: a morte.

As mídias sociais e a herança digital

Como podemos observar, a internet foi um marco na história recente da humanidade. Nos dias atuais, é impossível imaginar a vida cotidiana sem um telefone móvel, sem uma rede de *WiFi*, sem as mídias sociais, sem os serviços de armazenamento de documentos e memórias e, consequentemente, sem os diversos aplicativos instalados em milhões de *smartphones*. Cabe ressaltar que, ao criar uma conta *online* em uma plataforma de serviço digital, o indivíduo está constituindo um bem digital.

Nesse sentido, o modo como as pessoas têm armazenado bens que antes eram guardados pelo meio físico – fotos, vídeos, escritos, letras de músicas, contas bancárias (internet *banking*) – está se modificando. Hoje, esses bens são armazenados em meio digital, seja no disco rígido do seu computador pessoal, seja em um serviço de armazenamento em nuvem – modo de armazenagem em servidores compartilhados e interligados pela internet (ALMEIDA, 2019).

Todo esse acervo de informações e memórias do indivíduo, armazenadas em uma nuvem digital, faz parte de seu patrimônio *online*. Esse patrimônio, pós-morte, constitui-se em seu legado digital. Esse legado compreende uma combinação de valores monetário, pessoal e sentimental. Segundo Crocker e McLeod (2019), o legado digital é uma extensão moderna dos rastros de uma vida *online* que o indivíduo deixa após a sua morte, um "museu de si mesmo". Carrol e Romano (2011) descrevem legado digital como uma soma dos ativos digitais e, à medida que a mudança para o digital continua , esses ativos deixados para trás se tornam uma parte significativa do patrimônio geral do indivíduo. Com o advento da internet e com uma sociedade cada vez mais interligada por redes de computadores, observa-se que todos os usuários de plataformas provedoras de mídias estão deixando uma série de bens digitais, constituídos ao longo de uma vida, sem destinação após sua morte.

Atualmente, há uma importante discussão em torno das implicações do destino desse legado digital que tem despertado o interesse de vários pesquisadores e de empresas especializadas em digitalizar memórias. No entanto, o tema é novo em muitos contextos culturais e os princípios técnicos e legais que norteiam as informações relativas ao assunto carecem definição clara. Outra implicação é o fato de a morte ser, hoje, um assunto intimidativo, por vezes aterrorizante (JACOBUCCI, 2021).

Para Carrol e Romano (2011 apud Jacobucci, 2021), a sociedade moderna precisa colocar em pauta a discussão sobre o tema:

> A discussão sobre o destino que cada sujeito quer designar para seu o legado digital se faz cada vez mais necessária. Pois as pessoas possuem uma infinidade de dados, muito mais do que elas possam imaginar, que podem se perder no ciberespaço após a sua morte. Entendemos, hoje, que o momento da morte física não representa o fim da vida digital de uma pessoa, já que seus ativos digitais continuam ativados de alguma maneira. A conta de e-mail continuará a receber correspondências diárias e poderá acumular informações por anos e anos sem que ninguém as acesse. (2021, p. 79)

Com efeito, aqui temos um dos pontos centrais da discussão sobre legado digital: quem administrará a herança digital de um ente querido usuário de plataformas de mídias sociais após a sua morte? Essa pergunta é fruto da alta midiatização e da tecnologização da sociedade na atualidade. Afirmo que a resposta não é tarefa fácil. A administração de um legado digital perpassa diversas áreas, por exemplo, direito sucessório de bens e, claro, a questão psicoemocional de se administrar as memórias pessoais deixadas pelo ente querido. A decisão do que fazer com contas de algumas mídias, tais como Facebook, Instagram e WhatsApp, pode ser muito difícil em um momento de extrema fragilidade humana: o processo de luto.

Nesse sentido, Maciel e Pereira (2014) recomendam que os usuários de serviços *online* deveriam ser incentivados a fazer suas diretivas antecipadas de vontade para seus bens digitais. Os autores advertem que as pessoas poderiam, em suas diretivas, por exemplo, atribuir poder de senha a terceiros, em vida ou em testamento, declarando o desejo da interação póstuma. Na atualidade, a maioria das plataformas de mídias tem uma política sobre o desejo do usuário pós-morte. É possível, inclusive, manifestar o próprio desejo ainda em vida diretamente na plataforma, por exemplo, o Facebook oferece a possibilidade de o usuário escolher um herdeiro digital que executará o seu desejo para aquela conta: exclusão do acervo ou transformação em memorial.

Como podemos observar, a questão do destino e da administração do legado digital de um indivíduo tem singular relevância na atualidade. Como pesquisadora dessa área, reafirmo que seria interessante que o próprio sujeito decidisse sobre o destino de seu legado digital e que essa decisão não fosse delegada à família . A execução dessa tarefa pode se tornar difícil em um período de imensa fragilidade (JACOBUCCI, 2021). Segundo Wright (2014), herdar um legado digital de um ente querido também pode complicar a experiência do processo de luto. A forma como esse herdeiro recebe uma herança digital e as questões resultantes em torno do que fazer com os ativos digitais que foram deixados para ele administrar podem ser aterrorizantes e acarretar uma acentuada desorganização psíquica.

Outro ponto que carece de especial atenção são as senhas de *login* das contas *online*, pois não ter acesso a elas pode ser um momento gerador de estresse para a pessoa enlutada e poderá influenciar na regulação de sua ansiedade frente a esse momento. Segundo Almeida (2019), muitos dos serviços financeiros, bancos e cartões de crédito incentivam seus clientes a manterem toda a documentação *online*, até mesmos os extratos mensais via *e-mail*. Dessa forma, em caso de morte do cliente, será essencial que o herdeiro tenha meios de acesso a esses documentos, que, em inúmeros casos, se referem a despesas de toda a família e não só às da pessoa que morreu. Há outros cenários em que ter as senhas de acesso podem ser de grande valia para a pessoa enlutada, destacadamente: acesso aos perfis em redes sociais; exclusão e/ou manutenção de contas em plataformas de mídias sociais, contas em jogos virtuais; comercialização de *e-books*; arquivo de músicas e filmes.

Dessa forma, fica claro que as questões emergentes em torno do contexto do legado digital e as preocupações com a privacidade e o desejo do ente querido que morreu são experiências que colocam a pessoa enlutada frente a uma nova realidade cibernética complexa. Além disso, atualmente não existem estruturas legais coesas para simplificar as políticas de conta de usuário falecido. O futuro da gestão do patrimônio digital só agora está a ser tratado e pode beneficiar a elaboração de leis uniformes para simplificar o processo de sucessão de bens digitais (WRIGHT, 2014).

Neste contexto cibernético, fica claro que nossa compreensão cultural da morte e do processo de luto mediada pela internet e por tecnologias de comunicação foi ampliada, complicada e constitui-se irreversível.

Considerações finais

O acesso à internet cresce incessantemente e ela é considerada a primeira fonte de informação, inclusive sobre saúde. Este capítulo buscou demonstrar a relevância das plataformas de mídias sociais como fonte de divulgação de informação, discussão e reflexão sobre temas relevantes, como a morte e o luto – e sua contribuição para o esclarecimento dos temas, de forma clara, objetiva e ética, não apenas para os profissionais da saúde, mas também, para o público leigo.

Por meio da análise de blogues descritos, foi possível observar que o seu uso como recurso pedagógico é eficaz, podendo ser utilizados como recurso didático para abordar a temática da morte, do morrer e do luto por profissionais e por alunos. Os blogues e *sites* estão, por meio das postagens, gerando conhecimento, discutindo conteúdo de relevância para a sociedade e compartilhando saberes e experiências.

Entendo que blogues estão contribuindo, de forma informativa e interativa, diferentemente das práticas tradicionais, para o confronto direto com as questões que permeiam a morte e o luto. Eles vêm se consolidando em duas esferas – como um espaço informativo e educativo e como um espaço de validação do processo de luto, pois os enlutados podem expressar suas dores e vivências sem críticas. Nesse sentido, evidencia-se a relevância que os blogues e demais mídias sociais exercem hoje no campo da tanatologia.

No entanto, devemos ressaltar que, ao realizar esse mapeamento, ficou evidente a necessidade de aprofundar e realizar novas pesquisas que envolvam o universo virtual, que abordam assuntos que tangem à tanatologia, principalmente no que se refere a avaliar a qualidade das informações disponíveis na internet, a forma como são apresentadas, assim como se respondem às demandas dos usuários.

Também nos foi possível adentrar, mesmo que de forma compacta, ao tema do legado digital. Um assunto novo, porém, que carece de uma discussão imediata visto que a sociedade atual está cada vez mais tecnológica e midiatizada. Estamos nos tornando cada vez mais indivíduos virtuais do que presenciais; por isso, a importância de se questionar e ampliar a discussão sobre o destino do legado digital de nossos entes queridos e, claro, sobre o nosso próprio legado.

Pesquisar, questionar, discutir e refletir sobre o tema legado digital é instigante e, ao mesmo tempo, impactante. A alta tecnologia que avança a passos largos a cada instante está, de certa forma, acalentando um antigo desejo humano de se tornar imortal. Esse desejo é tão intenso que não importa que essa imortalidade aconteça dentro de uma nuvem digital por meio, inclusive, de avatares, e isso é inquietante. Afinal, não existe nada mais tão humano quanto a nossa condição de seres mortais.

Referências

Age UK. Disponível em: <https://www.ageuk.org.uk/>. Acesso em: 15 jul. 2022.

Almeida JE. Testamento digital: como se dá a sucessão dos bens digitais [Arquivo PDF]. Porto Alegre: Editora Fi, 2019. 210 p.

Alves IB, Schliemann AL, Matheus NM. Pode a internet ajudar na elaboração do luto? In: Franklin SS, Schiliemann AL, Solano JPC (org.). Tratado brasileiro sobre perdas e luto. São Paulo: Atheneu, 2014, p. 199-205.

APOIO A PERDAS IRREPARÁVEIS [API]. Disponível em: <https://redeapi.org.br/>. Acesso em: 22 jul. 2022.

Berti FR. Comunicação científica em blogues: convergências e divergências nas visões do pesquisador e da sociedade – relato de caso. Tese (Doutorado Educação em Ciências). 2012. Universidade Federal do Rio Grande do Sul, Porto Alegre, 2012. Disponível em:
< https://lume.ufrgs.br/handle/10183/72059>. Acesso em: 14 jul. 2022.

BLOG PERDAS E LUTO: EDUCAÇÃO PARA A MORTE, AS PERDAS E O LUTO. Disponível em: <https://perdaseluto.com/>. Acesso em: 22 jul. 2022.

Bousso RS; et al. A prática do luto interativo no Facebook. Simpósio em tecnologias digitais e sociabilidade. Práticas interacionais em rede. Salvador, p. 1-15, out. 2012. Disponível em: <http://gitsufba.net/anais/wpcontent/uploads/2013/09/n1_luto_44924.pdf>. Acesso em: 22 jul. 2022.

Bowlby J. Apego e Perda. Vol.3. Perda: tristeza e depressão. São Paulo: Martins Fontes, 2004. 540 p.

Carrol E, Romano J. Your digital afterlife: when Facebook, Flickr and Twitter are your estate, what's your legacy? Berkeley: New Riders; 2011. 203 p.

Crocker A, Mcleod V. Digital legacy plan: a guide to the personal and practical elements of your digital life before you die. USA / Canada: International Self-Counsel Press Ltd; 2019. 144 p.

CRUSE BEREAVEMENT SUPPORT. Cruse Annual Review 2020/2021. Disponível em: <https://www.cruse.org.uk/wpcontent/uploads/2022/02/J0504Cruse_Finance_Report_2022.pdf>. Acesso em: 15 jul. 2022.

Frizzo HCF; et al. Mães enlutadas: criação de blogs temáticos sobre a perda de um filho. Acta Paulista de Enfermagem, São Paulo, v. 30, n. 2, p. 116-121, mar/abr. 2017. Disponível em: <https://www.scielo.br/j/ape/a/yGkgshwyhfQvkTzBGHKzWWM/?lang=pt#>. Acesso em: 22 jul. 2022.

Hardagh CC. Redes sociais virtuais: uma proposta de escola expandida. 2009. Tese (Doutorado em Educação). Universidade Católica de São Paulo, São Paulo, 2009.

INSTITUTO ONCOGUIA. Disponível em: <http://www.oncoguia.org.br/>. Acesso em: 15 jul. 2022.

Jacobucci ANP. Legado digital: o viver e o morrer numa nuvem digital. In: Kreuz G, Netto JVG (org.). Múltiplos olhares sobre a morte e luto: aspectos teóricos e práticos. curitiba: crv, 2021, p. 77-83.

Kovács MJ. Morte e desenvolvimento humano. São Paulo: Casa do Psicólogo, 1992. 253 p.

Lévy P. As tecnologias da inteligência: o futuro do pensamento na era da informática. Tradução: Carlos Irineu da Costa. São Paulo: Editora 34, 1993. 208 p.

Lima LCC. Análise das práticas docentes de planejamento e mediação em redes sociais no ensino médio. 2011. Dissertação (Mestrado em Ciências da Computação). Programa de Pós-Graduação em Ciência da Computação, Universidade Federal de Pernambuco, Pernambuco, 2011.

Maciel C. Peteira VC. A morte como parte da vida digital: uma agenda

de pesquisa em IHC [Arquivo PDF]. In: IHC'14 Brazilian Symposium on Human Factors in Computing Systems. Paraná: Foz do Iguaçu, 2014. p. 441-444.

Marcuschi LA, Xavier AC (org.). Hipertexto e gêneros digitais – novas formas de construção do sentido. 3. ed. São Paulo: Editora Cortez, 2010. 240 p.

MY LIVING WILL. Disponível em: <https://www.mylivingwill.org.uk/home>. Acesso: 15 jul. 2022.

Passalacqua CIL. Um estudo sobre as propriedades da escrita enquanto instrumento de expressão do indivíduo. Anais do SETA-ISSN 1981-9153, v. 1, 2007.

Ribeiro RR. A morte midiatizada: como as redes sociais atualizam a experiência do fim da vida. Niteroi: Eduff – Editora da Universidade Federal Fluminense; 2015. 223 p.

STATISTA. Number of monthly active Facebook users worldwide as of 2nd quarter 2022 (in millions) [Online]. 2022. Disponível em: <https://www.statista.com/statistics/264810/number-of-monthly-active-facebook-users-worldwide/#:~:text=How%20many%20users%20does%20Facebook,used%20online%20social%20network%20worldwide.>. Acesso em: 10 ago. 2022.

Valli GP. Blogues escolar como estratégia de educação em saúde. 2015. Dissertação (Mestrado em Enfermagem). Programa de Pós-Graduação em Enfermagem, Universidade Federal do Rio Grande do Sul, Porto Alegre, 2015.

Wright N. Death and the internet: the implications of the digital afterlife. First Monday [online]. v. 19, n. 6, Jun. 2014. Disponível em: <https://firstmonday.org/ojs/index.php/fm/article/view/4998/4088>. Acesso: 10 ago. 2022.

Os *settings* de atuação

PARTE 2

Capítulo 5

Especificidades do óbito perinatal e o luto possível

Helena Carneiro Aguiar

A incidência de famílias que convivem com a experiência de morte perinatal é mundialmente muito expressiva e, no Brasil, esta é considerada um problema de saúde pública. O Ministério da Saúde (2009) define a mortalidade perinatal como os óbitos ocorridos entre a 22ª semana de gestação e o 6º dia completo de vida após o nascimento. Portanto, quando falamos em óbitos perinatais, englobamos a mortalidade fetal e a neonatal precoce (até o 6º dia de vida). O Brasil tem uma taxa de mortalidade perinatal de 15,5% de nascimentos totais (**NOBREGA**, 2018). Acreditamos que esses dados sejam ainda mais inquietantes se considerarmos que, certamente, há uma elevada subnotificação dos óbitos, especialmente dos óbitos fetais.

Há alguns anos, estamos presenciando a saída lenta da morte perinatal dos assuntos evitados e considerados tabus. Pouco se falava das mortes durante a gestação, parto ou primeiros dias de vida do bebê. A morte, especialmente quando ocorre na ordem considerada "invertida", na qual os filhos morrem antes dos pais, continua sendo um assunto de dificílima abordagem em nossa cultura. No entanto, estamos avançando nas reflexões sobre a morte no início da vida e, gradativamente, chegamos a considerações mais profundas sobre as especificidades e o impacto dessa perda precoce. Precisamos pensar e olhar para essas mortes, refletir sobre o lugar que esse bebê que não nasceu, ou viveu muito pouco, já ocupava no simbolismo de seus familiares, refletir sobre o que auxilia e o que dificulta a entrada no trabalho de luto. Sabemos que o luto perinatal é complexo, com múltiplo impacto na vida das pessoas envolvidas.

Neste capítulo, buscaremos dividir com o leitor considerações teóricas e experiências da prática clínica com famílias enlutadas, compreendendo que, dadas as sutilezas envolvidas nessa perda, o luto perinatal tem um elevado potencial traumático. A conduta do profissional de saúde que acompanha o óbito perinatal poderá dificultar a entrada no trabalho de luto e tornar essa vivência ainda mais dolorosa e traumática. Precisamos, portanto, aprofundar nosso conhecimento sobre luto perinatal para que possamos oferecer suporte e acompanhamento a essas famílias cada vez mais apropriado, acolhendo a singularidade de cada história.

Uma perda enigmática

O atravessamento da morte nos primeiros momentos da maternidade suscita uma série de questões. A aproximação de polos supostamente antagônicos como o nascimento e a morte provoca em todos os envolvidos uma vivência diferente de pesar. Que lugar esse bebê, cuja existência se deu apenas no ventre materno ou em poucos dias após o nascimento, passará a ocupar na história familiar? Como será a representação dessa perda para os pais? Pensando em responder a essas questões somos levados a refletir sobre as especificidades do luto perinatal.

Antes mesmo da fecundação, a partir do desejo pelo filho, já começam a ser traçados remanejamentos psíquicos e modificações subjetivas nos pais. O longo percurso de se tornar pai e mãe se inicia, como sabemos, bem antes do nascimento do filho. A partir de suas próprias histórias pessoais, iniciarão seu percurso em direção à parentalidade. A morte interrompe esse processo de forma abrupta. Mas o que o bebê já era nesse momento? O que de fato se perde? Questionamo-nos, assim, sobre o momento a partir do qual é possível supor que os pais conseguiram construir, em seu psiquismo, a representação do seu bebê como sujeito, um objeto externo e distinto deles.

O que é perdido nesse bebê/feto que morre é algo ainda muito enigmático. Perde-se um bebê que comporta partes bastante familiares, mas também elementos completamente desconhecidos. O óbito perinatal ocorre justamente no momento em que estão sendo traçadas as primeiras formas de relacionamento entre a mãe e o bebê, momento de oscilação de dimensões de indiferenciação e de diferenciação (AGUIAR; ZORNIG, 2016).

O acompanhamento de gestantes permite observar uma construção progressiva, preparatória e antecipatória do reconhecimento da alteridade do bebê (ARAGÃO, 2012). Um longo e contínuo trabalho psíquico é necessário para que o bebê por vir seja reconhecido enquanto um objeto externo. Assim, a gestação constitui um tempo de preparação para relação objetal, que deve possibilitar a construção de um espaço para o bebê no psiquismo dos pais. Em cada história, em cada família que acompanhamos, o bebê morto terá um lugar específico, normalmente situado entre um narcisismo extremo e o reconhecimento do feto como um objeto externo. O luto nesse momento convoca, então, um trabalho psíquico complexo que deverá ser, ao mesmo tempo, narcísico e objetal e, portanto, envolve fazer um luto de uma parte de si mesmo (SOUBIEUX, 2015).

Enquanto ainda não há, no psiquismo dos pais, o reconhecimento da alteridade do bebê, ele é sentido de forma narcísica pelos pais, não há um espaço para ele como uma representação separada. Assim, perdê-lo nesse momento seria perder uma parte de si mesmo, de projetos e sonhos projetados naquele bebê. Klaus e Kennel (1992) comparam a perda perinatal a uma amputação ou à perda de uma função do corpo, na medida em que o bebê permanece como parte do *self* dos pais. Dessa forma, exigiria uma readaptação na própria imagem e na forma de viver, podendo levá-los a pensar em si próprios como seres imperfeitos. Em nossa prática clínica, é muito recorrente ouvirmos os pais, especialmente as mães, falando de si mesmos com muita rigidez, desqualificando-se por não terem sido capazes de fazer nascer um filho saudável.

A ambivalência está presente durante todo o tempo da gravidez, mas o nascimento sem problema tranquiliza a mãe e a gratifica com um bebê saudável (MATHELIN, 1999). Diferentemente, quando o bebê morre, a mãe não encontra nada que lhe conforte e que lhe mostre que seus sentimentos hostis não prejudicaram seu filho. Pelo contrário, a realidade parece realçar seus medos e fantasias, aumentando desmedidamente o sentimento de culpa. Durante a gravidez, a mãe revisita o seu próprio primeiro capítulo da vida e revive esse período inquietante (MISSONIER, 2015). Ela será lançada às suas identificações com a criança que foi, angústias edipiana e de abandono estarão presentes, sem que haja a compensação vinda da vinculação com o filho e da afirmação da capacidade de procriação.

O lugar e o tempo da morte

O nascimento de um bebê já configura um momento de crise e exige a necessidade de trabalhar alguns lutos. Soubieux e Caillaud (2015) indicam que a morte e a passagem por um terrível momento de crise e perturbação da identidade multiplicam ao infinito os efeitos conhecidos do pós-parto, configurando um verdadeiro traumatismo.

O luto precisará ocorrer em um momento em que todos os pontos de referência estão alterados; os antigos conflitos, revividos; e os investimentos narcísicos, presentes. Muitos movimentos psíquicos são iniciados na gravidez e a morte prematura lançará os pais em um grande conflito e instalará "uma crise dentro de uma crise" (SOUBIEUX, 2018).

Outra especificidade a ser fortemente considerada quando pensamos sobre o óbito perinatal é a que se refere a uma morte que ocorre no corpo da mulher. Mesmo que a morte tenha acontecido após o nascimento do bebê, ela afeta as mulheres em seu corpo. Este se modifica, deixando marcas da passagem do bebê e da morte encrustadas em sua própria pele. A gravidez é uma experiência sensorial inédita para as mulheres e, na morte perinatal, o corpo da mulher é posto à prova. É dentro dele que a morte acontece e a mulher vai carregar os vestígios em si, sem que haja um filho para a compensar (SHULZ et al, 2015).

O corpo da mulher que se preparava para receber o bebê está modificado, os seios aumentaram no preparo para amamentação, o útero cresceu modificando não só o centro de gravidade do seu corpo, mas toda sua imagem. Uma grande variação hormonal está presente, provocando uma série de alterações físicas e emocionais e, dependendo da via de parto, a mulher carregará uma cicatriz permanente. A forma como a mulher significará essas marcas será fundamental para sua saúde emocional.

Soubieux (2018) pontua que essa morte vivida no seu corpo remete às lembranças do corpo dessa mãe com a própria mãe em seus aspectos mais arcaicos e originais. A autora fala se tratar mesmo de um luto físico, de uma perda intimamente ligada ao corpo da mãe, que traz de volta a questão materna e da feminilidade.

> A mãe é levada de volta ao laço com sua própria mãe, às lembranças que teceram sua vida de mulher, sua vida sexual, mas também aos traços indizíveis e não representados que ligam cada uma à sua própria mãe e da época em que ela era um bebê. (SOUBIEUX, 2018, p. 24)

A referida autora, psicanalista perinatal francesa, diz que, ao acompanhar diversas famílias durante muitos anos, percebeu que a clínica da perinatalidade tem o arcaico sempre à espreita e, às vezes, esse originário reaparece com violência. Como resultado de sua natureza traumática, o luto, nessa fase, pode reacender outros traumas não elaborados (SOUBIEUX, 2018).

As mães com filhos mortos vivem o que Brun (2018) chama de "situações-limites e extremas da subjetividade" e convoca a escuta dos fantasmas originários, as primeiras experiências infantis, fazendo alusão a essa clínica do arcaico. A autora reflete sobre a importância de se considerar as impressões sensoriais para que se possa pensar em uma evolução até o registro das representações. Ou seja, para trabalharmos com essas mulheres, precisamos observar seu corpo, sua motricidade, suas expressões faciais, tom de voz, sensações muitas vezes não nomeadas para que, aos poucos, possamos ajudá-las a encontrar palavras.

Sempre há um trabalho de luto?

Freud (1917) afirma que o processo de luto é uma das reações possíveis diante da perda de um objeto de amor. É um processo, um trabalho psíquico cujas funções são a elaboração e a assimilação psíquica da perda para possibilitar a separação do objeto perdido e o reinvestimento em um novo objeto. O trabalho de luto pode não se instaurar após a perda, outras saídas menos saudáveis podem ser acionadas. Freud (1917) aponta a melancolia como outra reação possível diante da perda de um objeto valoroso. Luto e melancolia apresentam similaridades, mas a melancolia está relacionada a uma perda objetal desconhecida, que não é localizável como no luto. No luto, é o mundo exterior que perde o interesse, na melancolia é o próprio eu (FREUD, 1917). O melancólico apresenta grande empobrecimento do eu, tem sua autoestima muito afetada.

A ferida narcísica configurada pela morte do bebê pode ser tão profunda a ponto de transformar o bebê perdido em um objeto melancólico. Na melancolia, a perda refere-se ao ego do sujeito, e a libido não se libera para novos investimentos, mas recua para o próprio ego (FREUD, 1917). Assim, a perda do objeto bebê seria transformada em uma perda do próprio eu. Em uma tentativa de não reconhecer a perda, o objeto pode ser incorporado no ego da mãe como uma sombra por intermédio da identificação melancólica. A identificação melancólica se apresenta como um modo de garantir a permanência do vínculo amoroso apesar da perda do objeto (PINHEIRO, 1993).

Ao apontarmos a potencialidade melancólica presente nas mortes perinatais, não pretendemos sobremaneira afirmar que este seja um único desfecho possível. Lembramos que o lugar do bebê morto no psiquismo dos pais é muito específico para cada família. O processo do luto pode ser instaurado e comportará o tempo de conceber que essa vida existiu (para isso, será preciso objetalizar essa perda, como algo externo a si) e deixou de existir (apontando a necessidade de remanejar a energia que ali estava investida). Soubieux (2015) indica que, mesmo quando se instaura o processo de luto, este pode conter um primeiro tempo de identificação melancólica.

Por isso, é muito necessário ajudar as famílias a entenderem o que perderam nessa morte tão prematura. O estatuto confuso do objeto perdido somado ao desconhecimento do que exatamente se perde tende a potencializar o surgimento de quadros melancólicos que sobrecarregarão desmedidamente a vida dos envolvidos. Como, então, podemos ajudar essas famílias? Alguns fatores podem contribuir para a entrada no trabalho de luto, com auxiliar os pais na elaboração da história vivenciada, para que possam se apropriar da perda e compreendê-la melhor, reconhecer seu verdadeiro significado. Muitas perdas estão agrupadas nesse bebê que não vinga. Perde-se um filho imaginado, muitos sonhos, desejos de rivalidade com seus próprios pais, sua fertilidade e sua imortalidade (SOUBIEUX, 2015). Nessa criança que estava sendo esperada, havia muitas representações, projeções e expectativas.

O contato com a dureza do real

O contato com a dureza do real é importante para que os pais possam avançar na compreensão da vivência de perda e atenuar o risco de uma identificação melancólica. Uma morte que não é vista, pensada, narrada não poderá ser inscrita no psiquismo dos pais. Lewis (1979) alerta que uma morte sem um corpo, que tenha sido visto por seus pais, parece irreal. Essa sensação de irrealidade dificulta a entrada no trabalho do luto. Atitudes ainda existentes em hospitais, mas felizmente cada vez mais questionadas, como sedar a mãe ou impedir a presença do pai ou do acompanhante durante uma indução de parto de feto morto, impedem que os pais tenham resquícios de seu bebê para poderem concretizar essa perda. É comum ouvir na clínica, após uma perda perinatal, que "tudo pareceu um pesadelo" ou "parece que não foi real", destacando a abstração que essa morte pode carregar.

Freud (1917/1974) descreve que o trabalho de luto bem-sucedido começa justamente com o que ele chama de "teste de realidade", a constatação de que houve a perda. Só mediante essa constatação é que o indivíduo pode se conscientizar de que esse objeto de amor não existe mais e, portanto, toda libido ali investida deverá ser retirada de suas ligações com esse objeto. A exigência de retirar a libido das ligações com o objeto perdido gera uma grande oposição, que, ao longo do trabalho do luto, será pouco a pouco superada. No célebre artigo *Luto e melancolia*, Freud (1917/1974) explica que cada uma das lembranças nas quais a libido está vinculada ao objeto deverá ser evocada e hipercatexizada e, só então, o desligamento da libido se realizará em relação a cada uma delas. Quando o trabalho de luto se conclui, o ego ficará novamente livre para novos investimentos. Dito isso, podemos inferir como a construção de memórias relacionadas ao bebê será importante.

No óbito perinatal, faltam dados que comprovem a realidade da perda e da própria existência do bebê. Ele não chegou a nascer ou viveu muito pouco e o teste de realidade fica bastante comprometido (AGUIAR; ZORNIG, 2016). Somado a isso, há o fato de o bebê não ter tido sua existência compartilhada com outros familiares e amigos, que acabam, muitas vezes, desacreditando da dor que os pais sentem. A rede social que cerca os pais que sofreram a perda costuma ter dificuldades de compreender a dor que estão sentindo, pois, para essa rede, é como se o bebê nunca tivesse existido. Iaconelli (2007) observa que ocorre uma verdadeira negação do sofrimento dos pais, que ela associa ao funcionamento de um desmentido da perda, podendo ter como consequência uma obstrução da possibilidade de representação. Apesar de alguns avanços, ainda observamos uma tendência a se escamotear o real significado da morte, como se não se tratasse mesmo da morte de um filho. Frases como "melhor ter acontecido agora do que depois de se afeiçoarem mais a ele..." ou "vocês podem ter outro filho..." ainda são ouvidas e reforçam que esse filho perdido poderia ser substituído, o que jamais se falaria a pais que perdessem um filho de outra idade. Essas falas passam mensagens confusas aos pais e aumentam a dificuldade de compreender o que realmente se perdeu, além de lhes deixarem isolados em sua dor. No atendimento clínico com mães enlutadas, é comum estas relatarem que se sentem pressionadas pela sociedade para uma rápida recuperação e retomada das atividades rotineiras.

Acreditamos que essa postura do entorno se dê por dois motivos. O primeiro, como já dito, por realmente não ter convivido com o bebê. Em nossa cultura, frequentemente associamos a intensidade de um vínculo ao tempo de relacionamento (IACONELLI, 2007). O outro motivo parece ser uma tentativa de consolar ou "poupar os pais" de um sofrimento maior. Diante de um óbito dessa natureza, amigos, familiares e até mesmo a equipe de saúde parecem acreditar que podem minimizar o sofrimento dos pais lhes preservando o máximo possível do contato com essa realidade tão dura. Raramente instituições hospitalares oferecem práticas que possibilitem que os pais e familiares possam se expressar e vivenciar livremente os sentimentos de luto. Não se costuma incentivar os pais a verem e pegarem o filho morto no colo, tocá-lo, falarem sobre ele e sobre o que aconteceu. Também observamos ser comum que outros familiares desmanchem o quartinho do bebê e desfaçam-se dos pertences já adquiridos. Dessa forma, os pais são privados da possibilidade de guardar lembranças e traços do seu bebê que poderiam auxiliá-los, posteriormente, na vivência de um trabalho de luto.

Este é um ponto que merece destaque, pois é algo que os profissionais de saúde no hospital podem fazer para auxiliar os pais: ajudá-los a construírem lembranças dos seus filhos, para além das sensações da gestação e fotos de ultrassonografias, e terem contato com o teste de realidade que, por sua vez, implica em uma constatação da concretude do bebê. Após muitos anos acompanhando famílias em unidade de tratamento intensivo (UTI) neonatal e embasadas pela teoria exposta, compreendemos que, por mais doloroso que seja o contato com esse real tão duro, ele é extremamente importante para a posterior entrada no trabalho de luto.

Toda história é completamente singular e a forma de cada família viver a morte de seu bebê será única. Não podemos esquecer que o protagonismo deverá ser sempre da família, ela deverá escolher como quer proceder em relação à morte do bebê. No entanto, poucos são os pais que pensaram sobre a possibilidade da morte do seu filho, e menos ainda são aqueles que têm uma compreensão sobre o que pode ajudá-los nesse momento; estão absortos em suas angústias, na contramão de tudo para que vinham se preparando. Por isso, é importante que, mesmo respeitando sempre suas decisões, possamos orientá-los sobre a relevância desse contato com o real. Como equipe de saúde, devemos oferecer aos pais a oportunidade não só de ver o seu filho morto, mas também de o segurar no colo, vesti-lo, fazer rituais de despedida, oferecer lembranças dele como mechas de cabelo, fotos, pulseiras de identificação, roupinhas, carimbo dos pezinhos e tudo mais que possa servir como evidência da passagem daquele bebê naquela família. Falar sobre o bebê é de grande magnitude, ajudar os pais a estabelecer sua identidade, chamá-lo pelo nome (quando os pais já tiverem escolhido um nome), dar oportunidade de esclarecerem todas as suas dúvidas e inquietações sobre o que aconteceu, ajudar os pais a falarem sobre como estão se sentindo, tudo isso pode influenciar no momento posterior de entrada no trabalho de luto. Os pais sentirão muita tristeza, mas mais facilmente entrarão em contato com a verdade que estão vivenciando e o trabalho de luto poderá ser possível. Importante também oferecer aos pais um lugar reservado para que possam se despedir, no seu tempo, do filho, avaliar a possibilidade de outros familiares participarem desse momento, se assim os pais quiserem. Nada disso deverá ser sugerido aos pais de forma protocolar ou automática, não é só algo a oferecer, mas devemos acompanhá-los nessas decisões e na aplicação. A morte de um bebê esperado e o atendimento contextualizado à história dessa família resultam em mudanças práticas de humanização. Permitir ver o bebê morto e interagir com ele traz o risco de um choque muito doloroso, por isso é necessário preparação e acompanhamento, com senso de apoio (RAPPOPORT, 2018). Logo, a equipe precisa estar capacitada para que possa se envolver de forma positiva. Muitas vezes, para que os pais possam suportar ver seu bebê morto, precisarão de um preparo da equipe, seja por explicações que antecipem a aparência do bebê, seja pelo cuidado com a apresentação do corpinho do bebê aos pais.

Soubieux (2018) afirma que a equipe de saúde no hospital pode ajudar estando presente e acolhendo o sofrimento, o mal-entendido e a raiva. A autora faz uma importante ressalva que dificulta ainda mais a atuação do profissional nesse contexto. Segundo ela, esse é um delicado papel, pois devemos ser capazes de identificar qual o grau de objetivação do feto, ou seja, o que ele representa para essa mulher e para esse casal. Para algumas famílias, independentemente da idade gestacional em que se encontra, o bebê pode não ter um lugar simbólico constituído e impor sua existência e o seu reconhecimento pode ser de grande violência. Nesse ponto, devemos lembrar que o acompanhamento às famílias deve ocorrer sem que deixemos nossos julgamentos ou ideologias pessoais interferirem.

Considerações finais

O não reconhecimento da dor real dos pais, a abstração e a descaracterização de suas perdas e a marca da morte no corpo feminino podem dificultar a inscrição psíquica do evento ocorrido. Mathelin (1999) afirma que o trauma surge na falta de palavras que possam dar sentido ao ocorrido. Por isso, é tão importante que criemos espaços para que esses pais possam entrar em contato com o real, falar dos mortos e da morte em si, de suas marcas e de suas histórias. Soubieux e Caillaud (2015) afirmam que, se soubermos acompanhar essas mães, se as ajudarmos a sobreviver e a redescobrir algo vivo em si mesmas, poderemos nos surpreender muito com sua criatividade psíquica. Quanto mais o feto tiver uma identidade, uma existência, mais facilmente a mãe será capaz de lamentar a perda de um objeto separado dela e poderá fazer um luto pelo objeto.

Podemos pensar preventivamente na importância de acompanharmos gravidezes de risco ou bebês graves em UTI neonatal de forma a construir memórias e já incluir a família ampliada, para que o bebê mais facilmente receba um lugar psíquico nessa família. Quanto menos isolados os pais estiverem, menos custoso será encarar a dureza da realidade e, portanto, poderão viver seu luto. A rede de apoio é extremamente valiosa, na vida ou na morte.

Aprender a viver com a ausência do filho, com esse vazio, é um longo e complexo caminho. Não temos como recorrer a fórmulas gerais, pois realmente não há certo e errado. Rapoport (2018) fala que algumas fórmulas correm o risco de levar à ilusão e à culpa e que devemos deixar o sofredor respirar no seu próprio ritmo. Mesmo que os pais compartilhem suas dores e sejam acolhidos, isso não alivia o vazio e a solidão que se seguirão a esse choque.

Para que possamos acompanhar essas famílias nesse árduo caminho de reconstrução psíquica, é fundamental que seja feito um trabalho, desde o início, multidisciplinar. Ainda nas maternidades, é preciso engajar todos os profissionais no acolhimento diante da morte, para não ser uma função apenas de psicólogos, médicos ou enfermeiros. As reflexões sobre a morte precisam chegar a todos, para que ecoem em ações concretas prestadas às famílias. Precisamos nos preparar não só para receber a vida, mas também para agir diante da morte. Carecemos de trocas de experiências e competências sobre a morte, precisamos tecer rede de apoio e parcerias para melhorar e humanizar o atendimento às famílias que perderam seus bebês.

Por fim, não podemos deixar de mencionar que o profissional de saúde também é afetado em seu âmago, por testemunhar e participar dessas mortes. Além de terem de lidar com a presença da morte e tudo que ela representa em sua história pessoal, também precisam enfrentar outras pesadas tarefas, como encarar os pais portando notícias difíceis e, muitas vezes, receber seus sentimentos de tristeza e hostilidade. Diante desse cenário, consideramos essencial a presença de um profissional sensível às diferentes escutas relacionadas à morte. A presença de um psicólogo ou psicanalista na equipe de saúde pode auxiliar na tentativa de compreensão dos afetos e emoções de todos os envolvidos.

Bibliografia

Aguiar H, Zornig S. Luto fetal: a interrupção de uma promessa. Estilos clin. 2016, vol. 21, n. 2, p. 264-281. 2016. Disponível em: <http://pepsic.bvsalud.org/pdf/estic/v21n2/a01v21n2.pdf>. Acesso em:10 de julho de 2022.

Aragão RO. Narrativas do início da vida: como contar nosso primeiro capítulo? Primórdios, Rio de Janeiro, v. 2, n. 2, p. 73-83, 2012.

Brun A. escuta das formas primárias de simbolização no trabalho analítico. Rev. Bras. Psicanál., São Paulo, v. 52, n. 2, p. 35-53, jun. 2018. Disponível em <http://pepsic.bvsalud.org/scielo.php?script=sci_arttext&pid=S0486641X2018000200003&lng=pt&nrm=iso>. acessos em 30 out. 2022.

Freud S. Luto e melancolia. In: Freud S. A história do movimento psicanalítico, artigos sobre metapsicologia e outros trabalhos (1914-1916). (Edição *standard* brasileira das obras psicológicas completas de Sigmund Freud. Vol. XIV). Rio de Janeiro: Imago, 1974, p. 271-291 (Trabalho original escrito em 1915 e publicado em 1917).

Iaconelli V. Luto insólito, desmentido e trauma: clínica psicanalítica com mães de bebês. Revista Latino-Americana de Psicopatologia Fundamental, São Paulo. v. 10, n. 4, 2007.

Klaus M, Kennell J. Atendimento aos pais de um natimorto ou de um bebê que morre. In: Klaus M, Kennell J (org.). Pais/bebês: a formação do apego. Porto Alegre: Artes Médicas, 1992. P.276-307.

Mathelin C. O sorriso da Gioconda: clínica psicanalítica com os bebês prematuros. Rio de Janeiro: Companhia de Freud, 1999.

MINISTÉRIO DA SAÚDE. Manual de vigilância do óbito infantil e fetal e do Comitê de Prevenção do Óbito Infantil e Fetal. 2. ed. Brasília, DF. 2009. Disponível em:< https://bvsms.saude.gov.br/bvs/

publicacoes/manual_obito_infantil_fetal_2ed.pdf. Acesso em:19 de agosto de 2022.

Missonnier S. Les stèles virtuelles sur Internet: un rituel de deuil séculier? Le Carnet Psy, n. 186, p.15-21, 2015.

Nobrega A; et al. Mortalidade perinatal no Brasil em 2018: análise epidemiológica segundo a classificação de Wiggleworth modificada. Cad. Saúde Pública, Rio de Janeiro, v. 38, n. 1, e00003121, jan. 2021. Disponível em: http://cadernos.ensp.fiocruz.br/site/artigo/1636/mortalidade-perinatal-no-brasil-em-2018-analise-epidemiologica-segundo-a-classificacao-de-wiggleworth-modificada. Acesso em: 25 fev. 2022.

Rapoport D. Introdução. In: Rapoport D, Bergeret-Amselek C, Roy J-L, Soubieux M-J, Dolto C. Morte perinatal: entender e medir seu impacto para melhor acompanhar os que são a ela confrontados. Galvão G (org.). Cidade?: Agapa, 2018.

Soubieux M-J. Le deuil périnatal, un impensable à penser. Le Carnet Psy, n. 185, p. 22-24, 2015.

Soubieux M-J,Caillaud I. (2015). Le groupe thérapeutique des mères endeuillées. Le Carnet PSY, 186, 27-31 https://doi.org/10.3917/lcp.186.0027 acesso em 15 de outubro de 2022.

Soubieux M-J. Luto perinatal: pensar sobre o impensável. In: Rapoport D, Bergeret-Amselek C, Roy J-L, Soubieux M-J, Dolto C. Morte Perinatal: entender e medir seu impacto para melhor acompanhar os que são a ela confrontados. Galvão G (org.). Cidade?: Agapa, 2018.

Shulz J, Beauquier-Maccotta B, Soubieux M-J, Mériot M, de Wailly D, Missonnier S. (2015). Entre honte et culpabilité, stigmates de la femme enceinte après une Interruption Médicale de Grossesse. *Champ psy*, 68, 67-83. https://doi.org/10.3917/cpsy.068.0067 acessado em 15 de outubro de 2022.

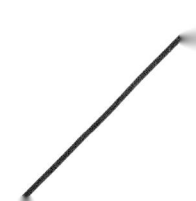

Capítulo 6

LUTO E PSICOPATOLOGIA NA INFÂNCIA E ADOLESCÊNCIA: DISFARCES E ESPECIFICIDADES

Sara Albuquerque
Ana Santos

Luto na infância e adolescência: notas introdutórias

A perda de pessoas significativas é universal a todas as histórias de vida em algum momento. Um estudo realizado no Reino Unido em 2001, com 1.746 adolescentes de 11 a 16 anos, mostrou que 77,6% das crianças e adolescentes questionados já haviam vivenciado a morte de pelo menos uma pessoa próxima (Revet et al., 2018). Nos Estados Unidos, cerca de 4% das crianças e adolescentes vivenciam a perda de um dos pais. Um estudo recente em uma amostra de crianças em idade escolar holandesas (idade média de 10,24) reportou 14% de exposição a um evento traumático, como um desastre natural, um acidente ou violência doméstica (Revet et al., 2020). Em aproximadamente 300 adolescentes institucionalizados (na California Youth Authority), 96% indicaram que tinha morrido alguém importante para eles (Cunningham, 1996).

Ao pensar sobre o luto nas crianças e adolescentes, é essencial olharmos o(s) luto(s) em toda a sua diversidade: separações, perdas associadas à institucionalização, lutos migratórios, perdas por morte, acompanhamento de familiares doentes, perdas traumáticas, impacto nos sobreviventes de suicídio, interrupções voluntárias da gravidez na adolescência etc.

Importa, por isso, refletir sobre a relação entre as experiências de luto e a psicopatologia, bem como sobre a forma de avaliar essas interações com vista à definição de intervenções terapêuticas na saúde mental com crianças e jovens. Ora, não se pode identificar e avaliar o que não se conhece e não se pode intervir naquilo que não se domina. Como lembrou José Saramago, autor português, "Se podes olhar, vê. Se podes ver, repara" (epígrafe do livro *Ensaio sobre a cegueira*, citando o *Livro dos conselhos*, de El-Rei D. Duarte). Este capítulo é um desafio para, de forma conjunta, olharmos mais e melhor para os quadros de luto.

A relação entre o luto e a psicopatologia e luto na infância e adolescência

Contextualização breve de um serviço de pedopsiquiatria

Conforme se percebe pelas considerações anteriores, este trabalho nasce para refletir os desafios da conceptualização e prática no luto e de sua relação com a psicopatologia na infância e na adolescência. Importa, por isso, conhecer brevemente o Serviço de Psiquiatria da Infância e Adolescência do Hospital Fernando Fonseca (Lisboa, Portugal), onde essas reflexões ganharam relevância.

A missão desse Serviço, integrado ao Departamento de Saúde Mental daquele mesmo Hospital, passa por prestar cuidados de saúde mental e de psiquiatria à população de crianças e de jovens dos concelhos de Amadora e Sintra. O serviço divide-se em três áreas: Equipa Comunitária; Área de Dia; e Equipa de Ligação. Apresenta um modelo de intervenção comunitária, favorecendo respostas de proximidade aliadas à diferenciação das intervenções terapêuticas e a uma articulação estreita com as estruturas da comunidade, como os Cuidados de Saúde Primários, Escolas, Instituições Particulares de Solidariedade Social e Serviços de Protecção de Crianças e Jovens. A Equipa Comunitária e a Área de Dia funcionam, na comunidade, nas instalações do Centro de Saúde de Queluz e a Equipa de Ligação funciona no Hospital, oferecendo respostas de saúde mental a situações de crianças e jovens com doença orgânica crônica, em contexto de ambulatório e de internamento pediátrico.

É privilegiada a intervenção em equipa multidisciplinar, que se organiza em respostas terapêuticas individuais (assistente social, enfermagem, pedopsiquiatria, terapia ocupacional, psicomotricidade e psicologia/psicoterapia) e na promoção de grupos terapêuticos. Existe uma articulação próxima entre a pedopsiquiatria e a psiquiatria de adultos, com o envolvimento conjunto em projectos de prevenção, como é o caso do *Semente*, um programa de promoção de saúde mental nos filhos de pessoas com doença psiquiátrica.

Para melhor enquadrar essas reflexões, interessa, também, considerar algumas especificidades da população abrangente: (a) especificidades sociais – bairros problemáticos, movimentos migratórios (101 nacionalidades estrangeiras, das quais 74,8% vêm de Angola, Cabo Verde, Brasil e Guiné-Bissau), fenômenos de exclusão social e marginalidade; (b) organização das famílias – elevada prevalência de maus-tratos e negligência, dificuldades na relação família-escola, percursos escolares difíceis e tendência para o abandono escolar; (c) diagnósticos clínicos mais prevalentes – perturbações do humor e ansiedade, perturbações da personalidade, ideação e comportamentos suicidários, trauma e trauma cumulativo, dificuldades cognitivas, perturbação de hiperactividade e défice de atenção. Desse modo, a multiplicidade de contextos sociais e culturais, a par de percursos de vida marcados por mudanças intensas e, por vezes, experiências traumáticas, bem como o impacto da psicopatologia dos familiares, deve ser considerada na compreensão de alguns dos quadros de saúde mental mais complexos que chegam ao Serviço.

Luto e psicopatologia na infância e adolescência: duas faces da mesma moeda e/ou duas moedas diferentes?

Embora normativa, a perda de uma pessoa significativa é geralmente muito dolorosa e, em alguns casos, reveste-se de sintomatologia emocional e física que, pela sua intensidade e persistência, implica atenção especializada. Estima-se que, na população geral de enlutados, 10% a 20% apresentam sintomas de perturbação de luto prolongado (PLP) que se caracteriza por manifestações de intensa dor emocional, forte anseio e dificuldade em aceitar a perda, perda de interesse e do sentido de vida, bem como incapacidade social e funcional que se mantêm para além dos 6 meses após a morte (World Health Organization, 2020), podendo ainda ser acompanhados de sintomatologia depressiva, ideação suicida, perturbação de estresse pós-traumático (PSPT) e reduzida qualidade de vida (Prigerson et al., 2009). Pensar sobre as margens do, e entre, o luto e a psicopatologia nem sempre é simples, gerando várias perguntas:

a. Temos perante nós uma criança/jovem com PLP, sem outras comorbilidades?

> A Maria tem 13 anos. Ela e a irmã (15anos) foram cuidadoras da mãe durante mais de 1 ano, aquando da sua doença oncológica. Durante o período de doença, não tiveram suporte de outros adultos. A mãe acabou por falecer em casa e as jovens só pouco depois retomaram contacto com o pai (os pais já estavam divorciados há alguns anos). Os sintomas não surgiram de imediato, contudo, Maria começou a apresentar quebra de rendimento escolar, ideação suicida, sintomatologia depressiva acentuada (letargia, desânimo generalizado, desinteresse, dificuldades no sono) e ocorreu um episódio dissociativo quando se perdeu na rua, voltando da escola. Atualmente está muito dependente da irmã e do pai, mesmo o grupo de pares é mediado pela irmã. Não existiam queixas, conhecidas, anteriores à morte da mãe.
>
> **Importa valorizar o efeito tardio desses sintomas? / Que aspectos traumáticos existiram na doença e morte? /Estamos perante um caso de PLP, sem outras comorbilidades?**

O construto de PLP e das propostas de diagnóstico que surgiu, até o atual *Manual* Diagnóstico e Estatístico de Transtornos Mentais (DSM-5), tem sido alvo de profunda análise e reflexão crítica. Contudo, há menos trabalhos sobre as especificidades e complexidade do luto nas crianças e adolescentes. Perder um ente querido na infância ou na adolescência está associado não apenas a sofrimento mental e transtornos psiquiátricos, mas também a resultados negativos em termos de desenvolvimento longitudinal e de nível global de funcionamento (Revet et al., 2020). Por exemplo, Melhem et al. (2004) demonstraram que adolescentes enlutados pela perda de um amigo por suicídio experimentam reações traumáticas de luto semelhantes às dos adultos, estando também associadas ao aumento da ideia suicida, depressão e PSPT. Também no contexto do luto parental, há evidência de PLP em crianças e jovens dos 7 aos 18 anos e da associação de severidade do PLP e ideação suicida, mesmo quando controlados os efeitos da depressão e PSPT comórbidas (Melhem et al., 2007). Ainda, a experiência do luto assume muitas facetas para crianças e adolescentes (Walker & Shaffer, 2007), quer na expressão sintomática, quer nas estratégias de *coping* que usam, quer nos "tempos" em que o expressam. Os sentimentos e emoções vivenciados pela perda podem ser intensos e assustadores, resultando frequentemente em sintomas depressivos, comportamentos destrutivos, uso de drogas e álcool, automutilação e transtornos alimentares (Walker & Shaffer, 2007) sem que isso signifique história prévia de patologia ou outros de diagnósticos em comorbilidade, pois podem ser formas de expressão da dor.

Também se reconhece que, em todos os estudos, aproximadamente 20% das crianças enlutadas exibem uma ampla gama de sintomas emocionais e comportamentais, como sintomas ansiosos e depressivos (Dowdney, 2000). Embora demonstrem sintomas depressivos e outros elevados após a morte, os sintomas depressivos em particular começaram a diminuir entre 6 e 13 meses; outros sintomas diminuíram mais lentamente e permaneceram em uma taxa mais alta ao longo dos 25 meses de acompanhamento (CEREL et al., 2006). Em acréscimo, é também consensual na investigação empírica que a PLP infantil é distinta de depressão, ansiedade e luto normal (Dillen et al., 2009) e está associada a défices na saúde e qualidade de vida (Brown & Goodman, 2005; Cohen et al., 2004). Assim, podemos encontrar um quadro de luto com inúmeros sintomas comuns a outros quadros e que importa saber diferenciar, olhando a expressão, a evolução e a função dos sintomas que surgem.

b. Encontramos vulnerabilidades individuais/temperamentais ou mesmo psicopatologia prévia que poderá ser "ampliada" pelo impacto deste luto?

> Joana tem 16 anos, acompanhada desde os 14 em decorrência de dificuldades na regulação do humor e da ansiedade. Tem mostrado ainda outras dificuldades que parecem cada vez mais estruturantes na sua personalidade: fragilidades na relação com os pares, na regulação emocional e comportamental (com alterações alimentares e comportamentos autolesivos) e na manutenção das suas rotinas diárias (escola, higiene). A doença dos avós tem sido desafiante: a família é muito centrada na prestação de cuidados, os temas difíceis (como a perda, a morte, a tristeza, a vergonha) são evitados. A jovem tem uma relação muito próxima e idealizada com os avós, recusando a ideia de que estão muito doentes. A família não lhe reconhece recursos para lidar com esta realidade.
>
> **Que características /diagnósticos já existentes podem comprometer a regulação emocional na perda e dessa nova realidade?**
>
> **Poderemos trabalhar competências gerais também úteis no processo de luto?**

Inúmeros estudos, que pesquisaram vulnerabilidades individuais para a PLP infantil, reportaram uma correlação significativa entre esta e ansiedade de separação na infância, sugerindo que pode conferir uma vulnerabilidade ao longo da vida (VANDERWERKER et al., 2006). Outros estudos apontam ainda a importância das crenças negativas globais, visão de mundo negativa e evitamento emocional e comportamental (BOELEN et al., 2006). O temperamento e a sensibilidade à ansiedade podem ser especialmente relevantes no que diz respeito à resposta a eventos traumáticos, incluindo reatividade, atribuições de controlabilidade, catastrofização de sensações corporais e capacidade de se acalmar (PYNOOS et al., 1999).

Assim sendo, mais do que ver esSes indicadores/traços como vulnerabilidades para o PLP, importa pensar na facilidade e frequência com que esses traços se cruzam com a psicopatologia prévia. Dessa forma, podemos perceber que diagnósticos prévios (perturbação de ansiedade, depressão, dependência de substâncias e até perturbações de personalidade) dificultam o ajustamento à perda. Nesse sentido, as comorbilidades existentes podem aumentar a dificuldade na regulação emocional e no comportamento, com tendência para evitar (ou controlar, suprimir) estados internos mais desafiantes ou vistos como indesejados. Porém, pensamentos, sentimentos, sensações e memórias não são passíveis de tal controle de forma eficiente, criando processos menos saudáveis e ajustados (Gilbert, 2017). E são esses pensamentos, emoções, memórias que, no confronto com uma nova realidade e um futuro diferente do desejado, ganham destaque em um processo de luto. O luto na infância pode, sem dúvida, impactar uma série de habilidades, incluindo habilidades de autorregulação (NADER & SALLOUM, 2011) que, a serem já frágeis, ampliam o risco.

Naturalmente, o risco de distúrbios psiquiátricos e problemas inespecíficos em crianças após a morte dos pais parece maior quando já encontramos perturbação psiquiátrica prévia (Dowdney, 2000). Crianças cujos pais morreram por suicídio também parecem ter mais psicopatologia do que crianças enlutadas por outras razões (PFEFFER et al., 2000), obrigando a olhar esses processos de ajustamento em um cruzamento entre o luto por suicídio e todas as vulnerabilidades genéticas, contextuais e temperamentais envolvidas.

Ainda, um estudo realizado em 2004 com 146 adolescentes expostos ao suicídio de um de seus pares, com avaliações aos 12, 18 e 36 meses, mostrou maior incidência de PLP entre as meninas, aquelas que sentiam que poderiam ter feito algo para evitar a morte de seus pares, aqueles expostos a conflitos interpessoais, aqueles com histórico pessoal de depressão e aqueles com histórico familiar de perturbações de ansiedade (MELHEM et al., 2004), reforçando-se o contributo não só das vulnerabilidades individuais, mas também do impacto do contexto de vida e das múltiplas perdas.

- c. o percurso de vida é pautado por inúmeras perdas cumulativas, ou experiências traumáticas que ajudam a explicar melhor o funcionamento individual desta criança/jovem?

> - Tiago tem 12 anos e começou a apresentar sintomas depressivos e ansiosos, bem como ideação e tentativa de suicídio, no último ano. Até então, não se identificam dificuldades, mas, ao longo da psicoterapia, conseguimos identificar perdas cumulativas não integradas (divórcio dos pais quando tinha 5 anos, afastamento sentido como abandônico, do padrasto quando tinha 9 anos, fim de um namoro recente, perda de amigos).
> - Helena tem 18 anos e os seus sintomas depressivos conseguem já ser reconhecidos, por ela, ao longo do trabalho terapêutico como produto de uma vida "difícil": abuso sexual, dificuldades financeiras, doença mental da mãe colocando-a muitas vezes como cuidadora e em um padrão precoce de independência e autossuficiência.

> **Qual a importância de reconhecer essas experiências cumulativas, escondidas atrás dos sintomas visíveis?**
>
> **Podemos trabalhar sintomas sem relacioná-los com o percurso e o funcionamento do jovem?**

Perigo, trauma, medo e ansiedade estão embutidos na condição humana. Uma abordagem de psicopatologia do desenvolvimento reconhece a intrincada matriz de fatores intrínsecos, maturação e experiência de desenvolvimento, eventos de vida e ecologias familiares e sociais em evolução que contribuem para resultados proximais e distais (PYNOOS et al., 1999). Há evidências de crianças que, em idade escolar, já experimentaram toda a gama de estresse pós-traumático agudo e reações de luto (PFEFFERBAUM, 2001). Além disso, após o evento traumático, podem surgir medos de recorrência, culpa e vergonha, preocupações contínuas sobre um outro significativo e reativação de reações pós-traumáticas associadas a experiências de vida adversas anteriores. Essa abordagem da trajetória de vida é especialmente relevante ao considerar os dados de Prigerson et al. (2009) quando referem que abusos físico, sexual e psicológico na infância, bem como a perda dos pais, são fatores de risco para o aparecimento de perturbações de ansiedade no final da vida (PYNOOS et al., 1999).

Um modelo baseado nas experiências cumulativas argumentaria que o luto, no contexto de outros stressores familiares, provavelmente resultaria em maior risco e que as crianças em tais circunstâncias deveriam ser observadas clinicamente quanto a sintomas de depressão e a outras psicopatologias após a morte dos pais (CEREL et al., 2006). As experiências cumulativas de perdas podem envolver mortes, doenças, mudanças drásticas, afastamentos etc. Em um estudo com jovens institucionalizados na Indianapolis Juvenile Correctional Facility, o número médio de perdas dos adolescentes era seis e cerca de 94% dos jovens sofreram pelo menos uma perda dolorosa antes de serem institucionalizadas (Indianapolis Grief & Loss Consulting & Educational Services, 2003, cit in Paulette Walker, Michelle Shaffer 2007). Importava aqui pensar: quantos das nossas crianças e jovens, com psicopatologia ou outros quadros comportamentais desviantes, são questionados (e intervencionados) sobre as perdas, traumas e a trajetória de vida?

Como referia Lourie (1996), esse é "o problema que é um não problema" tal é a expressão sinuosa com que se manifesta tantas vezes, enfatizando falhas gerais nas necessidades psicológicas e consequências dessas fragilidades na relação com os outros, consigo e com o mundo. Para essas consequências tardias, já Worden (1996) chamava a atenção, reconhecendo a importância de uma intervenção mais precoce e de *follow-up* por longos períodos. Refere mesmo que, ao fim de 1 ano sem intervenção, cerca de 35% de crianças e jovens pareciam apresentar sintomatologia significativa (avaliada em questionários de comportamento) e, ao fim de 2 anos sem intervenção, esse número passara para 75%.

Naturalmente que o esforço dos técnicos é maior quanto maior a abrangência do que vê naquela criança ou naquele jovem, como um navio que se depara com um *iceberg*: não chega os técnicos verem o que é expresso, dito ou identificado pelos próprios. É preciso ir além dos sintomas e das patologias que já conhecemos, questionando ativamente a história de vida e a percepção da criança/jovem sobre a mesma. A parte visível do *iceberg* é quase sempre insuficiente para compreender a criança ou o jovem em sofrimento. Mas a complexidade não fica por aqui e, tal como em um lançamento de *bowling*, um luto pode ser precipitante de outras dificuldades, desorganizando uma estrutura, eventualmente já fragilizada em que as dificuldades se ampliam. Desse modo, o desafio está em procurar mais e melhor para ir percebendo quando é que temos o luto e a psicopatologia como faces de uma mesma moeda, ou encontrar o luto e outros quadros independentes.

2.3. Fatores de risco para PLP na infância e na adolescência

Com base no descrito, destacam-se como fatores de riscos para PLP infantil:

- Características temperamentais e vulnerabilidades individuais prévias;
- Circunstâncias da morte: imprevisibilidade vs. previsibilidade (esta pode implicar perdas cumulativas e secundárias, bem como aspectos traumáticos e, ao mesmo tempo, conferir possibilidade de despedida ou relação, sendo fatores protetores), contextos violentos, ocorrência de perdas múltiplas, estigma associado (como doenças sexualmente transmissíveis, crime, suicídio) (WORDEN, 2009);
- Relação com a pessoa perdida (ambiguidade na relação – p. ex.: pai como único cuidador e também abusador ou negligente; ou idealização ou relação de dependência, o que pode ser mais típico nas crianças) (WORDEN, 2009);
- Cuidadores indisponíveis, seja no âmbito da saúde mental (e do seu próprio luto) seja no âmbito da comunicação sobre a morte, luto e emoções;
- Fatores traumáticos (VAN DER KOLK, 2014): não é tanto o que acontece, mas o significado atribuído, associado à percepção de incapacidade para reagir/proteger-se, à ausência de figuras protetoras, à invasão e à reexperienciação da experiência com dificuldade em regular e a tendência a evitar as emoções associadas; alterações no humor e no comportamento, bem como ativação de respostas fisiológicas; alterações no nível do pensamento, da cognição, do discurso e da memória;
- Interação entre três processos (BOELEN et al., 2006): (a) má elaboração e integração da perda à sua narrativa autobiográfica – a perda continua a ser vivida como um evento irreal e, consequentemente, as reações de apego (busca/procura de proximidade) podem persistir; (b) crenças globais negativas e interpretações errôneas de reações de luto, inutilidade de si mesmo, falta de sentido da vida e desesperança do futuro; (c) ansiedade e tendência para estratégias de *coping* evitantes persistentes, sem contacto com as emoções e a nova realidade;
- À ideia de definir PLP pela gravidade dos sintomas (HOLLAND et al., 2008), mais do que procurar sintomas diferenciados, associamos ainda o fator da inflexibilidade e o uso de estratégias rígidas, sem conseguir alternar com outras (mais saudáveis), temos também de considerar as suas dificuldades na regulação emocional.

Disfarces e especificidades: "Nem tudo é o que parece"

As crianças e jovens nem sempre expressam, da forma como os adultos esperam ou conhecem, a sua dor e as suas necessidades. Por exemplo, podem acentuar comportamentos de irritabilidade ou agitação quando a tristeza é a emoção primária; ou consumos de substâncias para regular a dor evitando esse contacto sem que isso seja necessariamente um comportamento de desafio. Desse modo, importa organizar o que nos parecem ser algumas ideias sobre essas especificidades e disfarces:

- As abordagens clínicas no luto em crianças e adolescentes tendem a estar vinculadas às fases do desenvolvimento, o que muitas vezes dificulta o diagnóstico (REVET et al., 2020). Ou seja, podem existir diversos momentos de recuperação do trabalho do luto, ao longo do desenvolvimento, sem que signifiquem retrocesso, o que implica reavaliar.

- Os mitos e medos que orientam o comportamento (e relação) dos adultos podem gerar mais desafios, daí a necessidade de fazer psicoeducação sobre o tema, o trabalho com os adultos próximos e o treino da sua própria regulação emocional (demonstrando, com isso, que "é possível viver algo difícil e tolerar, sem me desorganizar" e que "está seguro").

- Havendo "muito trabalho" a fazer com as famílias/cuidadores, também o há junto dos contextos escolares. Mallon (2011) refere que os professores se sentem desconfortáveis quando têm de lidar com a morte e o luto, mas lembra a sua obrigação de estarem atentos às necessidades emocionais dos seus alunos e a importância da escola se assumir como um porto seguro e lugar de "normalidade" e pertença" para esses alunos. Importa, ainda, dar a compreender aos docentes o impacto do luto e trauma na criança e no adolescente. As manifestações e sintomas podem ser tão diferentes (entre os mais novos e até comparativamente com os adultos) que geram descrenças, invalidações e interpretações erradas.

- Com as crianças mais pequenas, principalmente, os períodos em que se ocupam conscientemente da perda serão mais transitórios (Bowlby, 2004) podendo gerar interpretações erradas. Uma criança pode brincar e desejar a sua festa de aniversário e, no mesmo dia, recordar-se da pessoa perdida ou ficar repentinamente em silêncio.

- A protecção interpessoal, i.e., o não expressar a dor para proteger o outro, funciona nos dois sentidos – do adulto para a criança e da criança para o adulto – e pode também contribuir para a manutenção das dificuldades, dos silêncios e segredos, da ausência de partilha emocional. Por vezes, o trabalho dos técnicos, ou até outros elementos da comunidade, pode ser alavancar competências para esses adultos se comunicarem melhor, dando espaço para os mais novos também se expressarem. Este é, aliás, parte do trabalho terapêutico e educativo que se pode repetir tantas vezes quantas forem necessárias: ora porque a criança traz novas informações e levanta novas perguntas; ora pelos desafios de novas fases de desenvolvimento; ora pela repetição da informação que lhes confere segurança e previsibilidade (como se testassem as teorias dos adultos significativos); ora pela capacidade do adulto, até, em ser capaz de partilhar mais dados concretos sobre a morte e mais sobre a sua experiência interna.

- No trabalho com os adolescentes, a complexidade adensa-se, sendo importante gerir as tarefas do luto a par das tarefas normativas dessa fase de desenvolvimento, conforme atesta o *Modelo de navegação do luto na adolescência* (LYTJE, 2017) focado em três fatores essenciais: ser diferente, estar no controle e estar em luto – o modelo destaca as convenções sociais que os jovens têm de gerir e como elas influenciam o seu dia a dia e o seu caminho para a integração do luto. Nesse sentido, o adolescente enfrenta dilemas que podem surgir no contexto terapêutico ou mesmo fora dele, para os quais o próprio e os adultos significativos precisam de ajuda para aprender a gerir/navegar, indo além das tensões e polarizações que surgem (p. ex.: "Gostaria que a minha turma não me olhasse de forma diferente desde que isso aconteceu, não me fizessem sentir estranho… e… ao mesmo tempo queria poder estar triste às vezes e falar sobre isso tudo"). Ainda, quando os adolescentes experimentam uma dor emocional severa, são tentados a "adormecer" para evitar as emoções dolorosas e desconhecidas (NADER & SALLOUM, 2011).

- Outro desafio, conforme temos vindo a refletir, é também o enquadramento do luto, e seu impacto, no desenvolvimento da saúde mental da criança e do jovem. Uma vez que a sua personalidade está em construção, o cuidado de olhar as suas características e a forma como a experiência de perda as impacta tem de ser ainda maior e repetido.

Intervenção

Tendo em conta 1) a importância clínica da PLP infantil e os problemas associados que podem surgir na sequência da perda; 2) a evidência de perda e trauma infantil como um fator de risco para psicopatologia no adulto (p. ex., Jacobs & Bovasso, 2009); 3) a porção significativa de crianças que desenvolvem dificuldades psiquiátricas após uma perda (5% a 10%; SPUIJ et al., 2013); e 4) em virtude do risco aumentado de PLP face às perdas durante o contexto da pandemia, é importante continuar a desenvolver o conhecimento sobre intervenções eficazes para crianças e adolescentes com PLP.

A importância da comunicação sobre a morte e da psicoeducação

A intervenção no luto prende-se, desde logo, à forma como o tema da morte surge no sistema (família, escola, amigos, instituição, equipas de saúde). Ao não falar, o adulto acredita estar protegendo a criança, como se essa proteção aliviasse a dor e mudasse magicamente a realidade, resultando, no entanto, em desamparo e confusão para a criança. São, assim, muitos os autores que confirmam a importância da comunicação no luto, reforçando a proteção dada pela proximidade na relação com outro adulto, bem como pela comunicação em família sobre a morte (KROEN, 2011; TROZZI & MISSIMINI, 1999).

A comunicação sobre a morte deve seguir algumas orientações, já largamente descritas (adaptado de KROEN, 2011; GOLDMAN, 2009; SANTOS, 2018; TROZZI & MISSIMINI, 1999):

- Sempre que possível, permitir que as informações sejam apresentadas por um adulto regulado emocionalmente, próximo e significativo para a criança. Não havendo um adulto próximo capaz de o fazer, é importante que outros o assumam, pensando em terapeutas ou professores significativos, uma vez que os momentos para recuperar o tema, responder a perguntas, securizar, dar informação não têm de ser só logo após a morte, mas podem repetir-se e ser revistos;

- Escolher um local privado, sossegado, conseguindo proteger a criança da contaminação com outras reações;

- Explicar, pouco a pouco, de forma simples e concreta, os acontecimentos ajudando a criar uma narrativa o mais organizada possível (p. ex., "sabemos que o pai estava doente, era acompanhado pelo médico; por vezes, ficava no hospital internado. Ontem ficou novamente internado e hoje voltei a falar com o médico");

- Procurar usar a linguagem que a família já tende a usar e adequar a comunicação à fase de desenvolvimento da criança. Uma das áreas de conhecimento mais importantes é a do desenvolvimento cognitivo da criança e a forma como este influi na conceção da morte em que temos de considerar algumas variáveis: universalidade, irreversibilidade, literalidade e funcionalidade do corpo (BUCKMAN, 2005);

- Importa notar que, quanto mais novas são as crianças, de mais informação concreta precisam, de forma a não ficarem confusas com o simbólico. Reduzir as metáforas complexas ou as ideias ambíguas (p. ex., sono, viagem). Assim, devemos usar conceitos e frases simples: "o nosso corpo deixa de trabalhar, já não sentimos dor, nem frio, nem calor, nem fome. Isso aconteceu porque estava muito, muito doente e não foi possível ajudar o corpo a funcionar melhor";

- Dar espaço às perguntas e às dúvidas: "há mais alguma coisa que você precise saber?", "você percebeu o que expliquei?". Podemos também dizer que ainda "não sei ainda responder a isso, mas digo quando conseguir. Pode ser? Você me dá algum tempo?";

- Legitimar todas as emoções: medo, tristeza, confusão (e a aparente apatia), zanga, culpa, alívio... em um momento inicial, podemos apenas dizer "é natural que você se sinta assim.... São muitas coisas acontecendo ao mesmo tempo, está difícil para todos. Você não está sozinho";

- Permitir a participação nos momentos de despedida, gerando um equilíbrio entre o controlo que a criança ou o jovem tem mediante a informação existente – eu só posso escolher mediante o que sei, por isso pode ser importante falar das hipóteses, de como se pode despedir, de como pode viver aquele dia/momento (desde estando presente 10 minutos ou 1 hora; fazendo um desenho ou carta; ficando com amigos e, mais tarde, ir ao cemitério ou estar sempre perto da família).

A comunicação é, como percebemos, parte constante da intervenção, que serve a todos os contextos e também serve a objetivos terapêuticos e relacionais:

- Conhecer melhor o que os mais novos estão pensando e sentindo – é certo que não podemos protegê-los dos trajetos difíceis da vida, mas podemos oferecer suporte e conforto respondendo às suas perguntas e aos seus medos (Goldman, 2009) e, por meio das suas perguntas, conhecer melhor a sua realidade interna;

- Experienciar uma relação de confiança e segurança – a comunicação com as crianças em luto não dá só informação concreta, mas deve responder também às suas necessidades relacionais (PAYÁS, 2010). As crianças recebem conforto por intermédio de respostas seguras, verdadeiras e adequadas à sua idade (GOLDMAN, 2009);

- Ensinar a regular emoções e a se comunicar com assertividade – o adulto surge sempre como modelo na forma como gere informação e as emoções, na forma como ensina a fazer perguntas ou partilhar, por exemplo, pensamentos difíceis. Quantos das nossas crianças ou jovens estão sedentos de exemplos de regulação, com base nos quais possam crescer e modelar as suas próprias dificuldades!

É nesse sentido que psicoeducar para a morte, luto, emoções, terapia... é, em si mesmo, uma tarefa permanente, um objetivo e uma fase da intervenção: (a) consegue ser uma tarefa terapêutica (quando ao trabalharmos informação concreta, clara, consistente, adequada à fase de desenvolvimento, estamos securizando, valorizando, dando atenção e expressando preocupação e amor); (b) assume-se como uma ferramenta para trazer as crianças e os adultos à relação e ao trabalho terapêutico, percebendo melhor o que vai acontecer; (c) é em si mesmo um objetivo e, por vezes, o único alcançado quando só conseguimos sensibilizar para novas formas de compreender e pensar e ainda é difícil aceder a outras dimensões (SANTOS & ALBUQUERQUE, 2022).

Modelo integrativo-relacional

O modelo integrativo-relacional foi desenvolvido por Alba Páyas, em 2010, e, conforme o próprio nome indica, esse modelo psicoterapêutico é iminentemente "integrativo", envolvendo contributos de variadas abordagens psicoterapêuticas, sendo essa palavra usada também para contextualizar o objetivo último em um processo de luto: a integração do objeto da perda, proporcionando o acesso a aspectos somáticos, emocionais, cognitivos e comportamentais, de forma a potenciar a criação de um sistema de significados emocionais mais congruente com a realidade da perda e com o desenvolvimento da capacidade de regulação emocional. Já a palavra "relacional" remete para a relevância no modelo das necessidades relacionais da pessoa, isto é, das necessidades no contacto com os outros à sua volta, e para o absoluto respeito destas em uma relação terapêutica que se quer sintónica e reverenciadora das idiossincrasias na sua forma de viver o luto. Neste tópico, preconizamos fazer algumas ligações do referido modelo ao trabalho com crianças em luto.

Em primeiro lugar, preconiza-se a avaliação do impacto do luto transversal em várias áreas da vida da criança (casa, escola, atividades), que pode ser caracterizado por sentimentos (p. ex., tristeza, raiva, culpa, ansiedade, solidão, desesperança, choque, alívio, entorpecimento), sensações físicas (p. ex., buraco no estômago, aperto no peito e na garganta, dificuldades em respirar, hipersensibilidade ao barulho, boca seca, letargia), aspetos cognitivo (p. ex., descrença, confusão, preocupação, sensação de presença, alucinações) e comportamentos (p. ex., alterações no sono e na alimentação; isolamento; evitamento de conversas, locais ou pessoas; maior agitação motora; choro; guardar objetos como um tesouro). Sobre os enfrentamentos que podem ser contextualizados como comportamentos de conexão ou evitamento, esse modelo preconiza a procura da função. Perguntamo-nos para que serve fazer, pensar/não fazer, não pensar isso? O foco não está diretamente em eliminar ou reduzir comportamentos, sintomas ou queixas, mas sim conhecer suas gênese e função e consciencializar para os custos a fim de promover a mudança. Também o foco no funcionamento diário é particularmente importante. Voltar à rotina antes da perda é essencial para reestabelecer, na criança, um sentido de normalidade e de previsibilidade, essencial para o seu senso generalizado de segurança no mundo. Sabendo também que a pessoa perdida poderia assumir papéis importantes na rotina na criança, é importante termos em conta como a volta à rotina pode também implicar momentos difíceis de confronto com a ausência.

São todas essas dimensões/manifestações do luto que abrem caminho às tarefas do luto. Nesse modelo, há três grandes grupos de tarefas: as referentes às a) circunstâncias da morte, as referentes à b) perda da relação; e as referentes à c) afetação da rede sociofamiliar.

a. Tarefas referentes às circunstâncias da morte

A primeira tarefa refere-se a aceitar a realidade da morte, que a pessoa morreu e não volta. Aqui, proporcionar à criança espaço e contexto para contar a história, promovendo uma comunicação, verdadeira, em sintonia com a fase de desenvolvimento é essencial. No âmbito dessa tarefa, encontramos também um obstáculo muito frequente relacionado com a confusão e a incerteza perante informação contraditória e comunicação deficitária ou incompleta sobre a morte (cf. tópico anterior sobre orientações sobre comunicação com crianças em luto).

Outro aspeto essencial nesse grupo de tarefas respeitantes às circunstâncias da morte prende-se aos assuntos pendentes, isto é, a tudo o que foi interrompido ou impossibilitado devido a uma morte repentina, imprevisível, sem espaço para despedida e para conexão nos últimos momentos. Finalmente, importa ainda realçar a importância de avaliação da presença de imagens difíceis/intrusões, tanto devido à exposição ao momento da morte ou corpo, como, por exemplo, relacionada com o testemunhar da degradação física da pessoa perdida.

b. Tarefas referentes à perda da relação

Quando perdemos alguém, perdemos também tudo o que era especial, característico, representativo da relação com a pessoa que morreu. Nesse ponto, um conceito importante é o de "espelho partido", que se refere a tudo o que a pessoa nos dava e que mais ninguém dá. Considerando que, por exemplo, os pais assumem na vida das crianças um papel idiossincrático, insubstituível e são, sobretudo para aquelas de idades menores, essenciais para a construção da identidade do filho, quando um progenitor morre, perder-se-á essa fonte de aprovação, validação, gratificação e reconhecimento.

Outro aspeto importante refere-se a tudo o que ficou por viver e experienciar com a pessoa perdida, seja um presente não vivido – o contacto no dia a dia –, seja um futuro não vivido. Se pensarmos na importância de termos conosco quem nos cuida e quem gostamos, para partilhar as alegrias e angústias/desapontamentos ao longo das diversas transições desenvolvimentais, conseguimos perceber como os lutos podem ser reativados nesses marcos do desenvolvimento – de como, por exemplo, receber uma boa nota ou passar de ano pode ter um sabor agridoce, pois a criança ou o jovem não pode mais partilhar essa alegria e ver o orgulho nos olhos da sua mãe, uma vez que esta faleceu. Por outro lado, podem ficar pendentes tarefas relacionais como expressão de zanga por aquele pai ou aquela mãe não ter proporcionado o cuidado devido ou a expressão de perdão/gratidão e reparação da relação. Sobretudo os adolescentes, no âmbito do seu processo de autonomização e consolidação da sua identidade, podem exercer limites na relação com os pais que resultem em conflitos e dificuldades relacionais, deixando-os, depois da morte, com intensos sentimentos de culpa pela impossibilidade de reparação da relação.

c. Tarefas de afetação da rede sociofamiliar

Os mecanismos de enfrentamento e manifestações de luto de cada elemento da família, do grupo, da escola podem ser tão diferentes que podem criar conflitos, afastamentos, dificuldades na comunicação e na resposta às necessidades emocionais da criança/jovem. Para além de perder uma pessoa de referência para si, perde também temporariamente (ou pelo menos assim se espera) os cuidados atentos e sintônicos das pessoas à sua volta, também elas inundadas em sofrimento e com dificuldade em conciliar este com a necessidade de manter alguma funcionalidade no dia a dia. Além disso, vemos, muitas vezes, situações de parentificação de crianças e adolescentes que, perante a vulnerabilidade dos adultos presentes, assumem papéis e tarefas que não são adequadas à sua fase de desenvolvimento e podem comprometer o espaço e contexto para verem as suas necessidades emocionais atendidas.

O contributo da terapia focada na compaixão

O foco terapêutico na vergonha e autocrítica para aliviar o sofrimento psicológico (CARONA et al., 2017) é particularmente importante em crianças não só devido ao fato em termos desenvolvimentais de ser colocada muita importância na pertença ao grupo de pares, mas sobretudo em crianças em luto, cujas perdas podem criar a perceção de si próprias como diferentes, pondo em risco essa sensação de pertença e vulnerabilizar para autocriticismo. Nesse âmbito, a terapia focada na compaixão (TFC) pode oferecer um contributo particularmente relevante.

A TFC enquadra uma análise evolutiva e funcional da psicopatologia com foco nos processos de filiação, cuidado e, sobretudo, compaixão. Compaixão pode ser definida como a sensibilidade ao sofrimento ou à angústia em si e nos outros, com o compromisso de tentar aliviá-los e preveni-los (Gilbert, 2017). Essas competências ajudam-nos a enfrentar as nossas dificuldades, em vez de as negarmos, evitarmos ou nos dissociarmos delas, o que é particularmente importante no luto. No entanto, há ainda pouca investigação sobre a eficácia da TFC com crianças e adolescentes, apesar de alguns resultados promissores. Por exemplo, Bratt et al. (2020) reportam que adolescentes que participaram em TFC em grupo perceberam como benefícios ganhar coragem para aceitarem a si mesmas, para participarem ativamente na vida quotidiana, pedirem ajuda e afirmarem-se.

É, no entanto, na área da parentalidade que encontramos mais informação sobre a eficácia da TFC, havendo evidência, por exemplo, da mesma na perceção dos pais sobre a redução de problemas de comportamento e de agressividade dos filhos e na melhoria da relação pais-filhos (AZIZI, 2021). Para além disso, Bratt et al. (2019) reporta que pais com filhos com problemas de saúde mental que participaram em uma TFC em grupo reconheceram ter encontrado 1) maior confiança interior como pais e do seu sentido de agência; 2) maior compreensão das suas próprias necessidades e da importância de cuidar de si próprio, além de cuidar do próprio filho; 3) maior abertura para partilhar experiências; e 4) mais esperança para o futuro.

Essa interligação entre o autocuidado e os cuidados com o próprio filho é particularmente importante para pais de crianças e adolescentes em luto. Cuidar de uma criança em luto pode ser de fato muito desgastante. Apesar de os desafios emocionais fazerem parte de uma parentalidade dita normal, a intensidade de sofrimento e as diferentes manifestações que uma criança ou adolescente em luto pode apresentar impõem aos pais desafios particulares. Pode surgir medo sobre o impacto da perda não só no imediato, mas também a médio e longo prazo na criança. Ademais, vemos, com frequência, por parte dos pais, um profundo sentimento de tristeza perante o sofrimento da criança e a incapacidade de "tirar a dor". Perante essa incapacidade, sentimentos de crítica, vergonha e culpa podem surgir. Por exemplo, uma descoberta recente e significativa na literatura parental é que, embora as crianças se beneficiem significativamente de terem pais empáticos (ou seja, experimentam menos depressão e menos agressão), isso tem um grande custo para os pais, não só emocionalmente, mas até no nível de marcadores inflamatórios do seu sistema imunitário (p. ex., MANCZAK et al., 2015). É aqui que uma abordagem centrada na compaixão pode ser útil para que possam encontrar as ferramentas para facilitar o seu próprio autocuidado mesmo na presença de dificuldades e necessidades prementes dos seus filhos.

Conclusão

Lançado o desafio inicial de, com este capítulo, "olhar mais e melhor", desejamos ter contribuído para gerar inquietações e aguçar o olhar clínico em torno das especificidades do luto, na infância e na adolescência, dos diferentes cruzamentos com a psicopatologia e dos desafios que a intervenção em saúde mental apresenta.

Podemos ainda encarar as dificuldades encontradas como, simultaneamente, as maiores áreas de crescimento: melhorar a avaliação, integrando perguntas sobre as perdas, a sua experiência, vivência interna, na família, procurando recursos ou fragilidades que já lá estariam; identificar e intervir precocemente; apurar os diagnósticos diferenciais; reconhecer o impacto (a médio e longo prazo) do luto e das especificidades face ao luto dos adultos; definir intervenções mais holísticas que possam congregar o trabalho em torno da psicopatologia, dos fatores de risco contextuais e também do luto e história de vida. Nessa relação, das faces da mesma (ou outra) moeda, precisamos investir em estudos futuros que explorem o curso intermediário do luto na infância porque há evidências de que as complicações psiquiátricas após a morte dos pais geralmente são atrasadas em 5 anos (CEREL et al., 2006). Em termos de intervenção na PLP infantil, o caminho tem sido moroso: desde os disfarces do luto complicado na infância e na adolescência, aos mitos e medos dos adultos, ao desconhecimento sobre as suas diferenças expressões e facetas, à complexidade que outros diagnósticos acrescentam. Investir em programas de intervenção implica, assim, também continuarmos a investir em um olhar mais holístico sobre o luto nas crianças e nos adolescentes.

Referências

Azizi M, Sepehri S, Demehri F. (2021). Effect of acceptance and commitment therapy combined with compassion-focused therapy on behavioral problems and mother-child interactions in children with hearing impairment. Auditory and Vestibular Research. https://doi.org/10.18502/avr.v30i4.7473.

Boelen PA, van den Hout M A, van den Bout J. (2006). A cognitive-behavioral conceptualization of complicated grief. Clinical Psychology: Science and Practice, 13(2), 109-128. Disponível em: https://doi.org/10.1111/j.1468-2850.2006.00013.x.

Bowlby J. (2004). Apego e perda: tristeza e depressão. São Paulo: Martins Fontes.

Bratt AS, Rusner M, Svensson I. (2020). An exploration of group-based compassion-focused therapy for adolescents and their parents. Scandinavian journal of child and adolescent psychiatry and psychology, 8, 38-47. Disponível em: https://doi.org/10.21307/sjcapp-2020-005.

Brown EJ, Goodman RF. (2005). Childhood traumatic grief: an exploration of the construct in children bereaved on September 11. Journal of Clinical Child and Adolescent Psychology, 34, 248-259. Disponível em: https://doi.org/10.1207/s15374424jccp3402_4.

Buckman R. (2001). Communication skills in palliative care. Neurologic Clinics, 19(4), 989-1004. Disponível: https://doi.org/10.1016/s0733-8619(05)70057-8.

Carona C, Rijo D, Salvador C, Castilho P, Gilbert P. (2017). Compassion-focused therapy with children and adolescents. BJPsych Advances, 23(4), 240-252. Disponível em: https://doi.org/10.1192/apt.bp.115.015420.

Cerel J, Fristad MA, Verducci J, Weller RA, Weller EB. (2006). Childhood Bereavement: Psychopathology in the 2 Years Postparental Death. Journal of the American *Academy of Child & Adolescent Psychiatry*, 45(6), 681-690. Disponível em: https://doi.org/10.1097/01.chi.0000215327.58799.05.

Cohen J, Mannarino AP, Knudsen KJ. (2004). Treating childhood traumatic grief: a pilot study. *Journal of the American Academy of Child and Adolescent Psychiatry, 43 10*, 1225-33. Disponível em: https://doi.org/10.1097/01.chi.0000135620.15522.38.

Cunningham L. (1996). The subject of anger. Newhall, CA: Teen age grief, Inc. Retrieved September 4, 2001. Disponível em: http://www.smartlink.net/~tag/anger.html.

Dillen L, Fontaine JR, Verhofstadt-Denève L. (2009). Confirming the distinctiveness of complicated grief from depression and anxiety among adolescents. Death studies, 33(5), 437-461. Disponível em: https://doi.org/10.1080/07481180902805673.

Dowdney L. (2000). Annotation: childhood bereavement following parental death. Journal of Child Psychology and Psychiatry, 41(7), 819-830. Disponível em: https://doi.org/10.1017/s0021963099006216.

Gilbert P. (ed.). (2017). Compassion: Concepts, research and applications. Abingdon: Routledge.

Goldman L. (2009). Great answers to difficult questions about death – what children need to know. London: Jessica Kingsley Publishers.

Holland JM, Neimeyer RA, Boelen PA, Prigerson HG. (2008). The Underlying structure of grief: a taxometric investigation of prolonged and normal reactions to loss. Journal of Psychopathology and Behavioral Assessment, 31(3), 190-201. Disponível em: https://doi.org/10.1007/s10862-008-9113-1.

Jacobs JR, Bovasso GB. (2009). Re-examining the long-term effects of experiencing parental death in childhood on adult psychopathology. The Journal of nervous and mental disease, 197(1), 24-27. Disponível em: https://doi.org/10.1097/NMD.0b013e3181927723.

Kroen DWC. (2011). Como ajudar as crianças a enfrentar a perda de um ente querido – um guia para adultos. Lisboa: Planeta.

Lourie J. (1996). Cumulative trauma: the nonproblem problem. Transactional Analysis Journal, 26(4), 276-283.

Lytje M. (2017). Towards a model of loss navigation in adolescence. Death Studies, 41(5), 291-302. Disponível em: https://doi.org/10.1080/07481187.2016.1276488.

Mallon B (2011). Working with bereaved children and young people. London: SAGE.

Manczak EM, Basu D, Chen E. (2015). The price of perspective taking. Clinical Psychological Science, 4(3), 485-492. Disponível em: https://doi.org/10.1177/2167702615595001.

Melhem NM, Day N, Shear MK, Day R, Reynolds CF, Brent D. (2004). Traumatic grief among adolescents exposed to a peer's suicide. American Journal of Psychiatry, 161(8), 1411-1416. Disponível em: https://doi.org/10.1176/appi.ajp.161.8.1411.

Melhem NM, Moritz G, Walker M, Shear MK, Brent D. (2007). Phenomenology and correlates of complicated grief in children and adolescents. Journal of the American Academy of Child & Adolescent Psychiatry, 46(4), 493-499. Disponível em: https://doi.org/10.1097/chi.0b013e31803062a9.

Nader K, Salloum A. (2011). complicated grief reactions in children and adolescents. Journal of Child & Adolescent Trauma, 4(3), 233-257. Disponível em: https://doi.org/10.1080/19361521.2011.599358.

Payás AP. (2010). Las tareas del duelo. Psicoterapia de duelo desde un modelo integrativo-relacional. Barcelona: Paydós.

Pfeffer CR, Karus D, Siegel K, Jiang H. (2000). Child survivors of parental death from cancer or suicide: depressive and behavioral outcomes. Psycho-Oncology, 9(1), 1-10. Disponível em: https://doi.org/3.0.co;2-5">10.1002/(sici)1099-1611(200001/02)9:1<1::aid-pon430>3.0.co;2-5.

Pfefferbaum B, Call J, Lensgraf SJ, Miller P, Flynn B, Doughty D, Tucker P, Dickson W. (2001). Traumatic grief in a convenience sample of victims seeking support services after a terrorist incident. Annals of Clinical Psychiatry, 13(1), 19-24. Disponível em: https://doi.org/10.3109/10401230109147125.

Prigerson HG, Horowit, MJ, Jacobs SC, Parkes CM, Aslan M, Goodkin K, Raphael B, Marwit SJ, Wortman C, Neimeyer RA, Bonanno GA, Block SD, Kissane D, Boelen P, Maercker A, Litz BT, Johnson JG, First MB, Maciejewski PK. (2009). Prolonged grief disorder: psychometric validation of criteria proposed for DSM-V and ICD-11. PLoS medicine, 6(8), e1000121. Disponível em: https://doi.org/10.1371/journal.pmed.1000121.

Pynoos RS, Steinberg AM, Piacentini JC. (1999). A developmental psychopathology model of childhood traumatic stress and intersection with anxiety disorders. Biological psychiatry, 46(11), 1542-1554.

Revet A, Laifer L, Raynaud JP. (2018). Grief reactions in children and adolescents. In: Clinical handbook of bereavement and grief reactions (p. 63-83). New York: Springer.

Revet A, Bui E, Benvegnu G, Suc A, Mesquida L, Raynaud J-P. (2020). Bereavement and reactions of grief among children and adolescents: Present data and perspectives. L'Encéphale, 46(5), 356-363. Disponível em: https://doi.org/10.1016/j.encep.2020.05.007.

Santos A. (2018). Luto e divórcio. In: Antunes NL (ed.). Sentidos – o grande livro das perturbações do desenvolvimento e comportamento (p. 509-526). Lisboa: Lua de Papel.

Santos A, Albuquerque S. (2021). Intervenção psicológica no luto: conceptualização e intervenção no luto infantil. In: Gabriel S, Paulino M, Baptista TM. (2021). Luto – manual de intervenção psicológica (131-151). Lisboa: Editora Pactor.

Spuij M, Londen-Huiberts AV, Boelen PA. (2013). Cognitive-behavioral therapy for prolonged grief in children: feasibility and multiple baseline study. *Cognitive and Behavioral Practice*, 20, 349-361. Disponível em: https://doi.org/10.1016/j.cbpra.2012.08.002.

Trozzi M, Missimini K. (1999). Talking with children about loss: words, strategies, and wisdom to help children cope with death, divorce and other difficult times. New York: The Berkley Publishing Group.

van der Kolk B. (2014). The body keeps the score – mind, brain and body in the transformation of trauma. London: Allen Lane.

Vanderwerker LC, Jacobs SC, Parkes CM, Prigerson HG. (2006). An exploration of associations between separation anxiety in childhood and complicated grief in later life. The Journal of nervous and mental disease, 194(2), 121-123.

Walker P, Shaffer M. (2007). Reducing depression among adolescents dealing with grief and loss: a program evaluation report. Health & Social Work, 32(1), 67-68. Disponível em: https://doi.org/10.1093/hsw/32.1.67.

Worden J. (1996). Children and grief: when a parent dies. The Guilford Press.

Worden J. W. (2009). Grief counseling and grief therapy: a handbook for the mental health practitioner (4th ed.). New York: Springer Publishing Company.

WORLD HEALTH ORGANIZATION (2020). International statistical classification of diseases and related health problems (11th ed.). Disponível em: https://icd.who.int/.

Capítulo 7

Cuidado ao luto na Unidade de Terapia Intensiva – Adulto

Mayla Cosmo Monteiro
Larissa Teodora Genaro
Lívia Rodrigues

> Como é possível o mundo seguir adiante, inspirar e expirar de modo idêntico, enquanto dentro da minha alma tudo se desintegrou de forma permanente?
>
> *Chimamanda Ngozi Adichie*[1]

---

[1] Chimamanda Ngozi Adichie publicou o livro *Notas sobre o luto* após a perda do seu pai em 2020.

Este capítulo tem como objetivo discorrer sobre o cuidado ao luto em unidade de terapia intensiva (UTI) enfocando a família do paciente crítico, aquele que se encontra em risco iminente de perder a vida. Iniciaremos apresentando o *setting* da UTI e o modelo do cuidado centrado no paciente e na família. Os efeitos da internação para a família serão abordados, bem como a trajetória do morrer nesse setor, com destaque para os fatores de risco para luto complicado e para as intervenções psicossociais.

O *setting* da UTI

A UTI concentra pacientes em situação clínica grave ou de risco, clínico ou cirúrgico, que necessitam de cuidados diuturnamente ofertados por equipe multiprofissional especializada e capacitada no manejo de pacientes de alta complexidade (BRASIL, 2017).

Nos últimos anos, assistimos a uma mudança de perfil dos pacientes admitidos nas UTIs em função do envelhecimento populacional e do aumento de doenças cronicodegenerativas (GUIA et al., 2015). Grande parte dos pacientes internados tem doenças graves, porém potencialmente reversíveis, e necessita de suporte avançado de vida para substituir temporariamente as funções de órgãos nobres. Entretanto, alguns pacientes podem apresentar piora irreversível dos sintomas de uma doença crônica ou de um evento agudo (COELHO; YANKASKAS, 2017), tendo a morte como desfecho. Além disso, em decorrência do avanço tecnológico, por meio do respirador mecânico, da máquina de hemodiálise, do uso da ECMO (oxigenação por membrana extracorpórea), por exemplo, o paciente pode ser mantido por um longo período nessa unidade, ocasionando altos custos financeiros, morais e psicológicos para todos os envolvidos.

A terminalidade do paciente em UTI é atravessada por questões clínicas, familiares, sociais, culturais, religiosas, econômicas e éticas, abarcando aspectos multidimensionais. A morte iminente do paciente promove grande angústia e sofrimento para os familiares, ocasionando intensas vivências de desamparo (MONTEIRO, 2017; 2019), tal como ilustrada na situação clínica descrita a seguir.

Antônio[2] perdeu sua mãe há 11 meses. Pouco antes de ser internada na UTI, ela havia sido diagnosticada com câncer de pâncreas após passar por inúmeros médicos e por exames invasivos e dolorosos. O diagnóstico foi recebido com choque e surpresa, pois o emagrecimento súbito de sua mãe estava sendo tratado como consequência do diabetes. Em pouco tempo, o quadro clínico foi se deteriorando e a paciente precisou ser hospitalizada em decorrência da dor e da ascite (acúmulo anormal de líquido no interior do abdômen). O médico oncologista da paciente disse que não poderia acompanhar a internação e, a cada dia, mandava um médico diferente para avaliá-la. Essa equipe de referência não se comunicava adequadamente com a equipe do hospital, gerando muita insegurança em Antônio e em sua família – pai e irmã. Para ele, sua mãe foi "largada e abandonada" (sic) e ele se sentiu muito sozinho nesse processo. Anteriormente à internação, era Antônio o familiar mais próximo da paciente – "eu tenho uma relação além da vida com a minha mãe, uma relação muito

---

2   Antônio, nome fictício, foi um dos participantes de uma pesquisa qualitativa realizada por uma das autoras deste capítulo durante o pós-doutorado. A pesquisa tinha como objetivo investigar o processo de luto de familiares decorrente de morte em UTI. Os participantes foram entrevistados e preencheram um questionário para avaliar a presença de luto complicado – TRIG, na versão português brasileiro – Inventário Texas Revisado de Luto (ALVES; OLIVEIRA; LOTUFO-NETO, 2016). De acordo com o TRIG, Antônio estava vivenciando um luto complicado.

forte" (sic). A relação com o pai e a irmã era afetivamente distante. Quando recebeu a notícia de que sua mãe seria transferida para a UTI, conta que ficou "alegre" porque imaginava que ela seria bem tratada. Porém, a médica que o recebeu não teve uma postura acolhedora: "disse que eu precisava tomar uma decisão, pois o quadro era muito grave e terminal. Se entuba ou não entuba. Aquilo foi uma pancada porque imaginava que, na UTI, tudo seria diferente, que ela teria uma sobrevida, que fosse melhorar, mas aí fui vendo que não. E perguntei se eu nunca mais ia falar com a minha mãe, e se ela não ia poder decidir. Tentei dialogar com ela, mas ela foi muito impositiva" (sic). Antônio recorda com muito sofrimento os últimos momentos de vida de sua mãe: "presa, contida e sozinha na UTI" (sic). Conta que carrega uma enorme culpa por ter negado à mãe o direito de saber que ela estava morrendo, bem como por tê-la deixado sozinha em função da restrição do horário de vistas. Ela morreu 2 dias depois de ser internada na UTI e Antônio classificou sua morte como inesperada. Onze meses depois de perder a mãe, ele apresentava intenso sofrimento psíquico e sintomas indicativos de luto complicado.

O ambiente da terapia intensiva pode ser traumático tanto para o paciente como para sua família em função da necessidade de procedimentos invasivos, do uso da ventilação mecânica, da contenção, do isolamento, dos ruídos, da dificuldade de comunicação, de decisões sobre limitação de suporte de vida, entre outros fatores (MONTEIRO, 2017; GESI et al., 2020).

O luto é uma reação natural e esperada à perda de um ente querido e é vivido tanto individualmente como no contexto familiar. A perda pode influenciar o funcionamento e a dinâmica de uma família, obrigando os seus membros a se reorganizarem. A reação a esse evento depende de inúmeros fatores: características de quem morreu (idade, papel na família, o tipo de morte), do enlutado (personalidade, história passada de perdas, religião, suporte social e familiar) e da relação entre eles (BOWEN, 2004; WORDEN, 2013). Acresce-se a esses fatores, a complexa teia que se forma entre o médico, o paciente e sua família ao longo da internação em UTI (MONTEIRO; MAGALHÃES; MACHADO, 2017). Worden (2013) denomina esses fatores de "mediadores do luto", fundamentais para a compreensão das diferentes respostas ao luto. A investigação dos mediadores do processo de luto é importante na medida em que permite identificar as pessoas mais suscetíveis a complicações na adaptação à perda.

Coelho, Delalibera & Barbosa (2015) desenvolveram uma classificação abrangente dos mediadores do luto aplicados à população de cuidadores de pacientes com doenças graves, que se distinguem em fatores específicos e fatores gerais do luto. Os primeiros remetem para as características da perda que influenciam o curso do luto; os segundos não decorrem da situação da perda – são de natureza pessoal e social e afetam a saúde da população em geral, embora também interfiram na reação de luto (p. ex., características sociodemográficas da pessoa enlutada, seus antecedentes psiquiátricos, personalidade, estilo de vinculação, estilo de *coping*, lutos anteriores, suporte social, o funcionamento familiar e o contexto cultural e religioso). Os fatores específicos incluem o objeto da perda e os fatores situacionais. O objeto da perda é definido pelas características sociodemográficas do falecido, o grau de parentesco e o tipo de relação estabelecida entre o falecido e o enlutado. Os fatores situacionais englobam as circunstâncias da morte, as condições do tratamento (satisfação com os cuidados profissionais), as condições do cuidar (sobrecarga emocional, física e econômica do cuidador) e outros estressores concorrentes que afetam a população de enlutados no momento da perda ou no período subsequente. Compreender os fatores específicos do luto permite discriminar quais são os fatores que ampliam a extensão da resposta de luto especificamente na situação de perda, em comparação com outras patologias (p. ex., a depressão), para as quais concorrem fatores de ordem geral.

Na sequência de uma perda, há uma população intermediária de indivíduos – entre 10% e 20% – que apresentarão complicação no processo de luto, cujas severidade e duração dos efeitos justificam a intervenção terapêutica (KENTISH-BARNES et al., 2015; BARBOSA; COELHO, 2014; VILLAR et al., 2012). O luto complicado, uma síndrome bem definida de manifestações do luto que persiste por mais de 6 meses após a perda de uma pessoa significativa, é caracterizado por anseio persistente pelo falecido, tristeza intensa e dor emocional em resposta à morte, comprometimento funcional (ALVES; OLIVEIRA; LOTUFO-NETO, 2016; PATTISON; WHITE; LONE, 2021), descrença em relação à morte, raiva, amargura, pensamentos intrusivos e preocupantes do falecido, evitação de lembranças da perda e dificuldade em seguir em frente com a vida (KENTISH-BARNES et al., 2015). Três conceitos diagnósticos amplos foram propostos para caracterizar transtornos relacionados ao luto: transtorno do luto prolongado; transtorno do luto complexo persistente (DSM-V); e luto complicado (MACIEJEWSKI et al, 2016) . Neste capítulo, a terminologia "luto complicado" será utilizada, pois tem sido associada ao luto em cuidados intensivos (PATTISON; WHITE; LONE, 2021).

Há uma opinião comum na sociedade de que a UTI não é um "bom lugar" para morrer (KENTISH-BARNES, 2019). Essa opinião ganhou amplitude durante a pandemia de covid-19, que se espalhou pelo mundo de forma avassaladora a partir de 2020. As UTIs ganharam destaque na mídia, tanto por salvarem os pacientes graves com covid-19 como também por concentrarem grande número de óbitos. A mortalidade nas UTIs brasileiras no período pandêmico chegou a quase 80% entre pacientes com covid-19[3], dependendo da gravidade do doente e dos recursos tecnológicos e humanos disponíveis. Assim, a UTI voltou a ser estigmatizada como lugar de sofrimento e morte.

A UTI, nesse período pandêmico, se assemelhou a um cenário de "guerra" – pacientes gravemente enfermos, entubados, angustiados, aterrorizados, com medo de morrer, afastados de forma abrupta de seus familiares e isolados. Famílias tensas, sem possibilidade de visitar seu ente querido, de se despedir, de ter notícias acerca da evolução clínica, de participar de decisões, sem poder enterrar seus mortos e, muitas vezes, vivenciando perdas múltiplas e sequenciais de outros familiares (GESI et al., 2020). Diferentemente de antes da pandemia, os profissionais da saúde vivenciavam também o medo e a insegurança por estarem suscetíveis ao vírus e por assistirem a colegas e familiares adoecidos diante da imprevisibilidade do curso da doença e da falta de protocolos e diretrizes para atender àquela demanda.

Kentish-Barnes et al. (2021) realizaram uma pesquisa qualitativa com familiares de pacientes que morreram em UTI, na França, em decorrência da covid-19, destacando três temas principais que emergiram da análise das narrativas:

a. dificuldade na construção de um relacionamento com os médicos da UTI e a experiência da solidão: a despeito da implementação de chamadas por telefone ou por vídeo e de comunicação estruturada por meio de boletins médicos, os familiares reportaram que, muitas vezes, não entendiam as informações médicas adequadamente e se sentiram desamparados e solitários nessa experiência.

b. o paciente na UTI – os riscos da separação: devido ao acesso restrito à UTI, os familiares experimentaram descontinuidade e interrupções na relação com seu ente querido, que estavam associadas a sentimentos de impotência, abandono e irrealidade.

---

3 Dado extraído de http://www.utisbrasileiras.com.br/sari-covid-19-19/benchmarking-covid-19/. Acesso em 28 de agosto de 2022.

c. rituais de fim de vida interrompidos e o sentimento de "momentos roubados" com o falecido. As restrições sanitárias impostas não só mantiveram as famílias longe da pessoa moribunda, mas também do corpo do falecido. Durante o pico da pandemia, o acesso dos parentes ao corpo foi proibido e este era colocado em sacos lacrados já na UTI. Muitas famílias descreveram essa experiência como desumana e associada a sentimentos de raiva e injustiça. Como nos casos de desaparecimento, não ver o corpo pode criar dúvidas e incertezas entre os familiares enlutados. Assim, não ser permitido identificar oficialmente o corpo estava associado a uma profunda ambiguidade.

Esses autores destacaram quatro caminhos que podem amenizar o sofrimento da família em cenários de crise: salvaguardar o vínculo entre famílias e pacientes, mantendo a possibilidade de visita familiar, especialmente em situações de terminalidade; priorizar a comunicação de alta qualidade entre médicos e famílias, incluindo chamadas de vídeo quando possível e a intervenção de um facilitador responsável pela supervisão da comunicação médico-família durante a crise; preservar os rituais essenciais no final da vida e imediatamente após a morte, se possível, e ofertar apoio social efetivo em tempos de confinamento e isolamento social aos familiares enlutados (KENTISH-BARNES et al., 2021).

Por todas essas especificidades, a morte por covid-19, principalmente nas duas primeiras ondas da pandemia, foi considerada um preditor para luto complicado (GESI et al, 2020). Já distantes do terror vivenciado nos primeiros meses da pandemia, aprendemos que as diretrizes específicas de crise centradas no paciente e na família são necessárias para melhorar as experiências desses atores.

Nas últimas décadas, profissionais intensivistas – como são conhecidos os profissionais que trabalham em UTI – têm se empenhado com afinco para mudar esse cenário, desenvolvendo e promovendo o cuidado centrado no paciente e na família (DAVIDSON et al., 2017; COOMBS, 2010; GOLDFARB et al., 2017). Assim, torna-se possível que pacientes não tenham seu morrer prolongado por atitudes distanásicas[4] e nem uma morte solitária, tendo como companhia apenas tubos e aparelhos – situação bastante representativa da morte nessa unidade a partir do século XX (ARIÈS, 1989), especialmente durante a pandemia. Pesquisas sobre o luto na UTI também vêm se expandindo, permitindo uma melhor compreensão da experiência da família diante da morte e do morrer, bem como no período pós-morte (COURTRIGHT; BENOIT; HALPERN, 2017; KENTISH-BARNES, 2019; ERIKSON; MCADAM, 2020).

Cuidado centrado no paciente e na família (CCPF)

O modelo do cuidado centrado no paciente e na família (CCPF) foi elaborado por uma força-tarefa do American College of Critical Care Medicine, em 2007, com o objetivo de melhorar os resultados e desfechos para pacientes e aumentar a satisfação da família (DAVIDSON et al., 2007). O cuidado centrado no paciente envolve a adaptação da gestão de cuidados a crenças, preferências e valores dos pacientes. O cuidado centrado na família é

---

4 A distanásia se caracteriza pela manutenção de tratamentos invasivos em pacientes sem possibilidade de recuperação, submetendo-os a um processo de morte lenta, ansiosa e sofrida (PESSINI, 2011).

uma extensão natural desse conceito e reconhece que a família é parte vital da equipe de cuidados e essencial para a saúde e o bem-estar do paciente (GOLDFARB et al, 2017). A família é definida pelo paciente ou, no caso daqueles sem capacidade de decisão, por seus substitutos. É entendida como unidade social intimamente conectada ao paciente por meio de laços afetivos, não precisando ter parentesco legal ou consanguinidade (WALSH; MCGOLDRICK, 1998).

O CCPF preconiza as seguintes ações e responsabilidades da equipe intensivista (DAVIDSON et al., 2017):

4. **Presença familiar na UTI**. Os familiares podem permanecer junto ao paciente durante o período desejado, pois, nesse modelo, o familiar não é um mero visitante. Além disso, podem participar dos *rounds* (discussão dos casos clínicos de cada paciente) e estar presentes durante os esforços de ressuscitação, com um membro da equipe designado para apoiar a família.

5. **Suporte à família.** Esse suporte é disponibilizado por meio de ações psicoeducativas e pela oferta de panfletos com informações sobre o ambiente da UTI para reduzir a ansiedade e o estresse dos familiares.

6. **Comunicação com a família.** Conferências familiares interdisciplinares de rotina são utilizadas na UTI para melhorar a satisfação familiar com a comunicação e reduzir conflitos relacionados à tomada de decisão.

7. **Utilização de consultas específicas.** Consultas proativas de cuidados paliativos são fornecidas para diminuir o tempo de permanência hospitalar entre pacientes com doenças avançadas e graves. Uma consulta ética/bioética em casos de conflitos entre equipe e família relacionados ao tratamento também é ofertada à família. O apoio psicológico, social e espiritual é oferecido de forma a amenizar o sofrimento, mormente em situações de terminalidade.

8. **Questões operacionais e ambientais.** Protocolos devem ser implementados para garantir o uso adequado e padronizado de sedação e analgesia durante a retirada do suporte de vida. Práticas de redução de ruído, de higiene ambiental e de higiene do sono devem ser valorizadas.

A promoção do CCPF não está apenas associada à satisfação do paciente e da família, mas à melhoria do estado de saúde mental desses sujeitos, à otimização de recursos nas UTIs e à diminuição do tempo de hospitalização (GOLDFARB et al., 2017). As consequências da doença crítica a longo prazo vêm ganhando importância à medida que cresce a demanda por leitos nesse setor entre pacientes idosos e que a mortalidade diminui, resultando em um número crescente de sobreviventes pós-terapia intensiva (DAVIDSON; HARVEY; SCHULLER, 2013).

Síndrome pós-cuidados intensivos na família (PICS-F)

O termo PICS (*post intensive care syndrome*), traduzido como "síndrome pós-cuidados intensivos", foi cunhado pela Society of Critical Care Medicine, em 2010, e descreve um prejuízo novo ou agravado no *status* físico, cognitivo ou mental do paciente, surgido após a doença crítica e persistindo para além da hospitalização, impactando negativamente na funcionalidade e na qualidade de vida e sobrecarregando os cuidadores familiares e os serviços de saúde (MIKKELSEN; NETZER; IWASHYNA, 2017). Esse termo pode ser aplicado também para familiares de pacientes sobreviventes e não sobreviventes da UTI (PICS-F) e engloba um conjunto de complicações psicológicas (ELLIOT et al., 2014), como sintomas de insônia, ansiedade, depressão, transtorno do estresse pós-traumático (TEPT) e luto complicado (MIKKELSEN; NETZER; IWASHYNA, 2017). No caso de falecimento do paciente, a prevalência de PICS-F é superior a 65%, podendo persistir por meses ou anos (DAVIDSON; HARVEY; SCHULLER, 2013). Os riscos para o desenvolvimento da PICS-F incluem comunicação deficitária com a equipe de saúde, protagonismo nas tomadas de decisões, baixo nível educacional (MIKKELSEN; NETZER; IWASHYNA, 2017) e preocupações financeiras decorrentes dos altos gastos envolvidos (TREVICK; LORD, 2017).

Frivold, Slettebø e Dale (2016) investigaram o impacto da experiência na UTI na rotina de familiares de pacientes, bem como seus recursos de enfrentamento. Os autores chamam atenção para quadros de ansiedade e de pânico, perda de memória, pensamento mais lentificado, dificuldades para se expressar e para a presença de reações emocionais negativas. Alguns familiares tiveram problemas em seguir com suas vidas em função da carga emocional advinda da internação na UTI. Outros utilizaram como estratégia o enfrentamento focado no problema descrito por Lazarus, em 1999, que visa a mudança da situação. O uso dessa estratégia e um senso de controle são importantes para diminuir o sofrimento da família.

Em um estudo longitudinal e prospectivo com 50 familiares de pacientes internados na UTI de um grande hospital universitário nos Estados Unidos, ansiedade e depressão diminuíram no período de 6 meses de *follow-up*. Apesar disso, 35% dos participantes tiveram sintomas de TEPT relacionados à experiência da UTI e 46% dos enlutados apresentaram sintomas de luto complicado a partir do 6º mês de acompanhamento (KENTISH-BARNES et al., 2015). Outros estudos corroboram esses dados ao descreverem os familiares de pacientes que morreram em UTI como vulneráveis do ponto de vista psicológico (KENTISH-BARNES; CHEVRET; AZOULAY, 2016; PROBST et al., 2016).

Os caminhos do luto na UTI

A trajetória da morte na UTI afetará o morrer e a subsequente experiência de luto para as famílias. Pattison, White e Lone (2021) descreveram quatro trajetórias principais do morrer nesta unidade: 1) morte rápida inesperada – o estado clínico dos pacientes se deteriora de forma inesperada e é improvável que decisões de fim de vida tenham sido tomadas, bem como planos de cuidados neste contexto iniciados; 2) morte rápida esperada – a morte do paciente é precedida por declínio na condição clínica, geralmente relacionado a um episódio agudo ligado a uma doença crônica preexistente;

3) morte crônica inesperada – os pacientes frequentemente passam por um período de doença prolongada que leva à admissão na UTI; 4) morte crônica esperada – ocorre quando os pacientes têm doenças graves e progressivas, como câncer e doença pulmonar obstrutiva crônica (DPOC, e podem ou não receber cuidados paliativos. Há o reconhecimento de que o paciente está morrendo e essa expectativa é comunicada às famílias, que começam a se preparar para a morte.

A morte é o evento disruptivo que abala as crenças e concepções da pessoa que perde um ente querido, desestabiliza e desorganiza os alicerces da estrutura familiar e coloca uma interrogação nos planos e expectativas para o futuro (Lerner; Faria, 2019). Ambos os tipos de morte, esperada ou inesperada, podem ser traumáticas para os pacientes e familiares, embora a literatura sugira que a natureza súbita da morte pode ser mais traumática

(PATTISON; WHITE; LONE, 2021; KENTISH-BARNES et al., 2015; 2016). Quando a morte já é esperada ou está em concordância com o ciclo de vida, seja por doença prolongada, seja de familiares idosos, a família adapta-se mais facilmente e pode começar a realizar as tarefas de luto mais cedo, no período de luto antecipatório – mecanismo adaptativo no qual é possível se preparar cognitiva e emocionalmente para a morte iminente (RANDO, 2000; MONTEIRO; MAGALHÃES; MACHADO, 2017). Já em famílias que vivenciam uma morte súbita, não esperada, não há a possibilidade de se adaptarem à perspectiva de perda, o que pode tornar o processo de luto mais complicado e mais longo (ROSEN, 1998).

Quando um paciente se interna na UTI, tratamentos de suporte de vida são iniciados de forma a estabilizarem o doente crítico. Entretanto, qualquer evento que precipite uma admissão em UTI pode levar à piora irreversível dos sintomas de uma doença crônica ou de um evento agudo. Nesse contexto, cada vez mais se preconiza a integração precoce dos cuidados intensivos aos cuidados paliativos (NIEMEYER-GUIMARÃES, 2021).

De acordo com a Organização Mundial de Saúde (OMS, 2017), cuidado paliativo é uma abordagem que melhora a qualidade de vida dos pacientes e de suas famílias que enfrentam os problemas associados à doenças ameaçadoras da vida, por meio da prevenção e alívio do sofrimento, pela identificação precoce, avaliação impecável e tratamento da dor e de outros problemas físicos, psicossociais e espirituais. Assim, espera-se que os profissionais de cuidados intensivos possam fornecer alívio de sintomas das doenças graves, controlar a dor constantemente, realizar reuniões com familiares para esclarecimento adequado das metas de cuidado, dar más notícias de forma prudente e empática e fornecer apoio tanto ao paciente como a sua família. O trabalho interdisciplinar ganha destaque e a gestão de cuidados inclui apoio social, psicológico e espiritual. Para os pacientes que ainda podem se beneficiar do tratamento modificador da doença, todo esforço e investimento devem ser feitos. Porém, quando isso não é possível, o único objetivo do cuidado é maximizar o conforto e a qualidade de vida (NIEMEYER-GUIMARÃES, 2021). Nesse momento, há uma transição relacionada ao foco do cuidado, que passa a priorizar o cuidado ao fim da vida, cujo objetivo primário é o bem-estar do paciente, permitindo-lhe uma morte digna e tranquila. A priorização dos cuidados paliativos e a identificação de medidas fúteis devem ser estabelecidas de forma consensual pela equipe multiprofissional, pelo paciente (se capaz), seus familiares ou seu representante legal (MORITZ et al., 2011).

Kentish-Barnes et al. (2016) elaboraram um questionário, denominado CAESAR, para avaliar a experiência de familiares de pacientes que morreram na UTI. O questionário é composto pelos seguintes itens que compõem parâmetros de qualidade de morte: dor sob controle; manutenção da dignidade; percepção de cuidado atento pela equipe; satisfação com a qualidade do cuidado médico; recebimento de informações claras sobre a iminência da morte; satisfação com a qualidade de comunicação com a equipe médica e de enfermagem; inexistência de conflitos com a equipe relacionados à tomada de decisão; oportunidade de discutir com a equipe os desejos e as preferências do paciente; uso de medidas proporcionais de cuidado; oportunidade de se despedir e expressar sentimentos importantes; companhia no momento da morte; e satisfação com o suporte recebido durante o processo ativo de morte. Quanto menor o escore, maior é a dificuldade da família relacionada à experiência do morrer e do luto pós-morte. Assim, o uso desse questionário pode parametrizar as intervenções junto às famílias e pacientes.

Os momentos finais da vida de pacientes nas UTIs são geralmente precedidos de decisões sobre a recusa (*withholding*) ou a suspensão (*withdrawal*) de tratamentos considerados fúteis ou inúteis, entendidos como aqueles que não trazem benefícios para o paciente conseguir manter ou restaurar sua vida, garantindo o bem-estar, trazendo-o à consciência e aliviando seu sofrimento; ao contrário, só levam a sofrimentos adicionais (CURTIS; VINCENT, 2010). Tais decisões compõem a avaliação dos Limites de Suporte de Vida (LSV), que se contrapõem à futilidade terapêutica, numa tentativa de evitar processos de morte dolorosos. Estudos mais recentes mostram o aumento do emprego do LSV em até 90% nas UTIs (PARANHOS; REGO, 2014). As diretivas antecipadas de vontade (DAV), quando disponíveis, devem orientar o processo de tomada de decisão, pois, nessas circunstâncias, o paciente comumente encontra-se sedado. Nas DAV, o paciente manifesta previamente, por meio do testamento vital e do mandato duradouro, a quais tratamentos médicos deseja ser submetido ou não. O testamento vital é um documento que contém os desejos antecipados do enfermo, em situação de lucidez mental e de total autonomia de decisão, para ser utilizado quando ele não puder mais decidir por conta própria. Nesse caso, usa-se o mandato duradouro, que nomeia alguém para tomar decisões pelo paciente (GOMES et al., 2018). Portanto, considerar as DAV é uma prática ética que promove a tomada de decisão baseada no respeito à autonomia do paciente (YAMAMOTO et al., 2021).

A morte e o morrer em UTI podem ser alguns dos eventos mais profundos para as famílias. A vivência de uma morte súbita e traumática e a falta de acompanhamento formalizado do luto impõem desafios significativos para os familiares, que podem levar a trajetórias de luto complicadas, transtorno de luto prolongado (TLP) e aumento do risco de TEPT (PATTINSON; WHITE; LONE, 2020). Tais desordens impactam profundamente o funcionamento físico, mental e social. Kentish-Barnes et al. (2015) recomendam a avaliação específica dessas desordens em familiares que perderam pacientes na UTI e a ampliação da compreensão acerca dos fatores de risco para o desenvolvimento dessas síndromes.

Fatores de risco para o luto complicado em UTI

Um estudo pioneiro sobre luto complicado em familiares que perderam pacientes na UTI aponta que 52% dos familiares apresentaram sintomas de luto complicado 6 meses após a perda, e que essa proporção persistiu inalterada quando esses familiares foram avaliados 1 ano após a morte (KENTISH-BARNES et al., 2015). Os autores encontraram como determinantes no processo de luto os seguintes fatores: ser familiar do sexo feminino; morar sozinho; paciente morrer entubado; estar presente no momento da morte; não conseguir se despedir do paciente; e comunicação deficitária com equipe de saúde.

Alguns desses fatores que foram associados significativamente ao luto complicado sugerem explicações específicas. Por exemplo, familiares de pacientes que morreram entubados podem não ter tido conhecimento do momento exato da morte, o que pode levar à descrença em relação a esse momento. Por sua vez, familiares de pacientes que morreram sem entubação podem ter percebido a morte como mais natural e podem ter recebido maior apoio da equipe da UTI, em especial durante manifestações de dificuldade respiratória ou de necessidade de titulação da sedação. Não se despedir do paciente pode contribuir para sentimentos de anseio pelo falecido, bem como para a raiva e a amargura. Ajudar ativamente a família a entender que o paciente está morrendo e permitir rituais de despedidas é crucial. Estar presente no momento da morte aumentou o risco para luto complicado nesse estudo, o que causou surpresa para os pesquisadores. De forma geral, os familiares expressam o desejo de estar com seu ente querido no momento da morte, sendo este inclusive um marcador de boa qualidade dos cuidados ao fim da vida. No entanto, a hipótese dos autores é que a família pode desejar testemunhar a morte e, no entanto, ter dificuldades para lidar com essa experiência no ambiente da UTI. Uma gestão inadequada do conforto e da dignidade do paciente pode impactar na experiência da família no processo de morte. Portanto, familiares que desejam estar presentes no momento da morte precisam de apoio compassivo antes, durante e depois dessa experiência. Esse estudo é importante porque traz novos alvos para a melhoria das práticas de cuidados ao fim da vida em UTI visando diminuir o sofrimento dos familiares, como: considerar a vontade do paciente e a extubação apropriada; oportunizar despedidas ao paciente; e oferecer comunicação de alta qualidade (KENTISH-BARNES et al., 2015).

Estudos posteriores apontaram outros fatores que ajudam na ampliação da compreensão acerca dos fatores de risco para o desenvolvimento do luto complicado em familiares de pacientes que morreram na UTI, tais como se seguem: internação prolongada em UTI (KENTISH-BARNES et al., 2016); testemunhar esforços de ressuscitação; presenciar o sofrimento do paciente (PROBST et al., 2016); e ser cônjuge (MCADAM; PUNTILLO, 2018). Além disso, incrementam as sugestões para o cuidado ao luto antes e depois da perda, ressaltando a importância do envolvimento da família no processo de tomada de decisão (KENTISH-BARNES et al., 2016; MONTEIRO; MAGALHÃES; FÉRES-CARNEIRO; DANTAS, 2019; DOWNAR et al., 2020; SANDERSON et al., 2022), da manutenção da dignidade do paciente, do respeito aos seus valores e vontades, do suporte espiritual e dos cuidados ao luto pós-morte em UTI (MCADAM; PUNTILLO, 2018).

De acordo com Kramer et al. (2010) e Delalibera et al. (2015), pouca investigação tem sido feita sobre como as experiências de prestação de cuidados no final de vida podem influenciar o processo de luto dos familiares cuidadores. A prestação de cuidados se traduz não só nos aspectos técnicos e físicos, mas na interligação das necessidades físicas, psicológicas, relacionais, sociais e espirituais do doente, ao longo da evolução do seu quadro clínico. Abrange, portanto, ações instrumentais e relacionais realizadas pela equipe de saúde/cuidador familiar desde o diagnóstico até a morte.

Cuidado ao luto na UTI: intervenções psicossociais

Diante da iminência da morte do paciente, muitos familiares antecipam a perda e iniciam a vivência do luto antecipatório (LA), como visto anteriormente. Esse processo é gerador de angústia e marca a transição para uma realidade diferente, na ausência do outro significativo (paciente), caracterizado pela ambivalência entre duas dimensões principais: de um lado, o reconhecimento da proximidade da morte devido a perdas pessoais e relacionais atuais; por outro lado, a proteção mútua dessa dolorosa realidade e a sustentação da esperança para continuar funcionando e cuidar do doente (COELHO; BARBOSA, 2017). Coombs (2010) propõe intervenções aos familiares na UTI que englobam o cuidado ao luto antecipatório e o cuidado ao fim da vida centrado na família, com base nos processos cognitivo, emocional e social, descritas a seguir:

- **Intervenções com base no processo cognitivo**: objetiva ajudar a família a compreender que a morte é iminente e que decisões relacionadas ao cuidado final de vida precisam ser tomadas. A equipe de saúde deve fornecer informações claras e honestas, demonstrar que o paciente está recebendo cuidados, realizar frequentemente conferências familiares, permitir a participação da família nos *rounds* e garantir que os valores e preferências do paciente sejam respeitados;
- **Intervenções com base no processo emocional**: visa ajudar a família a encontrar significado para a vida do paciente e ser capaz de se despedir. A equipe de saúde deve conhecer a biografia do paciente, ser empática com a família, estar presente e disponível e garantir, se possível, que o paciente não sentirá dor.

- **Intervenções com base no processo social:** almeja que a família mantenha os vínculos sociais e de apoio. A equipe de saúde deve auxiliar a família a identificar fontes de suporte social a curto e a longo prazo e ofertar apoio espiritual, cultural e em aspectos práticos.

O suporte ao luto na UTI varia amplamente pelo mundo. Erikson e McAdam (2020) sistematizaram em uma pesquisa o *status* atual de suporte ao luto em UTI e encontraram muitas variedades, como: envio de uma carta de condolências; distribuição de panfletos explicativos sobre o luto; *follow-up* à família por telefone; participar de grupos de psicoeducação sobre o luto; ter encontros com a equipe médica; receber apoio espiritual; encaminhamento para aconselhamento ao luto; realização de grupos formais de apoio familiar; intervenções de criação de memórias; e oferta de serviços funerários. Na maioria dos estudos pesquisados pelas autoras, o apoio ao luto foi prestado por enfermeiros da UTI ou por assistentes sociais.

As "intervenções de criação de memórias" (*memory-making interventions*) incluem a caixa de memória, diários da UTI, contar histórias (*storytelling*) e uma lembrança do eletrocardiograma – *ECG Memento*. A caixa de memória geralmente contém um lembrete físico do paciente (p. ex., uma mecha de cabelo, impressão digital ou fotografia) e é criada imediatamente após a morte do paciente. Um diário da UTI é escrito por familiares e pela equipe de saúde quando o paciente está em estado grave (p. ex., sedado e ventilado) e é lido posteriormente para ajudar a entender os eventos na UTI. Contar histórias é uma forma de as famílias da UTI compartilharem sua experiência antes, durante, e após a doença e morte do paciente, deixando esse registro em um livro próprio de forma que outros familiares possam acessá-lo. Por fim, a lembrança do eletrocardiograma é composta por uma faixa de 3 polegadas do ritmo cardíaco do paciente montada em um cartão, que é assinado pela equipe de saúde. Ressalta-se que essas intervenções precisam ser realizadas de forma sensível e cuidadosa, de modo que o familiar não se sinta desconfortável e forçado a aceitar (ERIKSON; MCADAM, 2020).

Importante destacar que o luto é uma experiência individual e que o impacto das ações de suporte varia entre os membros da família. As intervenções de suporte ao luto precisam ser pensadas levando em consideração o contexto social, cultural, espiritual e religioso de cada enlutado. A maneira como cada sistema familiar responderá à perda ou à ameaça de morte dependerá de sua estrutura prévia, da relação estabelecida entre seus membros, da relação com a equipe de saúde, da condição clínica, entre outros fatores. Portanto, durante a internação em UTI é importante avaliar:

- Os motivos que levaram à situação de terminalidade (doença aguda ou crônica, violência, tentativas de suicídio, acidentes);
- A relação com a equipe de saúde;
- A percepção da família acerca do cuidado dispensado ao paciente;
- O grau de conhecimento do quadro clínico e de segurança relacionada ao processo de tomada de decisão;
- A rede familiar e social (disponibilidade da família nuclear e extensa e da rede de apoio extrafamiliar);
- A flexibilidade do sistema familiar;
- A comunicação entre os membros (aberta ou permeada por segredos);

- O papel do enfermo na família;
- As relações conflituosas ou rompidas na época do diagnóstico e da internação;
- O momento da perda no ciclo de vida individual e familiar;
- O contexto sociocultural e religioso (WALSH; MCGOLDRICK, 1998; MONTEIRO, 2017).

Nesse momento, gostaríamos de voltar ao caso de Antônio e elencar alguns cuidados que poderiam ter sido ofertados pela equipe intensivista multiprofissional de forma a amenizar seu sofrimento e o de sua família durante e após a morte de sua mãe: 1) compreender a história da doença e a biografia da doente visando manter a continuidade do cuidado; 2) discutir com sensibilidade e cuidado a probabilidade de morte iminente; 3) compartilhar as decisões relativas à limitação terapêutica com base nos valores e preferências da paciente; 4) fornecer oportunidades para a família fazer perguntas sobre os eventos que podem levar à morte da paciente para reduzir a culpa sobre os esforços feitos ou não feitos; 5) ofertar apoio psicológico para a família poder expressar seus pensamentos e sentimentos relacionados à perda; 6) flexibilizar horário de visitas; 7) manter equipe disponível e atenta durante o processo do morrer para ajudar a família a entender a situação e não se sentir abandonada.

Grande parte dos itens supracitados refere-se a fatores relacionais. A relação satisfatória da família com a equipe de saúde da UTI foi apontada em muitos estudos referenciados, neste capítulo, como um fator de proteção ao luto complicado. De acordo com Braz e Franco (2017), os fatores de proteção não funcionam como uma blindagem para o indivíduo deixar de viver e de sentir a morte de um ente querido, porém podem tornar essa vivência menos dolorosa. Como os fatores de risco e proteção precisam ser compreendidos a partir do contexto da morte, da cultura, da personalidade do enlutado e da função e do significado que o indivíduo atribui para tal acontecimento, estes podem variar de acordo com as variáveis citadas, ou seja, um mesmo fator pode ser considerado de risco ou de proteção. Portanto, mesmo que se identifique um fator de risco ou de proteção, não necessariamente ele terá efeito no processo de luto, mas poderá ser protetor ou complicador.

Como implicação para a prática clínica, recomendamos que os membros da equipe de saúde intensivista ampliem suas competências profissionais, tanto as *hard skills* – habilidades técnicas – como as *soft skills* – habilidades socioemocionais (Rosa; Carvalho; Barja, 2022), incluindo em sua formação temas como luto, comunicação de notícias difíceis, bioética, cuidados paliativos, manejo de conflitos, espiritualidade, entre outros, podendo oferecer um cuidado que traga conforto e segurança para o paciente e sua família.

> A dor era a celebração do amor, aqueles que sentiam dor verdadeira tinham sorte de ter amado.
>
> *Chimamanda Ngozi Adichie*

Referências

Alves TM, Oliveira MC, Lotufo-Neto F. Diagnosis of complicated grief using the texas revised inventory of grief, brazilian portuguese version. J Psychol Clin Psychiatry, 6 (1): 4-12, 2016.

Ariès P. Sobre a história da morte no ocidente desde a Idade Média. Lisboa, Portugal: Editorial Teorema, 1989.

Barbosa A, Coelho A (eds.). Mediadores do luto. Lisboa: Faculdade de Medicina de Lisboa – Centro de Bioética, 2014.

Bowen M. Family reaction to death. In: Walsh F, McGoldrick M. Living beyond loss: death in the family. 2. ed. New York: W.W. Norton, 2004.

BRASIL. Ministério da Saúde. Portaria n. 895, de 31 de março de 2017. Disponível em: http://www.as.saude.ms.gov.br/wp-content/uploads/2016/08/Portaria_895_2017_UTI_UCO.pdf.

Braz MS, Franco MHP. Profissionais paliativistas e suas contribuições na prevenção de luto complicado. Psicologia: Ciência e Profissão, 37(1): 90-105, 2017.

Coelho A, Barbosa A. Family anticipatory grief: an integrative literature review. Am J Hosp Palliat Care, 34 (8): 774-785, 2017.

Coelho CBT, Yankaskas JR. New concepts in palliative care in the intensive care unit. Rev Bras Ter Intensiva. 29 (2): 222-230, 2017.

Coelho AM, Delalibera MA, Barbosa A. Palliative care caregivers' grief mediators: a prospective study. Am J Hosp Palliat Care. 33(4): 346-53, 2016.

Coombs MA. The mourning before: can anticipatory grief theory inform family care in adult intensive care? International Journal of Palliative Nursing, 16 (12): 580-4, 2010.

Courtright KR, Benoit DD, Halpern SD. Life after death in the ICU: detecting family-centered outcomes remains difcult. Intensive Care Med, 43:1529-1531, 2017.

Curtis JR, Vincent JL. Ethics and end-of-life care for adults in the intensive care unit. Lancet, 375: 1347-1353, 2010.

Davidson J; et al. Guidelines for family-centered care in the neonatal, pediatric and adult intensive care unit critical care medicine. Crit Care Med. 45(8): 103-128, 2017.

Davidson JE, Harvey MA, Schuller J. PICS: what it is and how to help prevent it. Am Nurse Today. 8 (5), 2013. Disponível em: https://www.americannursetoday.com/post-intensive-care-syndrome-what-it-is-and-how-to-help-prevent-it/. Acesso em: 20 jan. 2022.

Davidson JE; et al. Clinical practice guidelines for support of the family in the patient-centered intensive care unit: American College of Critical Care Medicine Task Force 2004-2005. Crit Care Med. 35: 605-622, 2007.

Delalibera M; et al. A dinâmica familiar no processo de luto: revisão sistemática da literatura. Ciência & Saúde Coletiva, 20(4): 1119-1134, 2015.

Downar J; et al. A qualitative study of bereaved family members with complicated grief following a death in the intensive care unit. Canadian Journal of Anesthesia, 67: 685-693, 2020.

Elliott D; et al. Exploring the scope of PICS therapy and care: engagement of non-critical care providers and survivors in a second stakeholders meeting. Crit Care Med, 42 (12): 2518-26, 2014.

Erikson A, Mcadam J. Bereavement care in the adult intensive care unit directions for practice. Crit Care Nurs Clin North Am, 32 (2): 281-294, 2020.

Frivold G, Slettebø A, Dale B. Family members' lived experiences of everyday life after intensive care treatment of a loved one: a phenomenological hermeneutical study. J Clin Nurs, 25(3-4): 392-402, 2016.

Gesi C; et al. Complicated grief: what to expect after the coronavirus pandemic. Front Psychiatry, 11: 489, 2020.

Goldfarb MJ; et al. Outcomes of patient- and family-centered care interventions in the ICU. Critical Care Medicine, 45(10): 1751-1761, 2017.

Gomes BMM; et al. Diretivas antecipadas de vontade em geriatria. Rev. Bioét, 26 (3), 2018. https://doi.org/10.1590/1983-80422018263263

Guia CM; et al. Perfil epidemiológico e preditores de mortalidade de uma unidade de terapia intensiva geral de hospital público do Distrito Federal. Com. Ciências Saúde. 26 (1/2): 9-19, 2015.

Kentish-Barnes N; et al. Lived experiences of family members of patients with severe COVID-19 who died in intensive care units in France. JAMA Netw Open, (6):e2113355, 2021. doi:10.1001/jamanetworkopen.2021.13355

Kentish-Barnes N. Bereavement care and research in the intensive care unit: Opportunities and challenges. Nurs Crit Care. 24: 189-191, 2019.

Kentish-Barnes N; et al. Complicated grief after death of a relative in the intensive care unit. Eur Respir J. 45 (5): 1341-52, 2015.

Kentish-Barnes N. et al. CAESAR: a new tool to assess relatives' experience of dying and death in the ICU. Intensive Care Med, 42: 995-1002, 2016.

Kentish-Barnes N, Chevret S, Azoulay E. Impact of the condolence letter on the experience of bereaved families after a death in intensive care: study protocol for a randomized controlled trial. Trials, 17 (1), 102, 2016.

Kramer BJ; et al. Complicated grief symptoms in caregivers of persons with lung cancer: the role of family conflict, intrapsychic strains, and hospice utilization. Omega J Death Dying, 62 (3), 201-220, 2010.

Lerner K, Faria AF. "Reaprender a viver": os sentidos da morte e do sofrimento entre mães que perderam filhos. Revista M. Estudos sobre a morte, os mortos e o morrer, 4 (7): 180-200, 2019. sep. 2019.

Maciejewski PK; et al. "Prolonged grief disorder" and "persistent complex bereavement disorder", but not "complicated grief", are one and the same diagnostic entity: an analysis of data from the Yale Bereavement Study. World Psychiatry, 15: 266-275, 2016.

McAdam JL, Puntillo K. Pilot study assessing the impact of bereavement support on families of deceased intensive care unit patients. Am J Crit Care, 27 (5):372-380, 2018.

Mikkelsen ME, Netzer G, Iwashyna T. Post-intensive care syndrome (PICS). Uptodate. 2017. Disponível em: https://www.uptodate.com/contents/post-intensive-care-syndrome-pics. Acesso em: 10 de agosto de 2022.

Monteiro MC, Magalhães AS, Machado RN. A morte em cena na UTI: a família diante da terminalidade. Temas em Psicol. 25: 1301-1315, 2017.

Monteiro MC. A morte e o morrer em UTI – família e equipe médica em cena. Curitiba: Editora Appris, 2017.

Monteiro MC. UTI: vida e morte no limbo hospitalar. In: Quayle, J (org.). O Adoecer. São Paulo: Editora dos Editores, 2019.

Monteiro MC, Magalhães AS, Féres-Carneiro T. Machado RN. Terminalidade em UTI: dimensões emocionais e éticas do cuidado do médico intensivista. Psicologia em Estudo, 21 (1): 65-75, 2016.

Monteiro MC, Magalhães AS, Féres-Carneiro T, Dantas CR. The decision-making process in families of terminal ICU patients. Psico-USF, 24 (3): 437-448, 2019.

Moritz RD; et al. II Fórum do "Grupo de Estudos do Fim da Vida do Cone Sul": definições, recomendações e ações integradas para cuidados paliativos na unidade de terapia intensiva de adultos e pediátrica. Rev. Bras. Ter. Intensiva, 23 (1), 2011. https://doi.org/10.1590/S0103-507X2011000100005.

Niemeyer-Guimarães M. Cuidados paliativos: definição e integração com cuidados intensivos. In: MORITZ, R. D. et al (Eds.). Cuidados paliativos, comunicação e humanização em UTI. São Paulo: Ed. Atheneu e AMIB, 2021.

Oliveira ABF; et al. Fatores associados a maior mortalidade e tempo de internação prolongado em uma unidade de terapia intensiva de adultos. Rev. Bras. Ter. Intensiva, 22 (3), 2010. Disponível em: https://doi.org/10.1590/S0103-507X2010000300006.

Paranhos GK, Rego S. Limitação do suporte de vida pediátrico: argumentações éticas. Rev. Bioética, 22 (3), 519-528, 2014.

Pattison NA, White C, Lone NI. Bereavement in critical care: a narrative review and practice exploration of current provision of support services and future challenges. Journal of the Intensive Care Society, 22(4):349-356, 2021.

Pessini L. Distanásia: até quando prolongar a vida? São Paulo: Centro Universitário São Camilo: Loyola, 2001.

Probst DR; et al. ICU versus non-ICU hospital death: family member complicated grief, Posttraumatic Stress, and Depressive Symptoms. J Palliat Med., 19(4): 387-93, 2016.

Rando, T. Clinical dimensions of anticipatory mourning. Illinois (EUA): Research Press, 2000.

Rosa CSR, Carvalho AGF, Barja PR. (2022). Soft skills: desenvolvimento das competências do enfermeiro na atualidade. Revista Univap, 28 (57): 1514-21, 2022.

Rosen EJ. Families facing death: family dynamics of terminal illness. New York: Lexington Books, 1998.

Sanderson EA. M. et al. Risk factors for complicated grief among family members bereaved in intensive care unit settings: a systematic review. PLoS ONE 17(3): e0264971, 2022.

Trevick SA, Lord AS. Post-traumatic stress disorder and complicated grief are common in caregivers of neuro-icu patients. Neurocritical Care, 26 (3): 436-443, 2017.

villar RS; et al. Incidence of prolonged grief disorder in relatives of patients who die during or after admission in Intensive Care Unit. Rev. Esp. Anestesiol. Reanim, 59 (10): 535-541, 2012.

Walsh F, Mcgoldrick M. A perda e a família: uma perspectiva sistêmica. In: Walsh F, Mcgoldrick M (orgs.). Morte na família: sobrevivendo às perdas. Porto Alegre: ArtMed, 1998.

Worden JW. Aconselhamento do luto e terapia do luto. 4. ed. São Paulo: Ed. Roca, 2013.

WORLD HEALTH ORGANIZATION. WHO Definition of Palliative Care. Genebra: World Health Organization; 2020. Disponível em: www.who.int/cancer/palliative/definition/en. Disponível em? 28 ago. 2022.

Yamamoto K; et al. Advance care planning for intensive care patients during the perioperative period: a qualitative study. SAGE Open Nursing, 1 (7), 23779608211038845, 2021. https://doi.org/10.1177/23779608211038845.

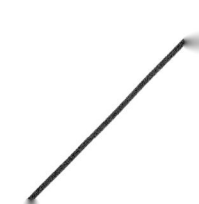

Capítulo 8

CUIDADOS PALIATIVOS E REFLEXÃO BIOÉTICA EM FIM DE VIDA

João Andrade L. Sales Júnior
Mariana de Abreu Machado

Desde meados do século passado, uma verdadeira revolução sanitária ampliou em muito a expectativa de vida com a ampliação das vacinas, o melhor controle de doenças crônicas e a melhoria das condições de vida. Neste esteio, a crescente incorporação tecnológica, o surgimento das unidades de terapia intensiva (UTI) na década de 1950, ou seja, uma medicina cada vez mais intervencionista trouxe também questionamentos sobre os rumos do uso de todo esse aparato, os limites de seu uso quando a qualidade de vida é substituída por um prolongamento da vida com intenso sofrimento, sem o cuidado adequado, sem a reflexão de valores atinentes (SALES JR, 2017). A avassaladora incursão técnica na medicina do século XX e com novidades neste século, veja-se o avanço da inteligência artificial, da robótica, da engenharia genética, mostrou-se insuficiente para abordagem do ser integral. Afora a massificação dos atendimentos em saúde e os nosocômios numa verdadeira esteira de produção: internação – múltiplos exames – diagnóstico – tratamento – alta (ou óbito), numa intensificação do modelo biomédico clássico. Esse modelo, voltado para a produção e burocratizado e metrificado em planilhas de gestão de resultados, tem ocasionado uma perda de significado da assistência e consequente aumento da frustração dos profissionais de saúde e da insatisfação dos pacientes não assistidos em sua integralidade. Traremos, neste capítulo, uma reflexão e a conceituação dos cuidados paliativos e da bioética, contextualizando os cuidados ao fim da vida.

Cuidados paliativos

É exatamente nessa preocupação de um olhar ampliado para o cuidado a pessoas que se deparam com doenças ameaçadoras da vida em progressão que surgem os cuidados paliativos. Inicialmente, os cuidados paliativos eram restritos, principalmente, aos pacientes com câncer no fim da vida. Cicely Saunders funda o St. Christopher's Hospice em Londres, em 1967, lançando as bases para o moderno movimento *hospice*. Ali, os pacientes em fase final de vida encontram alívio da "dor total", em suas dimensões física, psicológica, social e espiritual. O cuidado paliativo afirma a vida e defende o processo de morrer com dignidade como um processo natural da linha existencial. Integrando a equipe multiprofissional ao cuidado integral do enfermo, amparando a família no enfrentamento do adoecimento e do luto, o cuidado paliativo procura dignificar a vida até a morte.

É certo que a proposta dos cuidados paliativos (o termo "paliativo" deriva do latim *pallium*, um manto usado pelos peregrinos, na Idade Média, durante suas viagens aos santuários, para protegê-los das intempéries) se afirma na proteção, na vida, sobretudo, no alívio possível do sofrimento inerente ao adoecer e à consciência da finitude. Promover cuidados paliativos proporcionais às necessidades de cada sujeito e de sua família se alinha ao paradigma do cuidar e contrapõe-se à obstinação terapêutica e ao paradigma de negação da morte e/ou sua percepção como um fracasso terapêutico. É importante salientar a abrangência dessa área de atuação, não restrita a pacientes em processo ativo de morte, mas destinada a quaisquer pessoas com doenças ameaçadoras da continuidade da vida.

Assim, a Organização Mundial de Saúde (OMS) definiu cuidados paliativos como "a abordagem que promove a qualidade de vida dos pacientes (adultos ou crianças) e de seus familiares que enfrentam problemas associados a doenças que ameaçam a vida. Previne e alivia sofrimento por meio da investigação precoce, avaliação correta e tratamento da dor e de outros problemas físicos, psicossociais ou espirituais" (WHO, 2017).

Os cuidados paliativos são uma abordagem baseada em princípios e a Academia Nacional de Cuidados Paliativos (ANCP) os apresenta desta forma: "promover o alívio para dor e outros sintomas que geram sofrimento; afirmar a vida e a morte como processos naturais; integrar os aspectos psicológicos, sociais e espirituais ao cuidado; não apressar e nem postergar a morte; oferecer um sistema de suporte para que o paciente possa manter-se o mais ativo possível até a sua morte; oferecer um sistema de apoio para ajudar os familiares a lidar com a doença de seu ente querido; eles implicam uma abordagem interdisciplinar para acessar as necessidades dos pacientes e de suas famílias, incluindo a atenção ao luto quando pertinente" (ANCP, 2012, p.26).

No novo Código de Ética Médica (CEM), no Brasil, no capítulo I, inciso XXII, há um posicionamento neste ponto:

"Nas situações clínicas irreversíveis e terminais, o médico evitará a realização de procedimentos diagnósticos e terapêuticos desnecessários e propiciará aos pacientes sob sua atenção todos os cuidados paliativos apropriados" (CFM, 2010).

> João Paulo II, na "Declaração sobre a Eutanásia", também posiciona a Igreja Católica quanto aos cuidados aos enfermos:Aqueles que exercem profissões destinadas a cuidar da saúde pública, nada hão de negligenciar para colocar ao serviço dos doentes e dos moribundos toda a sua competência; mas lembrem-se de lhes prestar também o conforto muito mais necessário de uma bondade imensa e de uma ardente caridade. Um tal serviço aos homens é também um serviço prestado a Cristo Senhor. (VATICANO, 1980)

A área de estudos dos cuidados paliativos (CP) envolve a bioética em muitas decisões de final de vida. As duas áreas têm uma interface de colaboração que ajuda a lidar com os inúmeros dilemas que se apresentam na terminalidade e nos últimos dias e semanas de vida. Internar ou não numa unidade intensiva; limitar a terapêutica ou suspender medidas invasivas; instalar uma via alimentar acessória (sonda nasogástrica ou gastrostomia) ou não; a indicação de sedação paliativa, entre muitas outras questões.

Os CPs devem se iniciar precocemente, logo que identificada a doença com evolução crônica e prognóstico reservado. Eles devem ser concomitantes ao tratamento restaurativo ou curativo. Quando não há mais indicação de tratamento ativo de combate à doença, entramos na fase de cuidado paliativo exclusivo. Um trabalho interdisciplinar, com controle impecável dos sintomas e comunicação efetiva com o paciente e familiares, tem maior possibilidade de garantir uma morte com dignidade e um processo de luto sujeito a menos complicações.

Quando nos referimos à terminalidade, habitualmente aludimos aos últimos 6 meses de vida. Utilizamos o termo "cuidados de fim de vida" para fazer menção às últimas horas ou aos últimos dias de vida em que o processo ativo de morte está em curso. Para cada etapa dessas e sua classificação, existe a avaliação multiprofissional, o uso de parâmetros clínicos amparados pelas chamadas escalas de avaliação funcional e de prognóstico. Prognosticar adequadamente é fundamental para reorganizar o plano terapêutico para a manutenção de estratégias de cuidados proporcionais às necessidades do paciente e descontinuidade daquelas desproporcionais que resultariam em distanásia, uma atitude médica que submete o paciente em situação de terminalidade a grande sofrimento, prolongando o processo de morrer por meio da obstinação terapêutica (PESSINI, 2011).

O Brasil está no 42º lugar em qualidade de morte entre 80 países pesquisados em estudo publicado pela revista *The Economist* (organizado pela consultoria britânica Economist

Intelligence Unit – EIU) em 2015. Estamos atrasados em relação à Europa e à América do Norte. Estudo mais recente sobre qualidade de morte e morrer evidenciou a elevada disparidade de acesso a cuidados ao fim de vida de qualidade entre os países, sobretudo entre países mais ricos e outros. Nesta pesquisa, o Brasil ocupou o 79°. lugar entre 81 países, o que indica má qualidade de morte em nosso país (Finkelstein, 2022). Grande parte dos brasileiros continuam, assim, morrendo com dor e sofrimento significativos. Mas há um forte movimento educacional em nosso país, com a criação de cursos de especialização e com a implementação de serviços de cuidados paliativos; portanto, assistimos a uma mudança cultural em curso. A implementação dos cuidados paliativos em nosso país demanda a construção de uma política nacional forte, aumentando o acesso dos pacientes e o treinamento de equipes multidisciplinares.

Psicologia e cuidados paliativos

O sofrimento frente ao confronto com uma doença potencialmente fatal é inerente ao ser humano. O medo de morrer é universal. A consciência da própria morte nos angustia, engendra sofrimento e nos leva a lançar mão de mecanismos singulares para aliviarmos a tensão que nos invade. Cabe à equipe de saúde legitimar o sofrimento inerente ao processo de finitude, que é expressado de forma particular por cada sujeito e é multidimensional. Cada membro da equipe aborda o sofrimento a partir de seu saber-fazer, o que leva à minimização possível do sofrimento e a uma morte mais digna.

No contexto dos CPs, a psicologia, aliada às outras categorias profissionais em um trabalho integrado, proporciona um cuidado adequado às necessidades da díade paciente e família, que compõe a unidade de cuidados. Atenta à dimensão da subjetividade, a psicologia posiciona o paciente no centro do cuidado, respeitando sua biografia, seu contexto familiar, social, cultural, seus valores, expectativas, vontades e desejos. O psicólogo investiga os aspectos psicológicos em torno do adoecimento, ou seja, analisa as manifestações da subjetividade diante da doença, tais como sentimentos, pensamentos, comportamentos, desejos, fantasias, crenças, sonhos, valores, conflitos, estilos de vida e estilos de adoecer (SIMONETTI, 2011). A escuta atenta à narrativa do sujeito possibilita a avaliação das demandas existentes e a construção de um espaço em que paciente pode ser protagonista e sua autonomia é respeitada. A família também é acolhida e cuidada durante a trajetória da doença e, se necessário, recebe suporte ao luto após a morte. O apoio psicológico contribui para ajudar o paciente e a família a lidarem com a experiência de adoecimento e a terminalidade da vida por meio do uso de recursos psíquicos e ambientais adaptativos.

O psicólogo busca compreender quais as reações psíquicas de um determinado sujeito ao adoecimento. Cabe destacar que o adoecer é um fenômeno complexo que engloba várias dimensões: biológica; psicológica; social; cultural; e espiritual. Ele é repleto de subjetividade e, portanto, deve-se compreender o conjunto de sentidos e significados que cada sujeito confere a sua doença. O sofrimento psíquico é alvo de cuidado do psicólogo, que procura testemunhá-lo e legitimá-lo.

A partir do momento em que a pessoa recebe o diagnóstico de uma doença ameaçadora da vida, depara-se com perdas reais e simbólicas, que carecem de elaboração, de significação. As mudanças advindas do adoecimento levam a transformações significativas em sua identidade e percepção de controle (FRANCO, 2021). A esse processo que tem início ao diagnóstico e acompanha o paciente e a família na trajetória da doença, Rando (2000) denominou "luto antecipatório", o qual

> permite absorver a realidade da perda gradualmente, ao longo do tempo, tentar resolver questões pendentes com o paciente, expressar sentimentos, perdoar e ser perdoado, iniciar mudanças de concepção sobre vida e identidade e fazer planos para o futuro de maneira que isso não seja sentido como traição ao enfermo. (FRANCO, 2021, p.81)

Franco destaca como possibilidade mais construtiva do luto antecipatório a atribuição de um significado para a doença e para as mudanças e perdas dela decorrentes (op. cit.).

Além de se preocupar com os aspectos psicológicos da tríade paciente-família-equipe de saúde, o psicólogo também se ocupa das relações estabelecidas entre esses três atores do campo do cuidado, com a finalidade de possibilitar uma comunicação mais efetiva entre eles e a construção de uma relação de confiança, base de um cuidado compassivo e humanizado.

Segundo Chavreul (1983), a ordem médica é o discurso dominante no hospital. Essa ordem tende a excluir a subjetividade do cenário hospitalar, privilegiando a racionalidade e a abordagem objetiva do processo de adoecimento, sem valorizar as complexas dimensões que o compõem. Os CPs, todavia, inscrevem mudanças no campo dos cuidados aos pacientes com doenças ameaçadoras da vida ao proporem uma abordagem sustentada em um cuidado integral, humanizado e interdisciplinar, que inclui a subjetividade, enaltecendo a narrativa e a biografia do paciente e respeitando sua autonomia. O cuidado que privilegia a subjetividade favorece a emergência dos valores do sujeito, o que lhe é mais genuíno.

Bioética e cuidados em fim de vida

Tensionamentos éticos permeiam cada vez mais o cenário tecnológico a que já nos referimos. Em relação aos tensionamentos nas UTIs contemporâneas, o professor Léo Pessini afirma que estas são "as catedrais modernas do sofrimento" (PESSINI, 2011). Em muitas situações ,ocorre o que denominamos "distanásia", um prolongamento desnecessário do sofrimento. Por sua vez, a ortotanásia reflete o acompanhamento do morrer no tempo correto, sem antecipações ou prolongamentos fúteis. O que diriam os pacientes quando perdem sua autonomia e máquinas sustentam a todo vapor seus órgãos dissociados de uma lógica de existir? O tempo de morrer passa a ser ditado pela tecnologia e pela ilusão da imortalidade. E se não desejássemos mais viver? A bioética pode contribuir com ferramentas e reflexões, como veremos a seguir.

Algumas definições são importantes para entendermos melhor o percurso que ensejamos. Ambas a seguir são muito representativas: "Por bioética entende-se o conjunto de conceitos, argumentos e normas que valorizam e legitimam eticamente os atos humanos [cujos] efeitos afetam profunda e irreversivelmente, de maneira real ou potencial, *os sistemas vivos* " (KOTTOW, 1995, p. 53). Para Schramm (2005, p.15), "a bioética é uma ética aplicada que visa 'dar conta' dos conflitos e controvérsias morais implicados pelas práticas no âmbito das Ciências da Vida e da Saúde do ponto de vista de algum sistema de valores (chamado também de 'ética')".

Um dos maiores desafios existenciais é a percepção de valor. Mas de que valor estamos falando? O que somos? Qual o nosso papel social no mundo? Que vida vale a pena ser vivida? Foi num vilarejo na Rússia do século XVIII que Tolstoi retratou o calvário de Ivan Ilitch. Em adoecimento progressivo, o personagem tem a percepção profunda da solidão, da precariedade das relações construídas em sua vida. No romance *A morte de Ivan Ilitch* (Tolstoi, 1997), essa fatalidade é marcada no trecho a seguir:

> (...) Apêndice! Rim!, ele pensava. Ora, não é uma questão de apêndice ou rim, mas de vida... ou de morte. Sim. Havia vida, e agora ela está indo embora, esvaindo-se, e eu não tenho condições de detê-la. Claro! Por que me enganar? Está claro para mim que estou morrendo e que é só uma questão de semanas, de dias...pode acontecer neste exato momento. Havia luz e agora há escuridão. Eu estava aqui e agora estou indo embora. Mas para onde? (...) Onde estarei quando não existir mais? Será isto morrer? Não. Eu não vou aceitar isso! Levantou-se e tentou acender a vela com as mãos trêmulas. Deixou cair a vela e castiçal no chão e atirou-se outra vez à cama. (...) Morte. Sim, morte. E nenhum deles entende, ou quer entender. E não sentem pena nenhuma de mim. Estão todos se divertindo.

A percepção da indiferença dos médicos, da família e dos amigos lhe causa grande desamparo. Chora intensamente sua solidão. A confrontação com a finitude lhe causa um vazio existencial. Uma repulsa de tudo e de todos. O desespero que Tolstoi retrata na vida desse personagem é essencialmente uma busca por sentido. Valor, de que valor estamos falando? E, nesse contexto, o que seriam, então, a bioética e sua interface com os cuidados paliativos?

Este campo do conhecimento, a bioética, surge da necessidade de se refletir sobre os aspectos morais relacionados ao avanço científico, o comportamento humano e o impacto nas sociedades. O grande avanço nas pesquisas, a experimentação em humanos, as guerras geopolíticas, conflitos de raça, escárnio com população de vulneráveis (idosos, deficientes físicos, portadores de distúrbio psiquiátrico) (BEECHER, 1966) confrontaram o saber científico com o que Van Rensselaer Potter denominou "sabedoria moral". A obra *Bioética – uma ponte para o futuro* (POTTER, 1971) é um marco na genealogia desse campo (MONTEIRO, 2017). O neologismo *bioethics* surge, então, em 1970, da junção dos termos gregos *bíos* ("vida") e *ethos* ("morada", "caráter", "costumes", "moralidade"). Desde as décadas de 1950 e 1960, Potter já ponderava a conciliação do avanço da ciência com outros saberes, em especial com a compreensão de valores, o impacto social e ecológico, a ética. Uma ponte entre o saber científico e as humanidades. A ponte simbolizando esse imprescindível caminho interdisciplinar, uma demanda dos dilemas morais relacionados ao avanço tecnológico e das pesquisas biomédicas, além dos movimentos sociais organizados, como o movimento negro e o feminismo. A bioética abre um campo de reflexão concernente aos valores que permeiam esses caminhos referidos; um elo com todos os seres do planeta. Esse campo interdisciplinar vem tensionar as reflexões para a legitimação dos atos que podem afetar todas as relações e a vida como um todo. Estamos já estabelecendo a relação entre fatos, deveres e valores (Gracia, 2010). Nossas ações têm consequências, tanto no plano individual como no coletivo. Pensemos na contemporaneidade: como ratificar, dentro de um sistema de valores reconhecido, o que estará no melhor interesse individual e coletivo? Poderemos pensar num caminho utilitarista de reconhecer as melhores ações como aquelas que trarão a maior possibilidade de realização para o maior número possível de indivíduos, uma busca do maior bem-estar possível. A busca dos melhores caminhos e melhores consequências possíveis. Não poderíamos excluir uma parcela que, simplesmente por existir, por ser, não teria também o mesmo direito social, político, existencial, tanto de ser, como também por escolha, de não ser? Remonto o não-ser, ao direito a escolher o seu próprio roteiro da vida, casos como o de Ramón Sampedro, enclausurado em seu corpo após um acidente que o deixou tetraplégico aos 25 anos. Sampedro era espanhol, marinheiro, escritor, desejava viajar pelo mundo. O acidente o fez perder o desejo de viver. Ora, tantos pacientes ressignificam a vida após uma fatalidade como essa. Não é o caso de todos. Sampedro lutou por décadas pelo suicídio assistido, uma prática que ocorre quando o paciente, de forma intencional, com ajuda de terceiros, põe fim à própria vida, ingerindo ou se autoadministrando medicamentos letais (BRANDALISE et al., 2018). Sem conhecer a narrativa, o mergulho nas singularidades do ser, ficaremos para sempre distante de compreender o autor de *Cartas para o inferno* (Sampedro, 2005) e sua vida retratada no livro e filme *Mar adentro* (direção de Alejandro Amenábar). Quando precisamos decidir enquanto profissionais de saúde, não estamos encarcerados numa existência limitada, angustiante, como muitos de nossos pacientes. Se estivéssemos na clausura de Ramón, desejaríamos viver por quanto tempo? Jamais perceberemos o outro em toda a sua plenitude. Todavia, é no exercício de empatia, de compaixão, que percorreremos a trajetória de percepções, sentimentos, desejos que moldam o outro. Lembremos ainda de outro caso de grande repercussão e importância para a bioética. Vincent Lambert, enfermeiro, francês, 33 anos, foi vítima de um acidente motociclístico, em 2008, que o deixou em estado vegetativo permanente e tetraplégico (LAMBERT, 2019). O caso suscitou questões éticas complexas. Que vida vale a pena ser vivida? O que ou quem determina essa resposta? E qualquer das respostas se legitima por quais argumentos? Na França, é autorizado o não uso de tratamentos desproporcionais. Suspender a hidratação e a dieta enteral entrariam nessa proposição da lei? Qual o limite entre o ético e o legal? Após anos de debate nessa última questão, foi legalmente decidido, a pedido da esposa e irmãos do paciente, pela suspensão de tais medidas e Lambert faleceu em 11 de julho de 2019. Este capítulo não se propõe a resolver o imbróglio entre princípios da qualidade de vida e da sacralidade da vida. Nesse último ponto, o Papa Francisco lamentou a morte de Lambert e questionou nossa civilização: "que civilização estamos construindo que elimina pessoas cujas vidas consideramos que não sejam mais dignas de serem vividas?". E ele conclui: "toda vida tem valor, sempre". Os casos midiáticos fazem o mundo refletir coletivamente sobre o sofrimento. Em seguida, somos desviados para o cotidiano da vida, naquela ilusão da imortalidade em que jamais seríamos atingidos por tal destino. De fato, a vulnerabilidade humana potencializada no adoecimento nos desafia a engendrarmos uma abordagem que possibilite uma percepção ampliada do todo. Se estivéssemos no romance de Tolstoi, como decidiríamos no papel de bioeticistas? Qual vida vale a pena ser vivida? Na percepção de quem e de que valores? Como citado nos casos de Ramón e Lambert, como ajudar a decidir? Vamos citar adiante algumas ferramentas da bioética que podem contribuir para esse caminho, lembrando da laicidade deste campo, do respeito à pluralidade de valores, de sua interdisciplinaridade, das narrativas que darão cores às reflexões bioéticas. Por ora, vejamos algumas ferramentas do campo bioético.

O principialismo. A ética das virtudes. O agente moral

O principialismo se inicia com a publicação de *Princípios da ética biomédica*, dos estadunidenses Tom Beauchamp e James Childress, em 1979 (BEAUCHAMP, 2012). A proposta é de uma ética aplicada aos problemas médico-assistenciais. Princípios ajudam a apontar um caminho para a estruturação do pensamento moral. Esses autores consideram como norteadores o respeito à autonomia, a beneficência, a não maleficência e a justiça.

Do ponto de vista etimológico, a palavra "autonomia" deriva do grego *autos* [próprio] e *nomos* [regra, governo ou lei]. Referida inicialmente com conotação política, a autogestão das cidades-estados gregas, passou a estender-se aos indivíduos, sua liberdade individual. Podemos nos referir a uma capacidade de agir conforme suas escolhas e desejos (BEAUCHAMP, 2012). Se voltarmos o olhar para os pacientes internados com uma doença ameaçadora da vida, podemos inferir um risco real na potencialização da autonomia. A relação médico-paciente que sempre tendeu à assimetria, tem a potencialização desse risco com a vulnerabilidade atualizada pela enfermidade. De fato, temos presenciado um número crescente de pacientes com autonomia bastante comprometida ou ausente, como nos casos de coma, neoplasias malignas terminais, doenças neurológicas degenerativas, disfunção orgânica múltipla, entre outras situações correlatas. No Brasil, essas situações estão cada vez mais presentes nas UTIs (Moritz, 2005; Sales Jr, 2006). Nas UTIs estadunidenses, e em todo o mundo, há um cenário singular no objeto desse tópico: chega-se a relatos de autonomia comprometida em até 95% dos pacientes internados, seja pela própria doença, seja pelo tratamento necessário (sedativos e outras medicações que podem comprometer a consciência e capacidade de julgamento) (TRUOG, 2008).

Como assegurar, então, que o plano de vida do paciente será respeitado? Temos uma complexa questão ética imposta. E, como já vimos, não raro caberá a terceiros a decisão mais acertada. Não é simples fazer prevalecer os princípios da beneficência e da não maleficência. A limitação terapêutica é ética e legalmente aceita. O pressuposto do respeito à autonomia e agir visando o melhor interesse para o paciente é pilar importante que reforça a afirmação anterior. Respeitar a recusa de uma cirurgia, de um procedimento invasivo, de não ser submetido à reanimação cardiopulmonar, sim, são situações que podem estar legitimadas dentro dos valores do paciente, do respeito a sua autonomia, e bastante coerentes e proporcionais dentro de um cenário singular. Importante estabelecer uma comunicação clara com a família, os responsáveis legais, a equipe multiprofissional e documentar no prontuário médico. Aceitar a evolução natural para a morte é uma aceitação da condição humana. Quando não é mais possível um tratamento curativo, a vida pode e deve continuar sendo significada e com acolhimento pela sociedade, com os cuidados paliativos.

O empoderamento com as chamadas Diretivas Antecipadas de Vontade, já previstas pelo Conselho Federal de Medicina (CFM), pode evitar essas violações de valores e propiciar que atuemos sempre para o melhor interesse do paciente. Assim está na Resolução (n. 1.995/2012):

> Art. 1° Definir diretivas antecipadas de vontade como o conjunto de desejos, prévia e expressamente manifestados pelo paciente, sobre cuidados e tratamentos que quer, ou não, receber no momento em que estiver incapacitado de expressar, livre e autonomamente, sua vontade. Art. 2° Nas decisões sobre cuidados e tratamentos de pacientes que se encontram incapazes de comunicar-se, ou de expressar de maneira livre e independente suas vontades, o médico levará em consideração suas diretivas antecipadas de vontade.

Em relação ao princípio da não maleficência, este remonta à tradição deontológica hipocrática, *primum non nocere* (acima de tudo, não cause danos). Nem sempre os limites entre beneficência e não maleficência ficam evidentes (BEAUCHAMP, 2012). O que poderia ser melhor para um paciente cuja morte é iminente, em um quadro irreversível na UTI: manter os aparelhos de suporte artificial é beneficente ou maleficente? Assegurar analgesia adequada, presença da família, higiene adequada do corpo, seguramente é afirmar a dignidade da vida, valorando a biografia do doente. Entendemos que a dificuldade anterior de distinguir em alguns casos o dano do não dano se amplifica cada vez mais nas tecnológicas UTIs hodiernas. Uma indagação inicial pode nos ajudar muito: as medidas instituídas estão proporcionais ao benefício esperado para um determinado quadro?

O princípio da justiça traz à tona o problema da contraposição de interesses individuais e os da sociedade. Em situação de limitação de recursos, quem deveria ter prioridade para determinado tratamento? Quando surgiram as primeiras máquinas de hemodiálise, não havia disponibilidade para todos os portadores de insuficiência renal grave (Schramm, Rego, Palacios, 2005). Como selecionar os pacientes da forma mais justa? E a relação com os demais princípios? O princípio da justiça visaria encontrar soluções para os conflitos da vida coletiva. Em uma sociedade com sérias assimetrias, a bioética brasileira encontra nesse princípio um campo amplo de discussão na justiça distributiva.

Quando refletimos a respeito da bioética e tratamos de qualificar nossas ações, ressalta-se a importância do agente moral. Podemos definir qualificação moral como uma virtude, um atributo positivo do agente referido. O agir de forma beneficente extrapola o cumprimento de normas, é uma inclinação natural do indivíduo. Para Aristóteles, a virtude é essencialmente adquirida pela repetição de atos moderados. A virtude é o resultado do costume de agir prudencialmente (ABBAGNANO, 2012).

Vemos que não será suficiente um conjunto de princípios éticos. Qualquer dissociação do agente moral virtuoso aumenta o risco de escolhas inadequadas e as ameaças à autonomia; riscos no uso não refletido da biotecnociência. O profissional de saúde que desenvolve essa vocação para virtudes morais tenderá a fazer boas escolhas. Podemos nos referir à virtude moral da prudência (do grego *phronesis*), de grande importância para Aristóteles. A decisão mais acertada está relacionada à sabedoria prática da prudência (GRACIA, 2010). Vemos uma característica valorativa na ética das virtudes que contribuirá fortemente na deliberação médica. Subjugados a um sistema no qual a técnica ganha importância excessiva e temos de nos adaptar a uma verdadeira cadeia de produção, a prudência é vital para seguirmos uma linha de cuidados que seja a mais coerente possível (BOFF, 2002; PASTURA, 2016).

Diego Gracia (2010, p. 431) sintetiza bem a importância da reflexão aprofundada em cada caso para tomarmos o melhor curso de ações: O estudo dos dilemas éticos do final da vida não tem por objetivo resolvê-los em definitivo, mas, antes de tudo, compreendê-los de forma adequada, entendendo os argumentos das distintas posturas, seu peso e suas limitações, de modo tal que possamos ter elementos suficientes para a realização de juízos ponderados e prudentes.

Assim, a bioética tem uma interface com os cuidados paliativos e cuidados em fim de vida

Considerações finais

É um grande desafio qualificar a vida nos ambientes nosocomiais cada vez mais sob alta tecnologia. Os desafios éticos são imensos. A qualificação da vida e o exercício de percepção de dignidade exigem atualização constante no tempo e na valoração dos referenciais éticos utilizados em cada caso singular. Uma saída pode ser pelo olhar compassivo, empático. Não precisamos passar por sofrimentos desnecessários para nos tornarmos seres humanos melhores. Não precisamos passar por um calvário interminável para nos redimirmos de estarmos num mundo em que não pedimos para estar. Pensar a finitude e o sofrimento humanos e refletir os limites moralmente aceitáveis de nossas intervenções é um dos grandes desafios. Os cuidados paliativos trazem essa abordagem com intensa preocupação com a qualidade de vida e de morte. A bioética e suas reflexões podem trazer uma grande contribuição para melhorarmos nossa assistência em saúde e a vida como um todo. O *Homo sapiens* tem o potencial de usar melhor a razão e a sensibilidade para uma sociedade mais coerente. A solidariedade e a crença no melhor da humanidade ensejam a expectativa do uso da ciência para uma qualidade de vida e de morte; assegurar aquele mínimo de dignidade. Esse mínimo, como já vimos, sob intensa ameaça com o uso indiscriminado da biotecnociência. O caminho é longo. Os cuidados paliativos e sua interface com a bioética têm muito a contribuir nessa trajetória. Sempre podemos evoluir na atualização de valores, no aprimoramento moral, e no difícil reconhecimento de nossa condição humana, finita e sempre inacabada.

Referências

Abbagnano N. Dicionário de Filosofia. Ed. Martins Fontes. 2012

Beauchamp TL, Childress JF. Principles of biomedical ethics. 7th. Oxford University Press; 2012

Beecher HK. Ethics and clinical research. N Engl J Med 1966; 274:1354-1360.

Boff L. Saber Cuidar. Ética do humano-compaixão pela Terra. 8. ed. Petrópolis: Vozes; 2002

Brandalise VB; et al. Suicídio assistido e eutanásia na perspectiva de profissionais e acadêmicos de um hospital universitário. Rev. Bioét. 26 (2). Apr-Jun 2018. https://doi.org/10.1590/1983-80422018262242.

Carvalho RT, Parsons HA. Manual de cuidados paliativos. Publicação: Academia Nacional de Cuidados Paliativos. 2. ed. 2012.

CONSELHO FEDERAL DE MEDICINA – CFM. Código de ética médica. Resolução CFM n. 1.931, de 17 de setembro de 2009. Publicado em 2010. Disponível em: http://www.portalmedico.org.br.

_____. Diretrizes antecipadas de vontade dos pacientes (testamento vital). Resolução do CFM no 1.995/2012. Brasília: D.O.U. de 31 de agosto de 2012, seção I: p. 269-270. Disponível em: http://www.portalmedico.org.br.

Clavreul J. A ordem médica: poder e impotência do discurso médico. São Paulo: Editora Brasiliense, 1983.

Finkelstein, E. A. et al. Cross Country Comparison of Expert Assessments of the Quality of Death and Dying 2021. Journal of pain and sympton management. Vol. 63 No. 4 April 2022.

Franco MHP. O luto no século 21: uma compreensão abrangente do fenômeno. São Paulo: Summus, 2021.

Gracia D. Pensar a bioética. Metas e desafios. Edições Loyola. 2010.

Kottow M. Introdución a la bioética. Editorial Universitaria,1995.

Lambert V. Documentário da BBC. 2019.

Monteiro MC. A morte e o morrer em UTI: família e equipe médica em cena. Curitiba: Ed. Appris. 2017.

Moritz RD. Sobre a morte e o morrer. RBTI 2005;17:5.

Pastura PSVC, Land,MGPL. A perspectiva da ética das virtudes para o processo de tomada de decisão médica. Rev. Bioét. 2016;24 (2):243-9.

Pegoraro O. Ética dos maiores mestres através da história. São Paulo: Vozes. 5. edição, 2006.

Pessini L. Distanásia. Até quando prolongar a vida? São Paulo: São Camilo-Loyola, 2011.

Potter, V R. Bioethics, Bridge to the future. Englewood Cliffs, N.J. PRENTICE- HALL, 1971.

RANDO T A (org.). Anticipatory mourning: a review and critique of the literature. In: Rando TA (org.). Clinical dimensions of anticipatory mourning: theory and practice in working with the dying, their loved ones, and their caregivers. Champaign: Research Press, 2000, p. 17-50.

Sampedro R. Cartas do inferno. São Paulo: Ed. Planeta, 2005.

Sales Júnior JAL, David CM, Souza PCSP. Sepse Brasil: estudo epidemiológico da sepse em unidades de terapia intensiva brasileiras. RBTI – Revista Brasileira Terapia Intensiva, v. 18, n. 1, 2006.

Schramm FR. A moralidade da biotecnociência. In: Schramm; et al. (orgs.). Bioética, riscos e proteção. Rio de Janeiro: Ed. UFRJ/Ed. Fiocruz, 2005, p. 15-28.

_____. Finitude e bioética do fim da vida. Revista Brasileira de Cancerologia; v. 50, n. 1, 2012.p. 73-78.

Simonetti A. Manual de psicologia hospitalar: *o mapa da doença*. São Paulo: asa do Psicólogo, 2011.

TESE DE DOUTORAMENTO. João Andrade Leal Sales Jr. 2017. Programa de Pós Graduação em Bioética. FIOCRUZ.

THE ECONOMIST. Ranking care for the dying. Quality of death, *2015*. Disponível em: http://www.economist.com.

Tolstoi L. A morte de Ivan Ilich. São Paulo: L&PM Editores, 1997.

Truog RD. et al. Recommendations for end-of-life in intensive care unit: a consensus statement by the American College of Critical Care Medicine. Crit Care Med, v. 36, n. 3, 2008. p. 953-63.

VATICANO. Sagrada Congregação para a Doutrina da Fé. Declaração sobre a Eutanásia, 5 de maio 1980. Disponível em: <http://www.vatican.va/roman_curia/congregations>.

WORLD HEALTH ORGANIZATION – WHO. Cancer Pain Relief and Palliative Care, Report of a WHO Expert Committee, Geneva. 1990.

_____ . Palliative Care, 2017.

INTERVENÇÃO

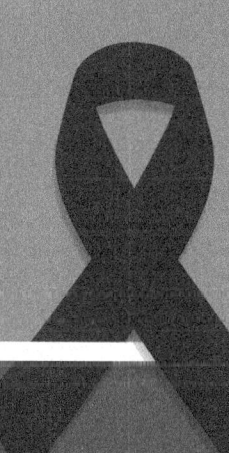

PARTE 3

Capítulo 9

O COMPORTAMENTO SUICIDA NO CONTEXTO HOSPITALAR

Karla de Souza Magalhães

O suicídio demonstra que na vida existem males maiores do que a morte.

Orestano, 1913

No ano de 2012, tive a oportunidade de poder iniciar a minha prática profissional como psicóloga hospitalar em uma grande instituição de alta complexidade do Sistema Único de Saúde (SUS). Tratava-se de um hospital-escola de referência na cidade do Rio de Janeiro. À época, atuei principalmente nos setores de internação, realizando atendimentos à "beira leito" em enfermarias de clínica médica e alas específicas para enfermos com doenças crônicas: nefrologia; cardiologia; pneumologia; endocrinologia; e oncologia.

Também realizava assistência ambulatorial com o público-alvo dessas especialidades. Pelo fato de a instituição não contar com o serviço de pronto-socorro e por eu estar ainda profissionalmente imatura, logo imaginei que não teria de lidar com o comportamento suicida em minha rotina de trabalho, pois minhas crenças e expectativas de recém-formada – com base no que aprendi na graduação – associavam principalmente ao pronto-socorro o manejo de pessoas com ideações suicidas. Logo, essas situações não estariam presentes no setor de internação.

Para minha surpresa, no entanto, uma das primeiras pessoas de que cuidei no setor de nefrologia logrou desconstruir a minha forma de pensar, uma vez que, em nosso primeiro contato, expressou de forma clara e objetiva que aquela condição de vida, marcada pela doença, pelas internações recorrentes e pelos tratamentos regulares, distanciava-se diametralmente do que ela desejava e do que compreendia como vida.

Tratava-se de uma jovem de 23 anos de idade[1] portadora de duas doenças crônicas: diabetes *mellitus* tipo 1 e insuficiência renal crônica (IRC), quadro que demandava acompanhamento diário de saúde. Além da dieta restritiva e do uso constante de insulina, ela necessitava de hemodiálise[2] de três a quatro vezes por semana. Essa rotina, obviamente, teve impactos severos em seu cotidiano: atrasou os seus estudos básicos, influenciou o seu desejo de cursar universidade, além de ter atrapalhado na obtenção de um trabalho – já que, de acordo com suas palavras, "quem haveria de oferecer emprego a alguém que passa mal constantemente e necessita dialisar quatro vezes por semana?" –, impedindo-a, até mesmo, de ter uma vida social e amorosa. Deixou, portanto, de sair com as amigas, de namorar e de se expor em público. Sentia vergonha da cânula da diálise, das fístulas em seus braços e de sua condição de doente.

Em função do delicado quadro de saúde, isolou-se progressivamente da vida social. Sentia-se uma pessoa estigmatizada. Tal estigmatização vivenciada pela paciente, a propósito, encontra explicação nas palavras do sociólogo canadense Erving Goffman (1982), para quem a pessoa sofre justamente por se sentir reduzida a uma única característica. No caso em análise, a jovem de 23 anos à qual me refiro se sentia excluída e não pertencente à vida social – o que, ainda sob a ótica sociológica, pode ser caracterizado como morte social. No decorrer dos atendimentos psicológicos, foi possível observar que a razão de seu isolamento e de seu sofrimento emocional residia no fato de que, aos olhos da sociedade na qual estava inserida, ela estava irremediavelmente reduzida à condição de "moça doente".

É precisamente acerca dessa vida que me proponho a refletir neste capítulo. E uma primeira reflexão relevante que se impõe diz respeito ao fato de se observar que, ao serem comunicadas sobre determinada doença ou condição crônica, as pessoas são imediatamente

---

1 O caso aqui relatado de forma sucinta passou pelos protocolos do Comitê de Ética em Pesquisa (CEP) da instituição e foi aprovado por meio da CAAE: 18485213.6.0000.5257 para divulgação.
2 Tratamento que realiza filtragem de substâncias indesejáveis do sangue por meio de uma máquina, como rim artificial, imprescindível para manter a vida da pessoa que perdeu a função renal, retirando de seu organismo substâncias tóxicas, água e sais minerais.

informadas sobre os possíveis e complexos tratamentos "de ponta". Percebe-se um inequívoco centramento do discurso nos recursos disponíveis, nos tratamentos à disposição dos pacientes, mas muito pouco é falado sobre como será a sua vida dali em diante. Como se dará, por exemplo, a experiência rotineira de dormir e de despertar. Se será possível continuarem exercendo as suas atividades laborais. Se poderão igualmente planejar viagens nas férias ou aos fins de semana. Se seu apetite e paladar continuarão os mesmos. Se poderão correr com os cachorros e pegar os filhos ao colo (MAGALHÃES, 2021).

O caso relatado na abertura deste texto se refere a apenas uma das inúmeras pessoas que passaram pelos meus cuidados profissionais no contexto de internação hospitalar. Tais enfermos não praticavam tentativas de suicídio de forma direta, como são os casos que corriqueiramente chegam aos prontos-socorros dos hospitais, mas muitos deles acabavam por negligenciar as etapas de seus próprios tratamentos de saúde e apresentavam comportamentos autodestrutivos sutis, que contribuíam sobremaneira para o abreviamento de suas vidas, conscientemente ou não, tais como o uso irregular de medicações, a dificuldade de manter uma dieta adequada para a sua condição de saúde, o não abandono de hábitos deletérios e, até mesmo, as faltas às sessões de quimioterapia ou de hemodiálise.

Essa baixa adesão aos tratamentos prescritos pelos profissionais de saúde configuram um cenário que podemos denominar "suicídio passivo", e seu desdobramento natural pode resultar em abreviação da vida, manifestando-se nos setores ambulatoriais ou de internação das instituições hospitalares. Essas formas passivas e aparentemente sutis são tão importantes quanto as mais declaradas e ativas. No entanto, a necessária atenção a essas sutilezas nem sempre é captada pelos profissionais que acompanham essas pessoas, ainda que em contato constante e diário. Cabe, portanto, atenção especial por parte das equipes de saúde no que concerne a esses sinais. Não obstante, antes de adentrarmos nos meandros e sutilezas do fenômeno do suicídio, importa aqui aclarar a gênese desse conceito, indiscutivelmente promotor de forte desconforto emocional para a sociedade ocidental, uma vez que é permeado por estigmas, preconceitos e vergonha – além de aspectos morais e religiosos.

O suicídio surgiu como vocábulo no século XVII, na Inglaterra, na obra *Religio medici*, do inglês Sir Thomas Browne, publicada em 1642. Etimologicamente, a palavra deriva do latim e apresenta os seguintes elementos formadores: *sui* (si mesmo) e *cidium*, forma de *caedere* (ação de matar), ou seja, "morte de si mesmo". Todavia, essa definição é ampla demais e não engloba os detalhes desse comportamento complexo que se verifica no decurso da história da humanidade.

Na antiguidade greco-romana, percebe-se que o suicídio era reconhecido como uma afirmação da liberdade pessoal, um gesto de salvar a pátria ou, ainda, como forma de fugir à desonra e à vergonha. Em Roma, havia o espírito de aceitação em relação ao suicídio, o qual era proibido apenas para os escravos, os soldados e os criminosos, casos em que o ato era tomado como afronta ao Estado. Na Idade Média, tais comportamentos eram rigorosamente repreendidos e vistos como atos pecaminosos que desrespeitavam e ofendiam as leis morais (BOTEGA, 2015).

No século XIX, o psiquiatra francês Jean-Étienne Esquirol enfatizou que todos os que cometiam suicídio sofriam de transtornos mentais. Por sua vez, o sociólogo Émile Durkheim, precursor da visão sociológica do suicídio, nesse mesmo período, publicou sua obra fundamental *Le suicide* (1897), em que relacionou o ato autodestrutivo com o grau de coesão social em diversas culturas e grupos sociais. Afirmou igualmente que, após a Revolução Industrial, a família, o Estado e a Igreja deixaram de funcionar como integradores sociais, e nada foi encontrado para substituí-los (DURKHEIM, 2014).

É fato a percepção de serem possíveis distintas perspectivas para pensar-se o fenômeno do suicídio. Os estudos mais atuais concernentes ao tema afirmam que as razões que motivam uma pessoa a atentar contra a própria vida não devem ser atribuídas a uma única característica ou evento estressor (PINTO et al., 2012). Há, por conseguinte, consenso entre os pesquisadores de que as origens do ato suicida são indiscutivelmente multifacetadas por envolverem fatores biológicos, psicológicos, sociais e culturais. Nessa linha de raciocínio, enquadra-se o pensamento de Kutcher e Chehil (2007, p. 2), segundo os quais "o suicídio não é um evento que ocorre num vácuo. É a consequência final de um processo".

Percebe-se que, desde meados do século XX, a morte autoinfligida vem ganhando maior vulto epidemiológico no Brasil e no mundo, impactando os diversos campos do saber. No fim da década de 1960, o suicídio foi definido pela Organização das Nações Unidas (ONU) como fenômeno multifatorial, multideterminado e transacional que se desenvolve por trajetórias complexas, porém identificáveis (UNITED NATIONS, 1996). A partir desse período, e mais especificamente na década de 1990, o suicídio passou a ser considerado como um grave "problema de saúde pública"[3] mundial e o ato está entre as 10 causas de morte mais frequentes em muitos países do mundo (WHO, 2014). Em dados recentes apresentados pela Organização Mundial de Saúde (OMS), o suicídio continua sendo uma das principais causas de morte em todo o mundo. O relatório *Suicide Worldwide in 2019* revelou que, durante o período, mais de 1 milhão de pessoas morreram por suicídio, o que representa 1 a cada 100 mortes no mundo.

No que se refere aos dados epidemiológicos do Brasil, podemos observar que, no ano de 2019, houve 13.520 suicídios oficialmente registrados, o que representa, em média, 37 mortes por dia, como destaca o Sistema de Informação sobre Mortalidade (BRASIL. MS. SUS. DATASUS, 2023). Cabe ressaltar que esses dados são os oficiais, porém sabemos que, devido ao próprio preconceito ligado a esse tipo de morte, muitos falecimentos por suicídio são subestimados.

A partir das questões supracitadas, desejo levantar algumas dessas situações vivenciadas em minha prática profissional e que me alertaram sobre o altíssimo risco de suicídio presente em pessoas diagnosticadas com doenças crônicas, muitas delas incapacitantes, e que, no meu entendimento, passam muitas vezes despercebidas pelo olhar dos profissionais de saúde. Não cabe aqui, de forma alguma, tecer argumentos críticos e negativos à inabilidade dos colegas que atuam nessas instituições. Ao contrário disso, cabe revermos o tipo de formação queestamos recebendo em nossas graduações, uma formação amparada na manutenção da vida biológica a qualquer custo e que hierarquiza a atenção ao "ser doente", priorizando seus aspectos orgânicos em detrimento dos seus aspectos subjetivos e socioculturais.

Observa-se costumeiramente que, na visão dos profissionais de saúde, o "bom paciente" é aquele que segue de forma adequada as suas recomendações e que pouco participa das

---

3 Um **problema de saúde** torna-se **problema de saúde pública** quando: constitui causa comum de morbidade ou mortalidade (esta no caso do suicídio, p. ex.); existem métodos eficazes de prevenção e controle; esses métodos não estão sendo adequadamente utilizados e que determinada comunidade, em situações históricas concretas, assim o considere a ponto de justificar a mobilização de recursos públicos e intervenção do Estado para resolvê-lo. Caracteriza-se como **prioridade em saúde** segundo critérios de número de pessoas atingidas, seriedade do dano causado, possibilidade de atuação eficiente, custo e grau de interesse da comunidade, justificando-se, portanto, esse enfoque e busca por modelos de atenção que atendam às demandas da sociedade, pois há relevância tal que justifique alocação de recursos públicos e intervenção do Estado (tanto para o autocuidado ou para o heterocuidado – profissionais envolvidos).

tomadas de decisão. Tal paciente "ideal" cumpre o passo a passo de seu tratamento rumo à estabilidade clínica ou à reabilitação. No entanto, quando uma pessoa expressa o seu descontentamento perante a vida e tem baixa adesão aos tratamentos, acaba por alterar o *status quo* dos profissionais que não receberam formação pautada na integralidade da atenção e, devido a essa dificuldade de manejo com um "ser integral" que nem sempre cumpre o combinado, não é raro ouvirmos frases do tipo: "você deveria agradecer por receber um tratamento tão eficiente", "existem muitas pessoas com o estado de saúde pior do que o seu", "não desista, lute!" ou, até mesmo, "você só pode estar querendo chamar a atenção". Essas frases automáticas, imbuídas muitas vezes de boa intenção, desqualificam a dor da pessoa e não oferecem uma oportunidade de escuta acolhedora e compreensiva, o que só a deixa cada vez mais solitária e desamparada em seu processo de tratamento e sofrimento existencial.

Entretanto, importa ressaltar que, desde que o tema do suicídio foi reconhecido como problemática de saúde pública, inúmeros foram os avanços no sentido da possibilidade de uma abordagem mais clara, responsável e ética – desconstruindo seu *status* de tabu. Desde o início do século XXI, é indubitável o crescimento no Brasil de uma produção científica concernente ao tema e, de forma paralela, o surgimento de diversas iniciativas advindas das políticas públicas de saúde, por meio de elaboração de manuais e cartilhas a respeito do manejo do comportamento suicida e da implementação da campanha de prevenção ao suicídio denominada "Setembro Amarelo"[4] pelo Ministério da Saúde (MS).

Ainda assim, o cenário requer importante destaque no que tange ao fato de que, no recorte específico de hospitais, ainda quando o profissional de saúde deseja aprimorar-se em busca de manejo mais adequado diante dessas situações, falta-lhe material técnico de apoio específico. Há uma lacuna de referências informativas específicas para trabalhadores da alta complexidade do SUS e do sistema complementar. Os manuais do MS versam sobre Atenção Primária e serviços específicos de saúde mental. Nada ou quase nada existe sobre a problemática em questão, em Atenção Terciária[5], como é o caso das instituições hospitalares.

---

4 Ao longo de todo o mês de setembro, são promovidos eventos com abertura de espaços para debates sobre o comportamento suicida em todo o país – a partir de 2003, a OMS e a Associação Internacional de Prevenção do Suicídio (Iasp) passaram a celebrar, no dia 10 de setembro, o Dia Mundial de Prevenção do Suicídio, com ampla divulgação de dados epidemiológicos e de material pedagógico.

5 Níveis de Atenção à Saúde (Sistema Único de Saúde) – são três os níveis de atenção à saúde: primária, secundária e terciária. Foram adotados para organizar os tratamentos oferecidos pela OMS, sua finalidade é proteger, restaurar e manter a saúde das pessoas. **Atenção primária** é o primeiro nível de contato do usuário com o sistema, é a porta de entrada para o SUS, o nível primário é constituído principalmente pelas Unidades Básicas de Saúde (UBS). A **atenção secundária** é composta pelos serviços especializados encontrados em hospitais e ambulatórios, que envolve atendimento direcionado para áreas como pediatria, cardiologia, neurologia, ortopedia, psiquiatria, ginecologia etc. As Unidades de Pronto Atendimento (UPAs) se encaixam nessa categoria, é no atendimento na atenção primária que são encaminhadas as pessoas para o nível secundário, caso seja necessário. O nível de **atenção terciária** à saúde fornece atendimento do nível de alta complexidade, sendo formado por hospitais de grande porte, envolvendo também procedimentos que demandam tecnologia de ponta e custos maiores, como oncológicos, transplantes e partos de alto risco. Os profissionais que atuam nessa categoria estão aptos para tratarem casos que não puderam ser atendidos na atenção secundária por serem mais complexos. Há ainda os casos de assistência a cirurgias reparadoras, processos de reprodução assistida, distúrbios genéticos e hereditários, entre outros tipos de cuidados.

A partir da percepção dessa escassez de materiais de estudo, guias, cartilhas e manuais voltados para a rotina de trabalhadores das instituições hospitalares, desenvolvi uma pesquisa de mestrado pela Fundação Oswaldo Cruz (FIOCRUZ), no ano de 2019, a fim de compreender a relação do comportamento suicida com pessoas diagnosticadas com doenças crônicas e incapacitantes, tendo como pano de fundo a percepção dos profissionais de saúde a esse respeito em suas rotinas de trabalho em hospitais. O estudo contou com uma revisão integrativa de literatura – de âmbito nacional e internacional – e com uma pesquisa de campo junto a profissionais de saúde dos setores de doenças crônicas de um hospital geral do município do Rio de Janeiro.

O projeto matriz foi submetido primeiramente ao Comitê de Ética em Pesquisa (CEP) da Escola Nacional de Saúde Pública Sérgio Arouca (ENSP/FIOCRUZ) e, num segundo momento, ao Comitê de Ética do Hospital Universitário em que o estudo de campo foi desenvolvido (instituição coparticipante). A autorização de cada CEP pode ser verificada por meio da CAAE 97990018.6.0000.5240 (CEP – CONEP/ENSP/FIOCRUZ) e CAAE 97990018.6.3001.5257 (CEP – CONEP/instituição coparticipante). Os participantes incluídos na pesquisa receberam informações sobre os objetivos do estudo e a forma de coleta de dados. Foi-lhes então apresentado um Termo de Consentimento Livre e Esclarecido (TCLE), a ser assinado por eles e pelo pesquisador, garantindo o anonimato, de acordo com os preceitos estabelecidos pela CONEP (Comissão Nacional de Ética em Pesquisa em Seres Humanos).

Por meio da revisão integrativa de literatura, foi possível traçar um panorama das questões existentes no Brasil e no mundo no que se refere à relação entre a doença crônica e o comportamento suicida no hospital geral. A estratégia da revisão para análise dos artigos contou com três categorias – estudo de caso, avaliação de risco e estratégias de prevenção –, que contribuíram para a reflexão acerca dos aspectos relevantes debatidos pela produção científica e que podem ser considerados no planejamento e no desenvolvimento de ações de prevenção do suicídio nas rotinas dos hospitais gerais do nosso país.

A análise dos artigos revelou a forte presença do comportamento suicida em pacientes portadores de doenças crônicas, e muitos estudos apontaram para o desconhecimento e o despreparo dos profissionais de saúde na identificação e no manejo dessas situações. A revisão evidenciou, ainda, a carência de estudos que abordam o risco de suicídio no contexto hospitalar e, quando mencionado, a ênfase recaía no setor de pronto-socorro dessas instituições – manejo técnico com pacientes com tentativas de suicídio.

A partir dessa revisão, chegou-se à conclusão de que toda pessoa portadora de doença crônica admitida em hospitais gerais deve passar por uma anamnese mais ampla, que contemple os aspectos de saúde mental. É imprescindível que se façam perguntas específicas abordando o risco de suicídio, pois é dessa forma que será possível identificar precocemente o comportamento suicida no público estudado.

Ademais, diversos estudos também mencionaram a importância da atuação dos profissionais de saúde mental nas rotinas dos hospitais gerais (psiquiatras e psicólogos). Por fim, foi possível verificar a prevalência de estudos do tipo quantitativo com foco na verificação e na constatação da presença de comportamentos autodestrutivos nas pessoas portadoras de doenças crônicas. Portanto, as principais lacunas observadas por meio da revisão foram a carência de estudos mais aprofundados sobre o tema e as estratégias de prevenção no âmbito da saúde pública que incluam os hospitais gerais – não apenas o setor de pronto-socorro, mas também o de internação.

A outra etapa da pesquisa reuniu algumas narrativas de profissionais de saúde atuantes em serviços de doenças crônicas de um hospital geral. O material coletado nas entrevistas foi submetido à análise de discurso (AD), de orientação francesa, fundada por Michel Pêcheux na década de 1960. Para Pêcheux, na obra *Les vérités de la palice*, de 1975, não há discurso sem sujeito e não há sujeito sem ideologia. Por conseguinte, as palavras não têm um sentido ligado à sua literalidade; o sentido é sempre uma palavra por outra, ele existe nas relações de metáfora (transferência), acontecendo nas formações discursivas, que são seu lugar histórico provisório (PÊCHEUX, 2001). A escolha desse método analítico justifica-se por ser ele considerado uma das formas mais aprofundadas de olhar, interpretar e compreender um objeto de estudo, uma vez que inclui na análise da formação discursiva tudo aquilo que está implícito na fala do entrevistado. Ademais, também são considerados os gestos, a memória, o esquecimento, o silêncio e os não ditos que aparecem no decorrer da coleta de dados.

Durante as entrevistas, optei por abordar o conceito de comportamento suicida com o objetivo de acessar as diferentes manifestações autodestrutivas por parte das pessoas que passam pelos cuidados profissionais dos participantes. O comportamento suicida está relacionado a todo ato por meio do qual um indivíduo causa lesão a si mesmo, independentemente do grau de intenção letal e do verdadeiro motivo desse ato. Uma definição tão abrangente possibilita conceber o comportamento suicida ao longo de um *continuum*: a partir de pensamentos de autodestruição, por meio de ameaças, gestos, tentativas de suicídio e, por fim, o suicídio em si (BOTEGA, 2015).

As narrativas dos participantes da pesquisa revelam que os profissionais lidam, em seu dia a dia de trabalho, com o comportamento suicida, que nem sempre se manifesta de forma clara e direta, mas sim com ações negligentes à própria adesão e à manutenção dos tratamentos, como se pode observar por meio da fala de uma médica do serviço de endocrinologia: "vejo muitos pacientes não se cuidando com o objetivo de ficar mal e, quem sabe, (...) até de morrer, ou ficar muito doente, justamente por não aceitarem a doença. No caso do diabetes, vejo muito isso de (...) ah, não quero fazer isso, não quero viver (...) e a pessoa não faz mesmo e aí volta tempos depois com o pé pra amputar ou, então, com uma doença cardíaca.

Outra questão relevante que surgiu no estudo concerne à falta de conhecimento sobre o tema do suicídio e à dificuldade na identificação de seu risco. Uma técnica de enfermagem do setor de nefrologia relatou que é frequente ouvir dos pacientes renais crônicos frases do tipo "ah... não tenho mais vontade de viver..." ou "a vida não tem mais sentido pra mim". Todavia, para a profissional, frases como essas não fazem parte do que compreende como comportamento suicida, dado que, ao fim de seu relato, afirmou: "só peguei pacientes que diziam coisas assim, mas não com ideação suicida". Na contramão de tal entendimento, percebe-se que a ideação suicida é um comportamento tão grave quanto o próprio ato fatal por representar uma espécie de embrião do suicídio e, portanto, precisar ser identificado, compreendido e adequadamente avaliado a tempo.

Foi observada a mesma dificuldade, por meio da narrativa de uma enfermeira, que também apresentou discurso que revelou a sua falta de clareza acerca das características do comportamento suicida: "é muito difícil a gente saber se é mesmo um comportamento suicida ou se é apenas uma forma de chamar a atenção". Em seguida, disse que ouve com frequência dos pacientes portadores de doenças crônicas frases do tipo: "eu quero é morrer mesmo, não tô nem aí pra isso, eu quero é morrer". Porém, mesmo após exegese clássica do que vem a ser uma ideação suicida, a participante questionou: "aí a gente fica nessa dúvida. Será que ele quer mesmo morrer?".

Ao ser questionada sobre como se sente diante dos casos em que observa sinais do comportamento suicida, uma fonoaudióloga exclamou: "ih... ih... É muito difícil! (...)nunca sei bem o que fazer". Repetia: "não sei o que fazer (...)não sei o que fazer". No tocante a esse seu distanciamento e a essa dificuldade em falar mais sobre o assunto, a psicóloga e pesquisadora

Maria Júlia Kovács (2012, p. 25) afirma que, "ao priorizar-se, no hospital, o salvar o paciente a qualquer custo, a ocorrência da morte (e incluímos aqui o comportamento suicida) pode fazer com que o trabalho da equipe de saúde seja percebido como frustrante, desmotivador e sem significado". A fonoaudióloga, então, acrescenta: " não estudei para isso", expressando sentimentos de raiva e de indignação. Seu discurso é indiscutivelmente revelador de como o "salvar vidas" é tido como uma grande missão para aquele que se propõe a atuar como profissional de saúde. Não obstante, o que vemos é que, em se tratando do manejo com pessoas suicidas, esse gesto heroico pode provocar uma sensação de inutilidade, impotência e frustração no profissional de saúde, uma vez que se torna contrário à lógica vigente.

Uma profissional técnica de enfermagem do serviço de cardiologia pontuou em seu discurso: "Ah! É difícil. A gente não sabe lidar com isso. Acaba que a equipe pensa só na rotina do trabalho mesmo. Por exemplo: horário da medicação, monitoramentos, higiene do paciente (...) essas coisas. Em geral, a equipe nem conversa com eles já para não dizer que ouviram essas coisas".

Vê-se, portanto, com base nas falas aqui reproduzidas, que os profissionais de saúde não diferem de outras pessoas na maneira de responder a um suicídio: choque, tristeza, raiva e ansiedade de separação mostram-se os estados afetivos predominantes (BOTEGA, 2015). Um enfermeiro que atuava há 20 anos na instituição, ao discorrer sobre os casos de suicídio de pessoas que estiveram sob os seus cuidados profissionais, demonstrou sentimento de tristeza e de fracasso ao perceber que, mesmo oferecendo uma assistência de qualidade, não conseguiu evitar tais fatalidades: "é um choque pra mim essa situação. Porque a gente nunca espera isso (...) uma atitude dessas, de suicídio. E é sempre um alerta de que precisamos melhorar. Nessas horas, percebemos o tamanho da nossa impotência".

Seu relato, para além da impotência, evidencia certo sentimento de culpa, visto que, ao dizer que precisa melhorar, revela como se sente responsável pela vida dos pacientes. No entanto, por mais que associemos o profissional de saúde à ideia de promotor da vida e agente indispensável da prevenção do suicídio, entendemos que existem situações em que a crise suicida pode falar mais alto e ser mais ágil do que qualquer pessoa que tente oferecer ajuda, tratamento e monitoramento. Por conseguinte, é mister melhorar as nossas intervenções com os pacientes que expressam comportamentos suicidas, mas igualmente é imperioso aceitar os limites da nossa condição enquanto profissionais de saúde.

Além de impotência e de tristeza, observamos também a presença de sentimentos de raiva, de indignação e de frustração, como fica nítido por meio da narrativa de uma médica entrevistada: "é difícil; vai contra o que a gente estuda. Estudei para ver o paciente bem, cuido dele para que melhore, para que siga o tratamento direitinho. Então, é meio frustrante pra gente ver que um paciente não quer se tratar porque não quer viver, principalmente quando a pessoa é jovem. E a gente vê muito isso no diabetes tipo 1, muitos adolescentes falam que não querem viver, que não querem lutar, não querem fazer o tratamento. Então é meio frustrante (...) tem hora que a gente fica meio decepcionada".

Cassorla (1991), ao estudar as possíveis reações emocionais expressas pelos profissionais de saúde que lidam com o comportamento suicida, observou que muitos deles podem chegar a tratar esses pacientes com desprezo e agressão, já que, em suas lógicas inconscientes, eles estão lá para salvar a vida e minorar o sofrimento. Porém, os desejos podem ser conflitantes, na medida em que um quer salvar e o outro quer morrer. Na visão do autor, isso exacerba a sensação de impotência, culpa e remorso da equipe.

Além das narrativas apresentadas de forma sucinta neste texto, cabe frisar algumas recomendações sugeridas pelos protagonistas do estudo acerca da necessidade de maior compreensão e de divulgação do tema do comportamento suicida no contexto hospitalar. De acordo com todos os profissionais entrevistados, nenhum deles recebeu treinamento ou qualquer tipo de capacitação no período de formação, razão pela qual se sentem inseguros e vacilantes em suas práticas profissionais.

Uma assistente social entrevistada relatou: "acho que precisa se falar mais sobre isso, sobre saúde mental, porque, embora a gente tenha tido uma disciplina que abordou o SUS e seu conceito ampliado de saúde, ainda assim a saúde ainda é muito focada na questão da doença (...), o foco é na doença". Na visão de uma das enfermeiras, "é preciso falar mais sobre o assunto, treinar (...). Mostrar como a gente pode agir. Porque eu, particularmente, não sei como agir".

No que se refere à formação dos profissionais de saúde, uma técnica de enfermagem afirmou que "para os profissionais que já estão formados há muito tempo, acho que deveria haver uma reciclagem. E para os alunos que estão na graduação, acho que deveria ser uma disciplina obrigatória que abordasse esse tema". Seguindo essa mesma linha de pensamento, outra profissional de fisioterapia relatou: "acho que, se houver esse ensino para os alunos da graduação, quando chegarem à sua prática clínica, não vai haver esse preconceito. Tem de ter uma disciplina que aborde o tema do suicídio ou um curso que ensine pra eles que isso faz parte da sociedade, isso não só em relação aos pacientes que são atendidos. Um colega seu de equipe pode apresentar sintomas que você não tá conseguindo identificar, às vezes é o colega de trabalho que não está bem e precisa de ajuda. Mas a gente não vê".

Outra recomendação surgida no discurso dos profissionais diz respeito à forma como a equipe aborda o paciente. Na visão dos participantes, faz-se necessário assistir os pacientes com mais atenção, compreensão e empatia. Por fim, mas não menos importante, o relato de uma enfermeira fecha essa seção de recomendações, dando conta de que de nada adiantam todas as aulas, treinamentos, capacitações, registros e anamneses se não conseguirmos ouvir os nossos pacientes em suas singularidades. Segue, então, a sua recomendação primordial: "ouvir. Só isso. Basta ouvir e valorizar os pacientes".

Deste modo é possível traçarem-se algumas conclusões e considerações sobre comportamentos concernentes à abreviação da vida por parte de pacientes com condições crônicas, em situação de internação em hospitais gerais.

Com base na pesquisa de campo empreendida e aqui sintetizada, logramos observar que as unidades hospitalares vêm se preocupando com a integralidade da atenção e, por isso, é possível verificarmos facilmente a presença de equipes multidisciplinares compostas por médicos, nutricionistas, terapeutas ocupacionais, assistentes sociais, psicólogos, farmacêuticos, fisioterapeutas, odontólogos, entre outros. Entretanto, foi evidente a constatação de que a formação do profissional em saúde, de maneira ampla, ainda é deveras fragmentada. Priorizam-se aspectos orgânicos e manejo de bons recursos tecnológicos. Os demais aspectos dos seres humanos, não obstante, têm sido deixados de lado, e as temáticas da finitude e do comportamento suicida não estão presentes nas grades curriculares da formação da maioria desses profissionais, com exceção dos de saúde mental. Consequentemente, quando ingressam na prática laboral, sentem-se despreparados e inseguros para lidarem com as pessoas que, por diversos motivos, não seguem estritamente as suas prescrições e/ou recomendações (e aqui, entre outros, inclui-se o paciente que pode apresentar comportamentos suicidas durante um processo de internação).

Torna-se necessário, como resultante, que os cursos de formação em graduação das diferentes áreas da saúde incluam matérias e unidades curriculares com conteúdos específicos sobre o comportamento suicida, em que podem ser apresentados os fatores de risco, a prevalência e a incidência no Brasil e no mundo, bem como formas de manejo com os sujeitos em diferentes níveis de vulnerabilidade para o comportamento suicida (baixo, médio e alto risco).

Ademais, para os profissionais já formados e atuantes em serviços de alta complexidade, mostram-se necessários cursos de atualização constantes em que podem ser desenvolvidos treinamentos e capacitação profissional específicos para a atenção ao público de risco. Há a premente necessidade de desenvolverem-se manuais e cartilhas para manejo e prevenção do suicídio específicos para os profissionais dos hospitais gerais, visto que o estudo mostrou grande desconhecimento desse tipo de comportamento nos setores de internação e nos serviços de doenças crônicas. A atenção da equipe para esse público está mais voltada para as alas psiquiátricas e para o pronto-atendimento dessas instituições.

Concebe-se como fundamental uma prática profissional que tenha como um de seus pilares as relações horizontalizadas, já que, ao lidarmos com situações de alta complexidade, as decisões em conjunto poderão contribuir para a identificação precoce do comportamento suicida, bem como para um melhor manejo dos casos e para a diluição do desconforto emocional experimentado pelos membros da equipe. Com relação ao profissional de saúde da alta complexidade, urge também o desenvolvimento de dispositivos que visem ao acompanhamento e à promoção de sua saúde mental, visto tratar-se de uma área de atuação marcada pela tensão e pelo limiar da relação vida/morte. É imperioso, portanto, cuidar desses cuidadores.

O conceito de cuidado carece de maior aprofundamento no ambiente hospitalar, uma vez que manejar um corpo adoecido configura-se apenas como uma de suas funções. A noção de cuidar tem uma capilaridade extensa, envolvendo todos os aspectos inerentes aos seres humanos e, portanto, trata-se de algo que deve passar pelas premissas da integralidade da atenção – tal como descrito no SUS. É um conceito que, indubitavelmente, necessita ser resgatado com urgência.

A pesquisa aqui mencionada concentrou a atenção nos enfermos diagnosticados com doenças crônicas – devido ao recorte necessário ao aprofundamento do estudo e à restrição de tempo de inserção no campo investigado. Não podemos, entretanto, desconsiderar os demais pacientes internados em outros setores da instituição, como a ala cirúrgica, a pediatria, a obstetrícia e os centros de terapia intensiva.

Há necessidade, portanto, de instrumentalizarem-se os profissionais das instituições hospitalares com capacitações que os sensibilizem e alertem para os tipos de situações aqui mencionados, preparando tais trabalhadores para aguçarem suas percepções e compreensões no sentido da desmistificação do comportamento suicida em hospitais gerais, o que necessariamente pressupõe um olhar para além do biomédico voltado a pessoas que sofrem. Esses pacientes estão sujeitos à depressão, à desesperança, ao desespero, à perda e à fragilidade de pertencimento social, além da rarefação de vínculos afetivos.

Por fim, gostaria de encerrar essas considerações com a esperança de que o tema suscite interesse em outros pesquisadores para um maior, premente e necessário fortalecimento da temática e para que as tantas lacunas em aberto sejam, cada uma a seu tempo, devidamente preenchidas. Talvez, dessa forma, sejamos capazes de aliviar, para muitas pessoas, "os males maiores" da vida de que fala o filósofo italiano Orestano na epígrafe deste texto.

Referências

Botega NJ. Crise suicida. São Paulo. Artmed, 2015.

BRASIL. MINISTÉRIO DA SAÚDE. Secretaria de Vigilância em Saúde. Departamento de Análise de Situação de Saúde. Sistema de Informações sobre Mortalidade. Brasília, DF: Ministério da Saúde, [2019]. Disponível em: http://datasus.saude.gov.br/. Acesso em: agosto. 2023.

Cassorla RMS (org.). Do suicídio: estudos brasileiros. Campinas: Papirus, 1991.

Durkheim É. O suicídio: estudo de sociologia. São Paulo: EDIPRO, 2014.

Goffman E. Estigma: notas sobre a manipulação da identidade deteriorada. Rio de Janeiro: Zahar, 1982.

Kovács MJ. Educação para a morte: desafio na formação de profissionais de saúde e educação. São Paulo: Casa do Psicólogo: FAPESP, 2012.

Kutcher S, Chehil S. Manejo do risco de suicídio: um manual para profissionais de saúde. Halifax: Lundbeck Institute, 2007.

Magalhães SK. O comportamento suicida no contexto hospitalar: percepção dos profissionais de saúde. In Media Res Editora: RJ, 2021.

Pêcheux M. Semântica e discurso. Campinas: Ed. da Unicamp, 2001.

Pinto L; et al. Evolução temporal da mortalidade por suicídio em pessoas com 60 anos ou mais nos estados brasileiros, 1980 a 2009. Ciência & Saúde Coletiva, Rio de Janeiro, v. 17, n. 8, p. 1973-1981, ago. 2012.

UNITED NATIONS. Preventions of suicide guidelines for the formulation and implementation of national strategies. New York: United Nations; 1996.

WORLD HEALTH ORGANIZATION – WHO. Preventing suicide: a global imperative. Geneva: WHO, 2014.

Capítulo 10

Intervenção no Luto: Modelo Integrativo Relacional

Alba Payàs
Alexandra Coelho

Introdução

Embora normativa, a perda de uma pessoa próxima constitui geralmente uma experiência devastadora e dolorosa, com efeitos disruptivos em vários níveis, ainda que potencialmente transformadores a longo prazo. Para além do impacto traumático das circunstâncias de morte, as pessoas em luto debatem-se com o sofrimento inerente à perda da relação e de tudo o que ela representa, bem como com o efeito disruptivo desse evento no funcionamento diário e dinâmica familiar.

Baseado nos mais recentes desenvolvimentos da investigação nesta área, o modelo integrativo-relacional, desenvolvido por Payàs (2010), constitui uma abordagem psicoterapêutica orientada para oferecer uma resposta sensível e compreensiva às necessidades globais da pessoa em luto. Neste capítulo, faremos uma descrição das características distintivas desse modelo, com enfoque nos aspectos relacionais, processo de diagnóstico e plano de intervenção.

Aspetos relacionais

É sobejamente reconhecido o papel central que a relação terapêutica desempenha na psicoterapia influenciando inclusivamente o seu resultado (GELSO et al., 2018; LAMBERT & BARLEY, 2001; MARZIALI & ALEXANDER, 1991). Contudo, é de se supor que a qualidade da relação seja ainda mais importante na eficácia da terapia de luto, uma vez que a pessoa está a lidar com a ruptura de um vínculo significativo (ZECH et al., 2010). Naturalmente, as condições que permitem experimentar segurança na relação diferem de pessoa para pessoa.

Relação Terapêutica

Em consistência com os princípios humanistas (ROGERS, 1957, 1992), o modelo integrativo-relacional defende que o terapeuta deve ser tão autêntico quanto possível e, em simultâneo, manter uma atenção constante às suas próprias emoções, atitudes e valores, comunicando-as sempre em função das necessidades do paciente. Na conceção original de Erskine et al. (2013), esta é uma terapia de "contacto na relação". Significa isso que tem por principal objetivo promover, por meio de um contacto sintónico, momento a momento, com as necessidades e os processos do paciente, o reconhecimento da experiência em vários níveis – somática, emocional, cognitiva e comportamental – com vista à integração e ao restabelecimento do contacto interno e externo.

A construção da relação baseia-se, por isso, na capacidade do terapeuta de sincronizar afetivamente com o paciente, sendo sensível a microexpressões de emoção (p. ex., tremor do queixo, brilho nos olhos), indagando fenomenologicamente a experiência e oferecendo ressonância por intermédio do tom de voz, ritmo e expressão facial. Para além da empatia – que inclui a identificação e a experiência vivida da emoção –, a sintonia afetiva requer a genuína curiosidade e a implicação do terapeuta para uma experiência emocional verdadeiramente partilhada. Mais do que compreendida, a pessoa sente-se segura, envolvida e respeitada, permitindo-se, assim, aprofundar o contacto com a experiência interna (ERSKINE, 2018).

Considerando-se que o contacto e a presença são os principais instrumentos de intervenção no luto, é fundamental estar atento aos aspectos contratransferenciais da relação terapêutica. Ativados pela narrativa paciente nas suas próprias experiências de perda, os terapeutas podem incorrer em reações de sobreidentificação ou de evitamento que prejudicam a qualidade da relação terapêutica (HAYES ET AL., 2007; RAPPAPORT, 2000).

Necessidades Relacionais no Luto

Necessidades relacionais são, de acordo com Erskine (1998), carências que só podem ser satisfeitas no contacto pessoal e que se manifestam por meio de padrões relacionais, muitas vezes inconscientes. Payàs (2010) estabelece que as necessidades relacionais são exacerbadas não só pela perda da relação significativa, mas também pelas falhas relacionais do meio social decorrentes da situação de luto ou anteriores. No modelo integrativo-relacional, atender às necessidades relacionais é uma prioridade relativamente a qualquer outra tarefa terapêutica.

Payàs (2010) identifica oito necessidades relacionais fundamentais no luto:

- *Ser escutado na sua história de perda.* As pessoas em luto precisam pôr em palavras e explicar repetidamente os acontecimentos relacionados com a morte do seu ente querido. Em vez de facilitar a expressão emocional, muitas vezes os elementos da rede social negam e desvalorizam os seus sentimentos. Escutar e acreditar no que essas pessoas enlutadas nos dizem, por muito irracional que seja, permite que se sintam acolhidas, seguras e validadas na sua vulnerabilidade.

- *Ser protegido e ter permissão para expressar emoções.* Frequentemente, as pessoas em luto têm medo de entrar em contacto com sentimentos dolorosos e intensos. Isso está relacionado com a inexistência de uma figura suficientemente forte e estável que garanta essa segurança. O terapeuta que escuta pacientemente, mostra interesse e aprofunda sem receio a experiência dolorosa, oferece esse espaço de proteção.

- *Ser validado na sua forma de lidar com o luto.* Muitas pessoas sentem-se julgadas na sua forma única de expressar a dor da perda. A validação dos sentimentos passa não só pela sua normalização à luz da experiência atual, mas também pela capacidade de lhes atribuir um sentido, tendo por base a premissa que todos os comportamentos têm um motivo em algum contexto.

- *Estar numa relação de reciprocidade.* Essa necessidade remete para o sentimento de estar só com a sua dor por não haver ninguém com uma experiência semelhante. Para a pessoa se sentir acompanhada, é necessário que o terapeuta possa entrar em contacto com as suas próprias experiências de dor e sintonize com a experiência subjetiva do paciente. A autorrevelação cuidadosa da parte do terapeuta, em função da necessidade do outro, pode oferecer uma experiência de verdadeira partilha.

- *Definir-se na sua forma individual e única de viver o luto.* A necessidade de afirmação prende-se frequentemente com situações em que a pessoa se sentiu invisível, desautorizada ou tratada como se fosse incapaz. Facilitar a autodefinição implica explorar, com a pessoa, a sua forma ótima de lidar com o luto, de acordo com o seu quadro de referência, e suportando as suas decisões.

- *Sentir que a sua experiência de luto tem impacto no outro.* Essa necessidade reflete a importância de influenciar e provocar uma mudança no comportamento do outro, por oposição ao sentimento de que nada do que a pessoa diz ou faz afeta o outro. No espaço terapêutico, é fundamental que o terapeuta se deixe impactar genuinamente, oferecendo ressonância como forma de mitigar a solidão e o sentimento de ser incompreendido.

- *Estar numa relação em que o outro tome a iniciativa.* As pessoas em luto estão, muitas vezes, emocionalmente indisponíveis para iniciar e manter a relação. Nesse caso, o terapeuta deve assumir a responsabilidade do processo terapêutico, implicando-se ativamente e antecipando as suas necessidades.
- *Poder expressar amor e vulnerabilidade.* As crianças negligenciadas afetivamente têm, frequentemente, dificuldade em expressar sentimentos de vulnerabilidade e amor. No processo de luto, é frequente as pessoas experimentarem a necessidade de expressar o afeto recebido e perdido, mas também aquele que nunca foi recebido ou que a pessoa nunca mais poderá vir a receber.

Processo de diagnóstico

A elaboração do diagnóstico é determinante para a adequação da intervenção às necessidades específicas da pessoa. Esse é um processo contínuo e flexível que tem início desde o momento do acolhimento. Um dos primeiros aspetos a valorar é a forma como a pessoa prioriza os temas, nomeadamente a ordem e o grau de detalhe que emprega na descrição das suas preocupações. Isso permite perceber, de um lado, quais são as tarefas mais salientes do processo de luto e, por outro lado, os aspetos evitados. Como tal, no modelo integrativo--relacional, a primeira fase da entrevista de acolhimento distingue-se pela sua não diretividade, privilegiando a construção da relação e uma escuta atenta da pessoa, em detrimento da recolha de informação. Noutras palavras, o terapeuta demonstra completa disponibilidade para ouvir aquilo que o paciente tem para dizer, apenas validando e mostrando genuíno interesse, sem intenção de dirigir ou aprofundar nenhum assunto em particular. Essa é a forma mais respeitosa e sensível de acolher o sofrimento e, ao mesmo tempo, captar o funcionamento espontâneo da pessoa.

Durante o processo de diagnóstico, o terapeuta deve ter presentes algumas questões norteadoras:

- Como é que o luto afetou a vida da pessoa?
- De que forma esta continua afetada?
- Como é a adaptação à perda?
- É um luto normal ou apresenta sinais de luto complicado?
- A pessoa precisa de ajuda?
- Que tipo de intervenção é necessária?
- Qual é o objetivo da intervenção?

A resposta a essas questões determina, desde logo, a decisão clínica de continuidade ou não do acompanhamento psicoterapêutico, em função dos critérios de inclusão e exclusão da consulta de luto. Por exemplo, há evidência de que a intervenção no luto é indicada apenas para pessoas com elevado distresse associado aos sintomas de luto (CURRIER et al., 2008). No entanto, nas situações em que predominam os mecanismos de negação-evitamento, pode não haver manifestação de distresse relacionada com a perda, mas ainda assim verificar-se a necessidade de intervenção dada a presença de danos secundários ou de crenças desadaptativas e limitantes. Finalmente, caso haja critérios para intervenção, tem de ser ponderada a adequação do serviço e a eventual necessidade de referenciação para psiquiatria.

Na elaboração do diagnóstico, o terapeuta deve começar por estabelecer qual é a perda principal e outras perdas envolvidas:

- *Perda principal.* Perda geradora de maior sofrimento;
- *Perdas secundárias.* Incluem aquelas decorrentes da perda principal; divórcio na sequência da perda de um filho, perda da capacidade econômica relacionada com a perda do cônjuge ;
- *Perdas concorrentes.* Embora não estejam relacionadas com a perda principal, acrescentam distresse à experiência de luto do indivíduo (p. ex., perda do emprego simultânea à perda de um familiar);
- *Perdas anteriores relevantes.* Remetem para outras experiências de luto ou trauma cumulativo (p. ex., separação dos cuidadores principais durante a infância, experiências de negligência de cuidados, violência doméstica, abuso físico ou sexual).

É possível que essas diferentes perdas produzam respostas distintas; por isso, é essencial essa classificação para a clarificação do impacto relativo a cada evento.

Em seguida, será necessário determinar quais as tarefas de luto presentes e a resposta à(s) perda(s). Pressupõe-se que, embora o luto possa interferir em muitos aspectos da vida da pessoa, a intervenção deve incidir apenas sobre aqueles que geram sofrimento clinicamente significativo. As tarefas de luto são, por isso, aqui entendidas como os aspectos da perda geradores de sofrimento, cuja intervenção requer elaboração psicológica. Podem estar relacionados com um ou mais dos seguintes temas:

- Circunstâncias de morte;
- Perda da relação;
- Afetação do meio.

Cada tarefa de luto produz diferentes respostas que devem ser claramente identificadas, considerando os seguintes domínios:

- Áreas de funcionamento afetadas;
- Emoções e sintomatologia associadas;
- Estilo individual de *coping*.

Para além da avaliação desses aspectos, o processo de diagnóstico no luto requer a ponderação de fatores de risco (p. ex., antecedentes de perturbação mental), e dos critérios de diagnóstico de perturbação de luto prolongado (PLP). Isso permitirá determinar a trajetória de luto (normal, de risco ou prolongado). Além disso, o tempo decorrido após o óbito será fundamental para averiguar se as manifestações se inserem em um quadro normal de luto agudo ou se devemos considerar que se trata de uma perturbação. Naturalmente, uma discussão aprofundada desses conteúdos está fora do âmbito deste capítulo. Em vez disso, e no intuito de mostrar a especificidade do modelo integrativo-relacional, faremos uma descrição mais detalhada das tarefas e respostas de luto (Figura 10.1).

Tarefas de luto

As tarefas relacionadas com as circunstâncias de morte referem-se à não aceitação da realidade da morte ou à presença de imagens difíceis associadas a momentos específicos da doença e/ou morte que encerram assuntos não resolvidos ou aspectos específicos como a perceção de sofrimento do familiar; os sentimentos de impotência e/ou incerteza (relacionada com a falta de informação). Essas imagens, reais ou fantasiadas, surgem sob a forma de pensamentos intrusivos e/ou sensações de reexperiência que estão fora do controlo do sujeito e são geralmente reativados por estímulos desencadeadores. Podem também dar origem a ruminações e fantasias acerca do que aconteceu e do que a pessoa gostaria que tivesse acontecido.

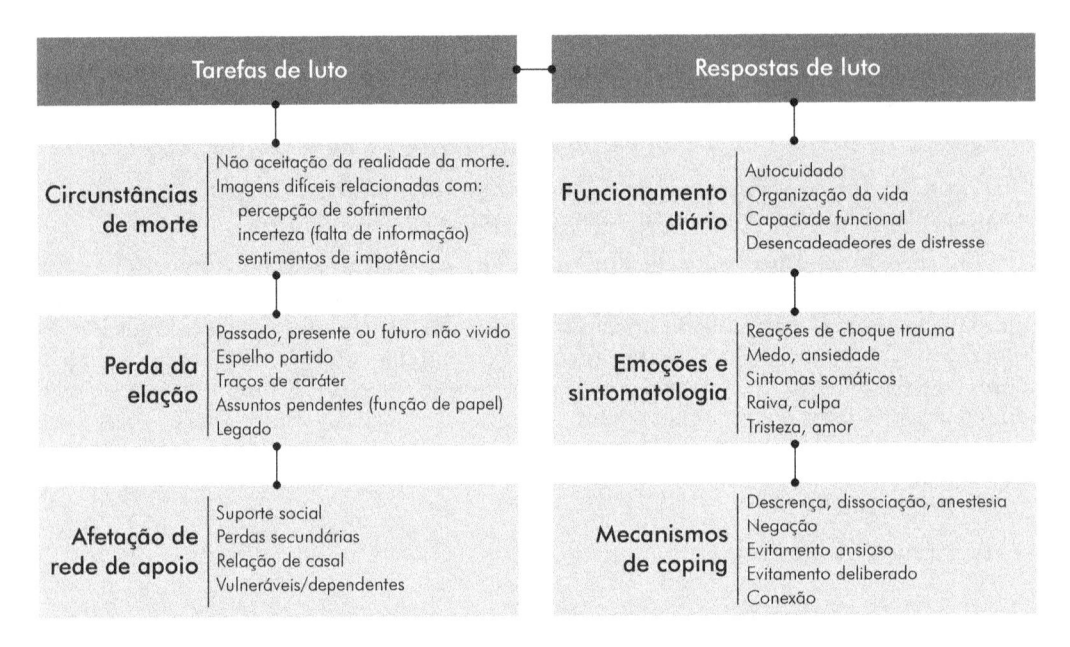

Tarefas de luto		Respostas de luto	
Circunstâncias de morte	Não aceitação da realidade da morte. Imagens difíceis relacionadas com: perceção de sofrimento incerteza (falta de informação) sentimentos de impotência	Funcionamento diário	Autocuidado Organização da vida Capaciade funcional Desencadeadores de distresse
Perda da elação	Passado, presente ou futuro não vivido Espelho partido Traços de caráter Assuntos pendentes (função de papel) Legado	Emoções e sintomatologia	Reações de choque trauma Medo, ansiedade Sintomas somáticos Raiva, culpa Tristeza, amor
Afetação de rede de apoio	Suporte social Perdas secundárias Relação de casal Vulneráveis/dependentes	Mecanismos de coping	Descrença, dissociação, anestesia Negação Evitamento ansioso Evitamento deliberado Conexão

Figura 10.1 **Aspetos de diagnóstico no modelo integrativo-relacional.**
Fonte: Desenvolvida pela autoria.

As tarefas relativas à perda da relação referem-se ao sofrimento associado a recordações específicas de momentos que não foram vividos ou que já não será possível viver, bem como a sentimentos e/ou significados sobre a relação. Muitas vezes, a pessoa em luto lamenta tudo aquilo que já não poderá voltar a viver ou que o outro significativo não poderá experimentar. Dependendo do tempo a que se referem essas memórias, falamos em passado, presente e/ou futuro não vivido.

Por outro lado, o sofrimento pode advir da perda dos aspetos únicos da relação com o ente querido e da forma como este fazia a pessoa enlutada se sentir (p. ex., protegido, valorizado, amado). Essa tarefa, designada por "espelho partido", é expressa no sentimento de ter perdido uma parte de si, de estar incompleto. Há ainda assuntos pendentes relacionados com a função de papel, ou seja, aquilo que era esperado da relação de acordo com o tipo de vínculo. Por exemplo, o sentimento de que (não) foi boa mãe ou bom pai, ou de que (não) lhe soube transmitir que ele/a tinha sido um bom/a filho/a. Por último, as tarefas relacionadas com os traços de carácter, que se referem à forma particular de ser do outro significativo ou de tudo o que ele/a lhe transmitiu por intermédio da forma como vivia e/ou enfrentou a morte – o legado.

O tipo de tarefas presentes é, em larga medida, influenciado pela qualidade da relação anterior com a pessoa que faleceu, como é ilustrado na Figura 10.2.

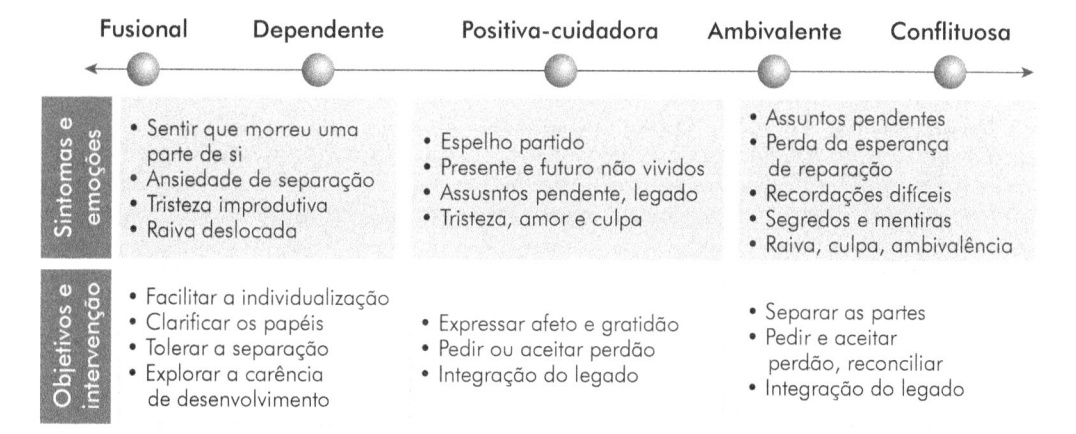

	Fusional	Dependente	Positiva-cuidadora	Ambivalente	Conflituosa
Sintomas e emoções	• Sentir que morreu uma parte de si • Ansiedade de separação • Tristeza improdutiva • Raiva deslocada		• Espelho partido • Presente e futuro não vividos • Assusntos pendente, legado • Tristeza, amor e culpa		• Assuntos pendentes • Perda da esperança de reparação • Recordações difíceis • Segredos e mentiras • Raiva, culpa, ambivalência
Objetivos e intervenção	• Facilitar a individualização • Clarificar os papéis • Tolerar a separação • Explorar a carência de desenvolvimento		• Expressar afeto e gratidão • Pedir ou aceitar perdão • Integração do legado		• Separar as partes • Pedir e aceitar perdão, reconciliar • Integração do legado

Figura 10.2 **Qualidade da relação e tarefas de luto associadas.**
Fonte: Desenvolvida pela autoria.

Quando prevaleciam afetos positivos de afeto e cuidado mútuo – aqui designados por "relação cuidadora-positiva" –, o luto caracteriza-se, sobretudo, pela presença de emoções de tristeza e amor. Nesse caso, predominam tarefas como o presente e futuro não vividos, o espelho partido, traços de carácter e legado. Não obstante, podem também existir sentimentos de culpa relacionados com assuntos pendentes.

Nas relações de natureza ambivalente (nas quais existem afetos opostos de grande proximidade e mágoa quanto a falhas relacionais importantes) e conflituosa (marcada sobretudo por abuso e/ou negligência, segredos e mentiras), predominam sentimentos de raiva, tristeza e culpa relacionados com recordações difíceis e/ou traumáticas. Em consequência disso, verifica-se geralmente a presença de assuntos pendentes, resultantes do passado e futuro não vividos, este último pela perda da esperança de reparação da relação.

Já as relações de dependência – ou, no extremo, fusionais – geram, na pessoa em luto, o sentimento de ter perdido uma parte importante de si mesmo, conduzindo habitualmente à perda do sentido de vida e incapacidade de se projetar no futuro.

Por fim, as tarefas relativas à afetação do meio dizem respeito aos fatores de sofrimento gerados no contexto sociofamiliar da pessoa em luto. Aqui importa considerar três dimensões fundamentais:

- Quais são as necessidades de suporte do paciente?
- Quem está disponível para o apoiar?
- Quem são as pessoas que dependem do paciente?

Essas questões remetem para a dimensão da rede sociofamiliar e para a qualidade de suporte que a pessoa em luto dá e recebe da parte dos outros significativos.

A existência de suporte social é um importante fator de proteção contra os sintomas de PLP, perturbação de estresse pós-traumático (PSPT) e depressão (VANDERWERKER & PRIGERSON, 2010). A maioria das pessoas recebe suporte social e prático do seu meio sociofamiliar, incluindo pessoas da família nuclear, família de origem, outros familiares e amigos (BENKEL et al., 2009). No entanto, as pessoas em luto frequentemente não recebem a quantidade e a qualidade de suporte que gostariam (AOUN et al., 2015). Quando o meio falha no reconhecimento dos sentimentos e necessidades, desautorizando o luto, agrava-se o sentimento de solidão e, consequentemente, a intensidade das manifestações de luto (DOKA, 2014).

Por outro lado, é notória, da parte do próprio enlutado, uma tendência para a desconexão social, fruto da interpretação negativa da reação dos outros à expressão emocional (SMITH et al., 2020). Noutras palavras, por medo de que o seu luto não seja aceite pelos outros, as pessoas tendem a suprimir a expressão emocional e a isolar-se, comprometendo, assim, a sua relação com os outros significativos. Em resultado disso, acontecem frequentemente perdas secundárias motivadas pela ruptura da relação (p. ex., divórcio, afastamento dos amigos) e pelo isolamento social.

Em particular, o estilo de *coping* da família foi identificado como o principal preditor do ajustamento psicossocial no luto, seguido da perceção de preocupação do cônjuge e nível de satisfação com a relação de casal (KISSANE et al., 1997; KISSANE et al., 2003). Para a elaboração do diagnóstico de luto, é fundamental, por isso, avaliar a forma como a família se organiza em resposta às diferenças individuais na forma de lidar com o luto, determinando o estilo de família. No Quadro 10.1, apresentamos a classificação do tipo de famílias, de acordo com o modelo integrativo-relacional.

Quadro 10.1 Caracterização do tipo de família no luto

Tipologia	Descrição
Coesa-cuidadora	Permite a expressão emocional Os elementos pedem ajuda uns aos outros Solicitam apoio externo, quando necessário
Dependente	Excessiva aglutinação Dificuldade de diferenciação dos seus elementos
Conflituosa	Conflituosidade prévia é reativada pelo luto Desautorizações constantes, competição na intensidade do luto Não existe apoio mútuo
Ambivalente	Presença de aspetos positivos e negativos Desautorização de estilos diferentes

Fonte: Desenvolvido pela autoria.

Dentro do funcionamento familiar, particular atenção deve ser dada à relação de casal, pelas alterações introduzidas na díade conjugal. Isso acontece por dificuldades na compreensão das diferenças individuais no luto, mas também por necessidade de proteção do outro, como é particularmente evidente na perda de filhos (STROEBE et al., 2013; ALBU-

QUERQUE et al., 2016).

Os elementos a avaliar no casal são:

- O estilo de *coping* de cada elemento
- Tipo de relação (cuidadora, dependente, conflituosa ou ambivalente)
- Origem da ambivalência/conflituosidade/dependência
- Perceção subjetiva de apoio mútua
- Outros estressores
- Grau de risco

É fundamental, também, atender as necessidades dos dependentes ou vulneráveis (p. ex., filhos menores, idosos, pessoas com deficiência ou doença mental) afetados pela perda e alterações na rotina diária. Frequentemente, a pessoa com reações de luto intenso torna-se emocionalmente indisponível para cuidar de outros, o que pode gerar situações mais ou menos graves de negligência. É importante, nesses casos, estar atento a possíveis situações de substituição de papéis. Um exemplo disso é a parentalização dos filhos por ausência ou incapacidade dos pais de assegurarem as suas funções.

Respostas de Luto

Essa dimensão remete para a forma como a pessoa, consciente ou inconscientemente, responde à situação de perda. O primeiro domínio a avaliar é a forma como o luto afetou vida do paciente no funcionamento diário e bem-estar geral. De considerar, o autocuidado (p. ex., alimentação, higiene, sono), a organização da vida (p. ex., horários, estrutura) e a capacidade funcional (p. ex., atenção, memória e motivação). Há que identificar também possíveis fatores de vulnerabilidade que possam afetar o funcionamento diário, como a necessidade de tomar decisões, a presença de vulneráveis, os estressores concorrentes e os possíveis desencadeadores de distresse (p. ex., datas especiais, aniversários de morte).

O segundo domínio – emoções predominantes e sintomatologia – está relacionado com as estratégias de que a pessoa dispõe para enfrentar a dor da perda e o estilo individual de *coping*. Esse modelo defende a existência de um *continuum* no grau de consciência das respostas e acesso às recordações mediado pela capacidade de autorregulação da pessoa (Figura 10.3).

Trauma e desregulação → Negação → Evitamento ansioso → Evitamento deliberado → Conexão

Nível de consciência
Capacidade de regulação emocional

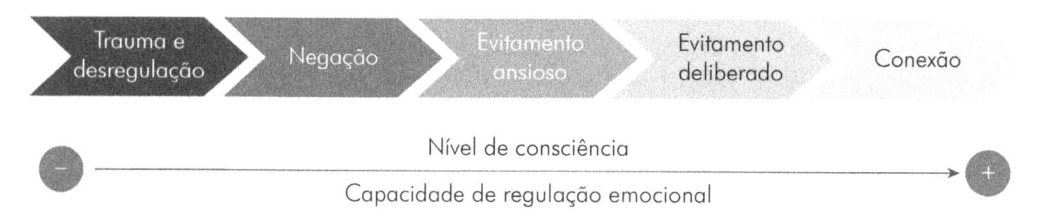

Figura 10.3 **Mecanismos de coping com a dor da perda.**
Fonte: Desenvolvida pela autoria.

No extremo da desregulação emocional, encontram-se as reações de trauma, que incluem sintomas de choque (p. ex., descrença, dissociação, anestesia, confusão, paralisação e/ou agitação psicomotora), intrusões, sensação de reexperiência, ansiedade e sintomas somáticos. Esses estados emocionais são característicos da fase aguda de luto e tendem a ser autolimitados. Quando persistentes no tempo (isto é, mais do que 1 mês), é necessário considerar o diagnóstico de PSPT, cujos sintomas são muitas vezes sobreponíveis à PLP (MAERCKER & LALOR, 2012).

No *continuum* do grau de consciência, encontramos, a seguir, os estados de negação e evitamento. Incluem-se aqui as reações emocionais de raiva deslocada e de culpa secundária, resultantes de esquemas emocionais aprendidos que, operando sobretudo em nível inconsciente, distorcem a emoção primária quando esta é percebida como ameaçadora ou excessiva (GREENBERG, 2004). Por exemplo, a pessoa sente-se zangada ou culpada em vez de triste porque, desde sempre, aprendeu a esconder a sua vulnerabilidade. Pode acontecer, também, que a pessoa experimente embotamento emocional e mantenha-se hiperativa como forma de não entrar em contacto com o sofrimento da perda. Geralmente, esses quadros estão associados a crenças limitantes (p. ex., "Se ficar triste e parar, toda a minha vida vai desmoronar") e, a longo prazo, podem conduzir à depleção de recursos, gerando exaustão e depressão.

Importa, no entanto, distinguir as formas não voluntárias e inconscientes de negação em relação aos processos de evitamento. Enquanto a negação da morte e do seu impacto emocional acarreta óbvias dificuldades na adaptação à perda, é plausível admitir que alguma distração e mudanças transitórias no estado emocional possam mitigar o efeito disruptivo dessa experiência. O modelo dual de *coping* com o luto de Stroebe & Schut (2010) advoga precisamente o efeito benéfico da oscilação entre estratégias de confronto e evitamento ou reparação da dor. A corroborar esse fato estão os resultados empíricos sobre o papel adaptativo das estratégias de evitamento emocional no luto (COIFMAN et al., 2007; HOLEN, 1995). Dentro das respostas de evitamento, encontram-se as formas de evitamento ansioso, que correspondem à necessidade de evitar estímulos que recordem a perda por receio de uma reação catastrófica (BOELEN & VAN DEN BOUT, 2010), e o evitamento deliberado, que inclui o esforço consciente de não falar da perda para proteger os outros significativos, suprimir pensamentos e recordações ou o envolvimento em atividades distratoras como forma de não estar em contacto com a dor.

No outro extremo do *continuum*, encontram-se as manifestações de contacto com emoções primárias de tristeza, amor, zanga e culpa associadas a recordações conscientes relacionadas com a perda. As estratégias de contacto podem passar, por exemplo, pela partilha de recordações, realização de rituais, visualização de fotografias, diálogo imaginário ou atos de homenagem. Todas essas manifestações são formas de elaborar os sentimentos de perda, mantendo a ligação com o ente querido. Essa ideia é consistente com a teoria de ligação contínua desenvolvida por Klass & Walter (2004), segundo a qual é possível – e salutar – manter o vínculo com o ente querido, apesar da ausência física. Contraria, assim, a tese tradicional de que o luto implica uma despedida para que a pessoa possa reinvestir em outras relações e na vida em geral (ROTHAUPT & BECKER, 2016).

O padrão de resposta à perda é claramente determinado pelo estilo pessoal, aqui entendido como a forma privilegiada como a pessoa enfrenta o luto (Figura 10.4).

O estilo emocional caracteriza-se pela necessidade de partilhar sentimentos e experiências. Já o estilo cognitivo é marcado pela tendência para pensar e compreender racionalmente os acontecimentos, procurando atribuir um significado à perda. Por último, o estilo comportamental é orientado para a ação mediante resolução ativa de problemas e utilização de distratores comportamentais (p. ex., manter-se ocupado com o trabalho) como forma de exercer controle e evitar a desregulação emocional. Embora possa haver predominância de um ou dois estilos, essas características aparecem geralmente combinadas em estilos mistos.

Essa tipologia corresponde, na classificação de Gamino et al., (2020), ao padrão de luto intuito e instrumental. As pessoas com estilo intuitivo respondem afetivamente à perda e são mais propensas a elevados níveis de distresse emocional. Esses indivíduos se beneficiam da expressão e partilha de experiências, por isso procuram frequentemente o suporte psicoterapêutico.

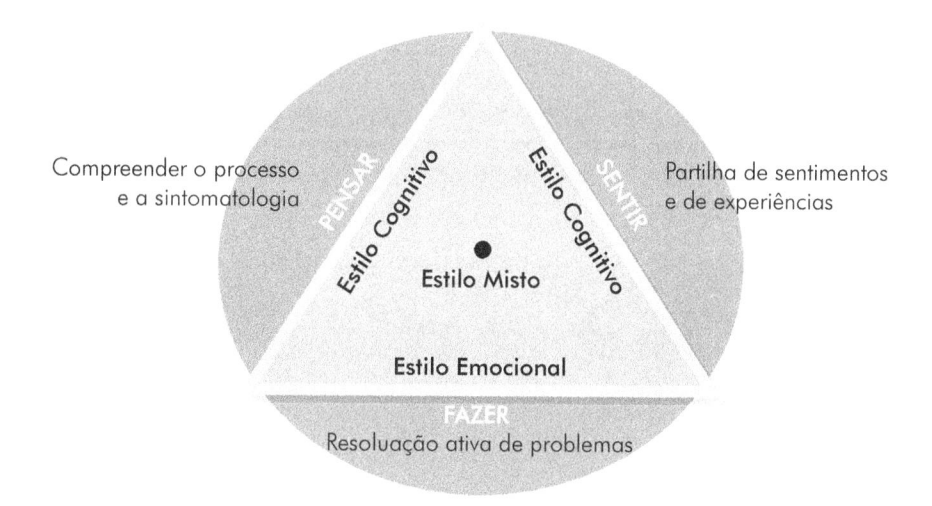

Figura 104 **Estilos pessoais de resposta ao luto.**
Fonte: Desenvolvida pela autoria.

Por sua vez, aqueles com estilo instrumental demonstram preferência por estratégias de controle das emoções, pelo que a expressão de afetos negativos é reduzida. Essas pessoas tendem a procurar menos ajuda psicoterapêutica, mas, quando o fazem, procuram geralmente informação e sugestões práticas sobre como gerir a experiência de perda. Em vez de falarem sobre os sentimentos, preferem focar-se na resolução de problemas. Daqui se depreende que nem todas as pessoas requerem a expressão emocional dos sentimentos para a elaboração do luto, pelo que é essencial identificar os diferentes estilos para adequar as estratégias de intervenção às necessidades específicas de cada pessoa.

Outro aspeto a avaliar é a capacidade de atribuição de significado à perda. Para isso, o terapeuta deve estar atento aos descritores literais usados para descrever a perda atual, mas também o sentido de vida, a percepção de si próprio e das relações. Importa ainda verificar a capacidade que o paciente tem de se projetar no futuro, bem como os seus desejos e esperanças. Outro indicador importante é o significado atribuído a experiências anteriores de perda. Assinalar se esses indicadores incluem crenças negativas (p. ex., expressões de claudicação, amargura, desesperança, perda do sentido de vida e percepção de estar sendo punido por Deus) ou, pelo contrário, são no sentido de uma perspetiva positiva, p. ex., desejo de melhorar a vivência do luto, recurso aos seus valores e força pessoal, enfoque nas aprendizagens, procura de conforto na espiritualidade. Nesse último caso, importa identificar se se trata de manifestações de resiliência ou de expressões de crescimento pós--traumático (CT).

Tedeschi & Calhoun (1996) distinguem esses dois conceitos, frisando que o crescimento pós-traumático resulta de transformação, o que implica reestruturação cognitiva e alterações no nível da autopercepção, relação com os outros, no apreço pela vida e na espiritualidade; pelo contrário, a resiliência requer apenas a adaptação e a capacidade de seguir em frente em situações de adversidade. Naturalmente, alguns aspectos de resiliência desempenham um papel importante no CT após a morte de um ente querido, nomeadamente a capacidade de lidar com os problemas e de tolerar os afetos negativos (OGIN'SKA et al., 2015).

Plano de Intervenção

Esse plano permite organizar, por ordem de prioridade, os aspectos a abordar na intervenção de acordo com fases sequenciais de tratamento, em função dos objetivos terapêuticos específicos, definidos a partir do diagnóstico de luto. Para além da fase inicial de estabelecimento da relação e definição do contrato terapêutico, o plano de intervenção inclui cinco fases sequenciais (Figura 10.5).

Estabilização → Tratamento do trauma → Manejo da negação-evitamento → Elaboração das tarefas de luto → Integração, crescimento e encerramento

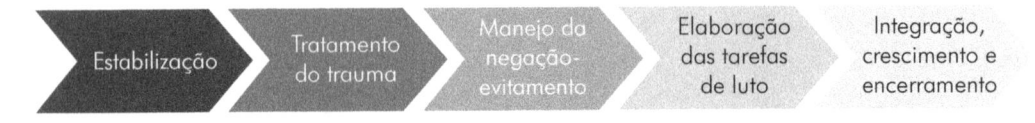

Figura 10.5 **Fases do plano terapêutico.**
Fonte: Desenvolvida pela autoria.

As três primeiras fases, correspondentes à estabilização, elaboração dos sintomas de trauma e ao manejo de mecanismos de negação-evitamento, só são abordadas se houver sintomas que o justifiquem. Já as duas fases subsequentes – elaboração das tarefas de luto; e integração, crescimento e encerramento – são universais, ou seja, devem ser aplicadas a todas as pessoas em terapia de luto. Cada uma dessas fases inclui protocolos de intervenção específicos, dirigidos às tarefas de luto presentes. Contudo, o plano é suficientemente flexível para acomodar objetivos de duas fases em simultâneo, em caso de sobreposição das tarefas de luto. Trata-se, por isso, de um plano individualizado, centrado nas necessidades específicas da pessoa.

Fase 1: Estabilização

Essa primeira fase é aplicada sobretudo a situações de luto agudo, ou na presença de sintomas que o justifiquem. Um dos primeiros aspectos a abordar é a promoção do autocuidado, com incidência nas áreas mais negligenciadas. Por exemplo, pode ser necessário ajudar a pessoa a distinguir períodos de descanso e de atividade, de contacto e de desconexão com a dor, a desenvolver hábitos de higiene de sono e de alimentação, introduzir exercício físico e responsabilizar a pessoa por ouvir e respeitar as necessidades do corpo físico, reduzindo o nível de exigência. Importa lembrar que o período de luto agudo envolve elevado desgaste emocional e físico; como tal, o seu nível de energia está limitado. Além disso, convém introduzir alguma atividade criativa e geradora de bem-estar, como fazer jardinagem, pintar ou cuidar de um animal. Nesse nível, são usadas, sobretudo, técnicas de psicoeducação, no sentido de facilitar a compreensão do processo de luto, normalizar as manifestações, melhorar a qualidade da relação e do suporte sociofamiliar e promover estratégias de *coping* individuais (HARROP et al., 2020).

Para fomentar a rede sociofamiliar, é necessário assegurar uma pessoa de referência e avaliar a possibilidade de realizar uma sessão conjunta que servirá para colocar em comum os objetivos da intervenção e garantir o seguimento. Quando há aspectos de desautorização do luto ou conflitos relacionais no seio da família, pode ser útil uma abordagem de casal ou familiar no sentido de facilitar a comunicação e a compreensão dos estilos individuais de coping com o luto. Para isso, é necessário flexibilizar os estilos individuais e torná-los mais adaptativos, usando exercícios específicos que têm por objetivos:

- Explorar os pontos fortes e fraco anteriores na relação
- Promoção da compreensão mútua dos estilos de *coping* com o luto
- Facilitar a expressão das necessidades individuais
- Incentivar a escuta reflexiva e a validação do outro
- Identificar o luto duplo e seu impacto
- Reconhecer aspectos partilhados e não partilhados no luto
- Propor um compromisso para evitar saídas catastróficas individuais e familiares

Paralelamente, devem ser abordadas as necessidades dos vulneráveis, avaliando o tipo de resposta de cada um e dando sugestões concretas sobre como garantir a sua segurança. O paciente deve ser instruído, por exemplo, sobre como modelar os seus próprios sentimentos (não esconder a sua dor, mas também não se mostrar desregulado emocionalmente) e como apoiar os demais na sua expressão emocional.

Pode ser necessário também o apoio na tomada de decisão, nomeadamente na resolução de questões imediatas, como a transmissão da notícia de morte a outros familiares e a gestão dos pertences do falecido, bem como de problemas práticos relacionados com assuntos financeiros, laborais ou domésticos. Os momentos difíceis (p. ex., voltar para casa pela primeira vez, voltar ao trabalho, momento de acordar ou dormir, fins de semana, aniversários ou festas familiares) devem ser identificados e antecipados para dotar a pessoa de recursos de gestão de emoções intensas.

Quando presentes, os sintomas de desregulação emocional são reveladores de estresse agudo e podem ser sentidos, por parte do paciente, como ameaçadores, dada a sua intensidade e imprevisibilidade. A intervenção passa por normalizar essas reações, explicando que a sensação de insegurança e falta de controlo são uma resposta natural de choque perante a realidade da morte. Além disso, é necessário desenvolver recursos de regulação emocional no sentido de desativar a sintomatologia intensa. Nessa fase, garantir a estabilização da pessoa é prioritário em relação à elaboração das tarefas de luto que possam estar subjacentes a esses sintomas.

Na desativação emocional, são utilizadas, sobretudo, técnicas corporais, incluindo o rastreio somático e enraizamento, baseadas na prática de *mindfullness*. Essa é uma técnica de atenção plena, baseada numa atitude de não julgamento face às sensações corporais, que tem por objetivo manter a consciência no aqui e agora (DROUGGE, 2016). A investigação tem demonstrado que a prática de *mindfullness* é eficaz na redução dos sintomas de luto, à semelhança de outras técnicas, como o relaxamento muscular (KNOWLES et al., 2021).

Fase 2: Tratamento dos sintomas de trauma

Esse modelo define, como principal condição para a elaboração dos sintomas de trauma, a criação de uma relação de segurança, o que implica a devolução de controle e previsibilidade ao paciente. Significa isso que a pessoa não deve ser pressionada a abordar esse tema apenas para cumprir o plano de tratamento; pelo contrário, deve ser-lhe transmitido que não terá de falar sobre o sucedido até que se sinta preparada. Por isso, essa fase deve ser sempre precedida de um trabalho de estabilização, com psicoeducação e instalação de recursos somáticos para facilitar a regulação emocional.

Uma das tarefas de elaboração do trauma é contar a história da perda. Normalmente, a primeira vez que a pessoa aborda as circunstâncias de morte é de uma forma espontânea, em resultado de uma necessidade relacional que é comum no luto. Esse primeiro relato deve ser ouvido com um silêncio respeitoso, ou seja, com poucas intervenções da parte do terapeuta. No entanto, essa técnica pode ser usada por várias vezes, a convite do terapeuta, com o objetivo de ajudar a pessoa a entrar em contacto com as memórias traumáticas das circunstâncias de morte sem se desregular.

A técnica consiste em facilitar o relato, ao mesmo tempo que se observam as sensações internas; no momento em que surge uma reação intensa, a atenção é deslocada para a descrição e o rastreamento das sensações até a sua extinção. Uma vez reduzida a ativação, o terapeuta deve redirecionar novamente a atenção para a história, no ponto em que foi interrompida. Essa abordagem, proveniente da terapia sensório-motora (OGDEN & MINTON, 2016) baseia-se no princípio de que a autoconsciência das sensações corporais é fundamental para permitir a regulação e o tratamento dos sintomas de trauma. O corpo constitui a primeira porta de entrada, facilitando o processamento emocional e cognitivo. Considera-se, por isso, que o modelo integrativo-relacional é um modelo *bottom-up*.

Incentivar o paciente a contar a história de forma pormenorizada permite estender o tempo, contrariando, assim, a sensação de rapidez e de imprevisibilidade que é característica do trauma. Por outro lado, essa técnica permite a expressão emocional e a integração de respostas somáticas, cognitivas e comportamentais que, durante o evento traumático, não puderam ser processadas. A presença contentora do terapeuta oferece segurança e validação, funcionando ainda como uma testemunha que se impacta e ressoa a experiência interna do paciente, atenuando, assim, o sentimento de solidão que resulta do trauma. Desse modo, o paciente está naturalmente a processar o conteúdo do relato, reorganizando a narrativa de uma forma mais coerente e integrada.

O princípio da desativação emocional por intermédio do corpo também é aplicado na elaboração das imagens intrusivas (*flashbacks*). Para esse efeito, é necessário identificar o estímulo desencadeador e reencenar o momento que lhe antecede por meio de um exercício de imaginação guiada que permite ativar a memória implícita e vivenciá-la no aqui e agora para permitir a sua reparação e ressignificação (PAYÀS & MORALES, 2017). Para a elaboração das imagens difíceis associadas às circunstâncias de morte, o paciente é convidado, novamente por intermédio da imaginação guiada, a recriar os detalhes e introduzir mudanças que tornem essa cena um pouco mais tolerável (p. ex., um feixe de luz numa cena de sofrimento durante a noite, a presença de uma pessoa securizante).

Fase 3. Manejo de mecanismos de negação-evitamento

Quando detectados mecanismos de negação-evitamento, importa, antes de mais nada, acolhê-los e explorá-los respeitosamente, validando a necessidade de evitar a dor e a dificuldade em gerir as circunstâncias que a pessoa enfrenta. Intervenções dirigidas a extinguir imediatamente essas respostas são consideradas fracassos terapêuticos, nesse modelo. Reitera-se, por isso, a necessidade de garantir a segurança e atender o estilo individual da pessoa, de modo a evitar o abandono do processo terapêutico.

A abordagem dos mecanismos de negação-evitamento requer geralmente várias intervenções psicoeducativas para facilitar a compreensão sobre a função e origem das defesas. O paciente deve ser convidado a refletir sobre o seu estilo pessoal de enfrentar os problemas – assim como o das pessoas à sua volta –, procurando identificar, para cada estratégia de *coping*, se serve a função de evitar ou entrar em contato com a dor. É essencial que perceba também como se distorcem as emoções e as suas possíveis consequências. A esse propósito, lembrar o paradoxo que o evitamento encerra: em vez de diminuir, contribui para aumentar e prolongar o sofrimento. Por fim, há que desconstruir os mitos sobre o luto e as emoções nos quais, não raro, estão alicerçados os mecanismos de negação-evitamento.

Outro método de intervenção passa por flexibilizar os mecanismos de negação-evitamento mediante práticas somático-emocionais. Incluem-se aqui, por exemplo, a identificação e o rastreio da tensão corporal e de emoções como a tristeza e a vergonha. O paciente deve ser instruído a identificar os correlatos somáticos das emoções, nomeá-las e apropriar-se delas. É importante também que a pessoa possa exercitar os seus recursos somáticos para se tornar mais confiante na gestão das emoções. Desse modo, pode se permitir entrar em contacto com a dor sem se desregular, criando, assim, progressivamente, maior tolerância emocional.

A flexibilização dos mecanismos de negação-evitamento pode implicar também uma abordagem de casal e familiar, sobretudo na presença de mecanismos de proteção mútua que impedem o contacto e a expressão das emoções. O objetivo dessa intervenção é facilitar estilos de comunicação mais adaptativos por meio de questões circulares e exercícios de escuta empática e ressonância emocional.

O trabalho em âmbito intrapsíquico implica que se aceda a um episódio específico no qual essa resposta foi ativada e, por intermédio da reencenação, explore-se a vivência interna desse estado nas suas diversas vertentes. Dessa forma, será possível identificar os elementos constituintes, designadamente a sua função, sintomatologia evitada, tarefa protegida e custos associados. Mediante intervenções validantes e sumarizações, o terapeuta vai facilitando a consciencialização do paciente acerca do processo de evitamento, permitindo, assim, a elaboração de emoções secundárias, crenças e comportamentos desadaptativos.

Fase 4: Elaboração das tarefas de luto

Concluídas as etapas anteriores, o terapeuta pode iniciar a abordagem das tarefas de luto, em função do nível de afetação emocional ou em sintonia com aquilo que o paciente traz espontaneamente. Importa, com base no estilo pessoal do paciente, identificar qual é o objetivo que se pretende alcançar. Por exemplo, algumas pessoas apenas conseguirão fazer o luto da experiência faltante, enquanto outras conseguirão atingir transformação e crescimento pós-traumático.

As tarefas relativas às circunstâncias de morte incluem a aceitação da realidade da morte por meio do relato da história, e/ou elaboração de elementos específicos relacionados com aspetos de incerteza ou experiência faltante (assuntos pendentes, impotência, culpa ou litígio). Por exemplo, perante uma situação de incerteza, por falta de informação e/ou impossibilidade de presença junto do doente, a pessoa é instruída a criar a pior e a melhor fantasia sobre o que aconteceu. Essa última deve ser reencenada em maior detalhe para que se converta numa imagem mais acessível. Embora não possa ser negligenciada a possibilidade de ter havido sofrimento, importa lembrar que essa imagem se trata agora apenas de uma memória, para evitar a sensação de reexperiência. Além disso, é necessário ajudar a pessoa a tolerar alguma ambiguidade e a reconhecer os seus limites enquanto ser humano, contrariando, assim, a crença de omnipotência.

Quando identificado o sentimento de impotência, é fundamental nomeá-lo e explorar a sua fenomenologia, bem como a tarefa relacional subjacente, que invariavelmente remete para questões pendentes relacionados com a função do papel. Para aceder a essa tarefa, é necessário elaborar a experiência faltante, começando com a fantasia dos fatos e seu impacto. Em vez de negar essa fantasia, o terapeuta deve validar relacionalmente a esperança de proteção que não pôde ser concretizada. A tarefa relacional é, então, consumada por meio de um diálogo reparador, em âmbito intrapsíquico, que permite a expressão do luto pelo que não aconteceu e a aceitação das próprias imperfeições e limites. O terapeuta deve dirigir esse diálogo, explorando o possível retorno, à semelhança do que acontece no método da cadeira vazia da Gestalt (**FIELD & HOROWITZ, 2016**).

No modelo integrativo-relacional, o diálogo reparador é usado, a par de outras técnicas, como a reencenação e a ativação de laços contínuos (p. ex., por meio de objetos transitórios), para promover a elaboração das diversas tarefas relacionais, de acordo com diferentes protocolos de intervenção. Em comum, o processo inicial de escuta para a identificação da tarefa e seu descritor literal. Em seguida, deve realizar-se um enquadramento para focalizar a atenção do paciente na concretização dessa tarefa específica. O enfoque é colocado primeiramente na exploração factual e histórica (memória dependente do contexto) e, depois, na indagação fenomenológica do mundo interno (memória dependente do estado), explorando as suas diferentes dimensões por intermédio do modelo *bottom-up*. Desse modo, é possível ressignificar a experiência e reparar a experiência de privação afetiva subjacente à tarefa relacional.

Pode ser necessário, inclusivamente, separar as partes (do outro ou de si mesmo) para impedir que entrem em conflito, como sucede nas relações ambivalentes. Nessa técnica, o paciente é convidado a distinguir e a descrever, nas suas próprias palavras, cada uma das partes (p. ex., as características amorosas e negativas do outro significativo), dedicando um tempo específico a cada uma delas, pela ordem que lhe fizer mais sentido. Mediane a reencenação das memórias dolorosas, por um lado, é possível expressar a raiva; por outro lado, a exploração dos aspetos positivos da relação pode remeter para tarefas como o espelho partido ou o futuro não vivido. Integrando depois essas duas partes, será possível trabalhar a reconciliação e o perdão.

Fase 5: Integração, crescimento e encerramento

Nesta última fase do processo de psicoterapia, as principais tarefas terapêuticas são explorar o legado, desenvolver o projeto vital, explorar a possível culpa do sobrevivente e, por fim, realizar o encerramento. Essa é uma fase importante, à qual é necessário dedicar várias sessões para fomentar o crescimento pós-traumático, embora, como referimos antes, nem sempre seja possível esse nível de transformação.

A exploração do legado implica que a pessoa reflita e integre tudo aquilo que recebeu do seu ente querido, mas também os ensinamentos retirados do próprio processo de luto. O impacto pode ser reconhecido no nível da identidade do próprio, das relações com os outros e da sua visão sobre a vida, em geral. Simultaneamente, é necessário dedicar algum tempo para desenhar um projeto de vida sem o ente querido, notando de que forma ele integra o legado e honra a pessoa que morreu. Por fim, importa explorar a possível existência de sentimentos de culpa do sobrevivente. Nesse caso, pode ser útil identificar se há alguma tarefa relacional pendente e estabelecer um diálogo reparador, pedindo desculpa e, eventualmente, a permissão do ente querido. Esse processo deve ser finalizado com um recurso que reforce os laços contínuos.

Depois de verificado se os objetivos do plano terapêutico foram cumpridos, é possível, então, propor a alta clínica. Geralmente, quando o processo terapêutico tem início na fase de luto agudo, é esperado que se prolongue por cerca de 1 ano para permitir que o aniversário de morte aconteça durante o acompanhamento. Caso a pessoa decida interromper o processo antes de elaboradas todas as tarefas, é necessário alertar o paciente para eventuais riscos e oferecer disponibilidade futura. De qualquer modo, importa frisar que a integração da perda é um processo que decorrerá ao longo da vida e que poderá sempre subsistir a saudade, bem como pequenas reativações em datas marcantes ou mudanças vitais. Por fim, há espaço para o agradecimento mútuo e para a validação da relação terapêutica.

O Quadro 10.2 resume os principais elementos constitutivos de cada uma das fases da intervenção psicoterapêutica de acordo com o modelo integrativo-relacional.

Quadro 10.2 Descrição das fases de intervenção no luto

Fase da Intervenção	Descrição
Estabilização	• Assegurar as funções básicas para a vida diária • Potenciar e ativar a rede social de apoio disponível • Facilitar a gestão das emoções desreguladas ou fora de controle • Atender as necessidades imediatas do ambiente, em particular dos vulneráveis
Tratamento do trauma	• Facilitar a regulação emocional mediante a instalação de recursos somáticos • Contar a história da perda • Elaborar imagens intrusivas • Elaborar imagens difíceis
Manejo da negação-evitamento	• Facilitar a compreensão sobre a função e a origem das defesas • Flexibilizar os mecanismos de negação-evitamento por meio de práticas somaticoemocionais • Intervenções na rede de apoio/família • Elaborar os mecanismos de negação-evitamento de forma intrapsíquica
Elaboração das tarefas de luto	• Elaborar as tarefas relativas às circunstâncias de morte • Elaborar as tarefas relativas à perda da relação
Integração, crescimento e encerramento	• Explorar a integração do legado • Elaborar um projeto vital • Elaborar a possível culpa do sobrevivente • Preparar a alta • Encerrar o processo psicoterapêutico

Fonte: Desenvolvido pela autoria.

Conclusão

Tendo em conta o caráter sensível e singular da experiência de perda, o modelo integrativo-relacional constitui uma abordagem terapêutica individualizada, sustentada em três pilares fundamentais: um modelo conceptual consistente e compreensivo que reflete os mais recentes desenvolvimentos da investigação sobre o processo de luto; técnicas de intervenção diversas e empiricamente sustentadas e, não menos importante, a capacidade relacional do terapeuta para empatizar e oferecer uma resposta sintônica, não só em termos de conteúdo verbal, mas também na ressonância afetiva e qualidade de presença.

Esse modelo prevê a elaboração de um diagnóstico completo e acurado do processo de luto que norteará o plano terapêutico mediante a consecução de tarefas orientadas para as necessidades específicas da pessoa. Na construção do plano terapêutico, as tarefas de luto aparecem mapeadas em fases sequenciais, embora suficientemente flexíveis para prever a sua reorganização. A priorização das tarefas tem, como principal indicador, o nível de sofrimento que lhes está associado. Essa organização foi pensada no sentido de respeitar o processo natural de evolução do luto, bem como o estilo individual de resposta do paciente.

Assim, tendo em conta a instabilidade emocional que caracteriza o luto agudo, prevê-se uma fase inicial de estabilização dos sintomas e a flexibilização dos mecanismos de negação-evitamento que protegem as tarefas de luto. Só depois de gerados os recursos internos e externos, será possível a elaboração e ressignificação dos aspectos traumáticos e relacionais do luto, que naturalmente exigem maior tolerância à dor emocional. Essa abordagem pode ainda ser complementada por intervenções sistêmicas, focadas na relação de casal e/ou na dinâmica familiar, com especial atenção às necessidades dos vulneráveis.

Ao contrário de outras abordagens, que procuram reduzir ou extinguir os sintomas de luto, esse modelo propõe a exploração cuidadosa da sua vivência subjetiva no sentido de promover a consciência dos aspectos dissociados da experiência e a capacidade de regulação emocional. A intervenção por intermédio do corpo assume aqui um papel fundamental, não só na desativação emocional, mas também como catalisadora de novos significados emocionais que, tendo por base uma mudança somatossensorial, têm um efeito verdadeiramente transformador da experiência interna. Para a componente experiencial, contribuem ainda outras técnicas, como a reencenação, a utilização de objetos transitórios e o diálogo reparador.

Naturalmente, a condução desse processo requer, da parte do terapeuta, alguma diretividade no sentido de evitar a dispersão dos temas e orientar o paciente na consecução das tarefas específicas. Essa atitude confere segurança e direção ao processo terapêutico, permitindo aferir a evolução e determinar o seu encerramento. Mas, acima de tudo, o modelo integrativo-relacional privilegia o contato na relação, favorecendo a expressão de sentimentos muitas vezes desautorizados socialmente – seja de vulnerabilidade, dor, compaixão ou reconciliação –, e reafirmando, assim, a premissa de que o tempo de luto não é senão uma oportunidade de (re)aprender a amar.

Referências

Aoun SM, Breen LJ, Howting DA, Rumbold B, McNamara B, Hegney D. (2015). Who needs bereavement support? A population based survey of bereavement risk and support need. PLOS ONE, 10(3), e0121101.

Boelen PA, van den Bout J. (2010). Anxious and depressive avoidance and symptoms of prolonged gief, depression, and post-traumatic stress disorder. Psychologica Belgica, 50(1-2), 49-67. https://doi.org/10.5334/pb-50-1-2-49.

Coifman KG, Bonanno GA, Ray RD, Gross JJ. (2007). Does repressive coping promote resilience? Affective-autonomic response discrepancy during bereavement. Journal of Personality and Social Psychology, 92(4), 745-758. https://doi.org/10.1037/0022-3514.92.4.745.

Currier JM, Neimeyer RA, Berman JS. (2008). The effectiveness of psychotherapeutic interventions for bereaved persons: a comprehensive quantitative review. Psychological Bulletin, 134(5), 648-661. https://doi.org/10.1037/0033-2909.134.5.648

Drougge P. (2016). Notes toward a coming backlash. 167-179. https://doi.org/10.1007/978-3-319-44019-4_12.

Erskine R. (1998). Attunement and involvement therapeutic responses to relational needs. International Journal of Psychotherapy, 3(3), 235.

Erskine RG. (2018). Relational patterns, therapeutic presence: concepts and practice of integrative psychotherapy. Relational Patterns, Therapeutic Presence. https://doi.org/10.4324/9780429479519.

Erskine RG, Moursund JP, Trautmann RL. (2013). Beyond empathy: a therapy of contact-in relationships. Beyond Empathy: A Therapy of Contact-in Relationships, 1-380. https://doi.org/10.4324/9780203778036.

Gamino LA, Sewell KW, Prosser-Dodds L, Hogan NS, Scott B. (2020). Intuitive and instrumental grief: a study of the reliability and validity of the grief pattern inventory. OMEGA-Journal of Death and Dying, 81(4), 532-550. https://doi.org/10.1177/0030222818786403.

Gelso CJ, Kivlighan DM, Markin RD. (2018). The real relationship and its role in psychotherapy outcome: a meta-analysis. Psychotherapy, 55(4), 434-444. https://doi.org/10.1037/PST0000183.

Greenberg LS. (2004). Emotion-focused therapy. Clinical Psychology and Psychotherapy, 11(1), 3-16. https://doi.org/10.1002/CPP.388.

Hayes JA, Yeh YJ, Eisenberg A. (2007). Good grief and not-so-good grief: Countertransference in bereavement therapy. Journal of Clinical Psychology, 63(4), 345-355. https://doi.org/10.1002/JCLP.20353.

Holen A. (1995). When avoiding unpleasant emotions might not be such a bad thing: verbal-autonomic response dissociation and midlife conjugal bereavement. Journal of Personality and Social Psychology, 69(5), 975.

Kissane DW, Bloch S, McKenzie DP. (1997). Family coping and bereavement outcome. Palliative Medicine, 11(3), 191-201.

Kissane DW, McKenzie M, McKenzie DP, Forbes A, O'Neill I, Bloch S. (2003). Psychosocial morbidity associated with patterns of family functioning in palliative care: baseline data from the family focused grief therapy controlled trial. Palliative Medicine, 17(6), 527-537.

Klass D, Walter T. (2004). Processes of grieving: how bonds are continued. Handbook of Bereavement Research: Consequences, Coping, and Care. 431-448. https://doi.org/10.1037/10436-018.

Knowles LM, Jovel KS, Mayer CM, Bottrill KC, Kaszniak A W, Sbarra DA, Lawrence EE, O'Connor MF. (2021). A controlled trial of two mind-body interventions for grief in widows and widowers. Journal of Consulting and Clinical Psychology, 89(7), 640-654. https://doi.org/10.1037/CCP0000653.

Lambert Michael, Barley D. (2001). Research summary on the therapeutic relationship and psychotherapy outcome.: EBSCOhost. Psychotherapy, 38(4), 357-361. Disponível em: https://web.p.ebscohost.com/ehost/pdfviewer/pdfviewer?vid=0&sid=dd25b063-fd1a-4f80-af4a-96e90a256136%40redis.

Maercker A, Lalor J. (2012). Diagnostic and clinical considerations in prolonged grief disorder. Dialogues in Clinical Neuroscience, 14(2), 167-176. https://doi.org/10.31887/dcns.2012.14.2/amaercker.

Marziali E, Alexander L. (1991). The power of the therapeutic relationship. American Journal of Orthopsychiatry, 61(3).

Ogden P, Minton K. (2016). Sensorimotor psychotherapy: one method for processing traumatic memory. Traumatology, 6(3), 149-173. https://doi.org/10.1177/153476560000600302.

Ogin'ska N, Ogin'ska-Bulik O, Ogin'skaogin'ska-Bulik N. (2015). The relationship between resiliency and posttraumatic growth following the death of someone close. OMEGA-Journal of Death and Dying, 71(3), 233-244. https://doi.org/10.1177/0030222815575502.

Payàs A. (2010). Las tareas del duelo – psicoterapia de duelo desde un modelo integrativo-relacional. Paidós, Barcelona.

Payàs Puigarnau A, Chaurand Morales A. (2017). Unfolding meaning from memories: an integrative meaning reconstruction method for counselling the bereaved. Illness, Crisis & Loss, 27(3), 209-225.

Rappaport J. (2000). Traumatic time: the therapist's mourning. Psychoanalysis and Psychotherapy: The Journal of the Postgraduate Center for Mental Health, 17(1), 55-64. Disponível em: https://psycnet.apa.org/record/2001-06007-003.

Rogers CR (1957). The necessary and sufficient conditions of therapeutic personality change. Journal of Consulting Psychology, 21(2), 95-103. https://doi.org/10.1037/H0045357.

Rogers CR. (1992). The necessary and sufficient conditions of therapeutic personality change. Journal of Consulting and Clinical Psychology, 60(6), 827-832. https://doi.org/10.1037/0022-006X.60.6.827.

Rothaupt JW., Becker K. (2016). A literature review of western bereavement theory: from decathecting to continuing bonds. The Family Journal, 15(1), 6-15. https://doi.org/10.1177/1066480706294031.

Stroebe M, Schut H. (2010). The dual process model of coping with bereavement: rationale and description. Death studies, 23(3), 197-224. https://doi.org/10.1080/074811899201046.

Tedeschi RG, Calhoun LG. (1996). The posttraumatic growth inventory: measuring the positive legacy of trauma. Journal of Traumatic Stress 1996 9:3, 9(3), 455-471. https://doi.org/10.1007/BF02103658.

Zech E, Ryckebosch AS, Delespaux E. (2010). Improving the efficacy of intervention for bereaved individuals: toward a process-focused psychotherapeutic perspective. Psychologica Belgica, 50(2), 103-124. https://doi.org/10.5334/pb-50-1-2-103.

Capítulo 11

Morte e Luto na Formação Médica: contribuições da medicina narrativa

Fátima Geovanini
Luciana Andrade

Ana Luisa Rocha Mallet
David Kestenberg

A eternidade nos escapa.
Muriel Barbery, em *A elegância do ouriço (2006)*

Introdução

Neste capítulo, pretendemos trazer algumas reflexões sobre a abordagem da morte e do luto durante a formação médica e apresentar algumas possibilidades de intervenção a partir da medicina narrativa. Embora o tema seja de extrema relevância para a formação de todos os profissionais da área da saúde, entendemos que, na medicina, há particularidades que sugerem a necessidade de seu aprofundamento, especialmente pelas carências que se apresentam na graduação médica, em que há um nítido desequilíbrio entre as disciplinas técnicas e as do eixo humanístico e pouca transversalidade entre os diversos conteúdos.

Medicina narrativa, conforme desenvolvida pela médica e literata Rita Charon (2001), oferece uma metodologia baseada em oficinas que, destinadas inicialmente para médicos, estendeu-se à formação dos demais profissionais de saúde, utilizando especialmente a literatura e a escrita como recursos para o desenvolvimento de competências humanísticas necessárias ao cuidado – consigo próprio, com o paciente e familiares e com a equipe. Entre essas competências, considera-se a escuta um dos aspectos primordiais para um cuidado de qualidade. Sabemos que escutar é uma função bastante complexa que não depende apenas de um bom funcionamento orgânico, mas que está, sim, relacionada diretamente à capacidade de se disponibilizar ao outro, de se interessar pela sua história e por ela ser tocado e movido para uma ação que busque o melhor cuidado para aquele que sofre. A disponibilidade de escutar pode dar mostras do quanto o profissional é capaz de abordar determinados temas ou situações, podendo ser muito volátil de acordo com suas próprias experiências, possibilidades ou dificuldades. Um dos temas que, em geral, suscita incômodos e, muitas vezes, é considerado tabu, é a morte e, consequentemente, o luto.

A morte, embora esteja sempre presente em nossas vidas, é quase sempre temida e, muitas das vezes, silenciada, mesmo em cursos de graduação na área da saúde, em que poderia se imaginar que ela seria mais "facilmente" abordada. No entanto, podemos dizer que todas as tentativas para silenciá-la parecem estar destinadas ao fracasso. A morte insiste em se apresentar. Não apenas na vida real, como também, na ficção. Sem dúvida, ela insiste em não ser silenciada e em se fazer presente nas diversas esferas das nossas vidas, oferecendo conteúdo para muitas produções artísticas – como podemos ver na música, na literatura, na poesia, nas artes plásticas e no cinema.

> A morte põe um olho no passado e outro no futuro e deixa a gente cego na hora, no encontro do que foi e do que será, na tortura do que poderia ter sido. (Carla Madeira, Tudo é rio, 2022)

A morte alimenta a ficção e inúmeras são as obras literárias nas quais ela aparece. Talvez porque a ficção seja mesmo a melhor forma de tentarmos nos aproximar dela e entendê-la.

> Os adultos têm uma relação histérica com a morte, que toma proporções enormes, eles fazem um escarcéu, quando na verdade é o acontecimento mais banal do mundo. O que me importa mesmo não é a coisa, é o modo de fazer. (Muriel Barbery, A elegância do ouriço, 2006).

A morte na graduação médica

Segundo o filósofo Epicuro (1973), a morte não deveria ser um problema, já que, quando ela acontece, nós já não mais existimos. Mas ao contrário, a morte é uma grande questão existencial justamente para nós humanos, conhecedores que somos da nossa condição de mortalidade, diferentemente dos demais animais que, conhecendo a morte, desconhecem a finitude. Apesar desse conhecimento que, segundo Freud se concentra no nível da consciência, temos dificuldade para realmente encararmos a nossa condição finita, visto que, no inconsciente, não temos, de fato, esse registro. Para Freud, é por intermédio da morte do outro que somos levados a nos deparar com a nossa própria finitude (FREUD, 1974).

Diz-se com frequência um ditado de que "nem o sol, nem a morte podem ser vistos de frente". De fato, são utilizados vários subterfúgios para se lidar com ela, a *indesejada das gentes*, conforme tão bem nomeou o poeta Manuel Bandeira (2015). Muitos são os recursos de enfrentamento ou distanciamento utilizados, dependendo dos traços de personalidade, das experiências anteriores e, também, das oportunidades vivenciadas, sejam no campo pessoal, sejam no profissional e acadêmico.

Os profissionais que atuam no campo da saúde estão entre os que, invariavelmente, se deparam com a morte, muitas vezes, quase todos os dias. Tradicionalmente, a medicina, amparada por todo o desenvolvimento científico, vem travando com ela uma grande batalha, tentando vencê-la, e até conseguindo incutir em alguns a ilusão de que isso venha a ser possível.

Na graduação médica, a morte está presente desde o primeiro período por meio das aulas de anatomia, quando os alunos são apresentados aos corpos, às "peças", assim como nos livros técnicos, nos quais a morte aparece, também em partes, nos órgãos adoecidos, com imagens formadas, muitas vezes, por células que cresceram desordenadamente. Esse primeiro contato do estudante se faz, portanto, com a morte e com o corpo humano enquanto evento biológico e fragmentado, e não com a dimensão humana do morrer. Processo este que envolve pessoas – o paciente e seus familiares e a equipe – em um contexto que abarca, além do biológico, dimensões de ordem social, psicológica e espiritual.

Para alguns autores, a medicina necessita de certa objetificação dos corpos para o ensino e o desenvolvimento científico, sendo, portanto, o ensino da anatomia humana um momento crucial da formação médica (RUSSO, 2006). Mesmo considerando que esta seja uma necessidade real, embora controversa, é importante que os alunos tenham, paralelamente, espaços para discussão e reflexão sobre a dimensão humana para que possam verbalizar seus sentimentos frente aos corpos ou "peças" estudados. Relatos de estudantes no laboratório anatômico revelam a dualidade de sentimentos – medo, desconforto, ansiedade, respeito ou desrespeito, gratidão – expressos, com frequência, por brincadeiras, aversão; assim como também a necessidade, ou não, de humanizar esses "corpos" como uso de nomes, por exemplo.

Segundo pesquisa, quando é enfatizado o aspecto humano do corpo, o respeito predomina. Interessante notar que o ensino da anatomia pode ter efeitos diferentes entre graduandos de medicina – voltados para a aprendizagem técnica; e os de enfermagem, sendo estes mais atentos à importância de aprender a lidar com a morte (VALENTE; BOEMER, 2000). Encontramos pesquisas que enfatizam o perfil mais humanístico da enfermagem, em que parece haver maior aproximação entre o profissional e os pacientes, facilitando o cuidado nas diferentes fases do tratamento. Entre os fatores atribuídos, estão o excesso de carga horária na medicina e a ênfase nos conteúdos técnicos da doença. Essas características, sem dúvida, podem ser ainda mais ressaltadas no tratamento de pacientes em fim de vida (MALLET et al., 2020).

O início da formação médica parece ser determinante para a visão técnica e fragmentada da prática médica, voltada para a supremacia dos aspectos biológicos da doença sobre o sujeito doente (VALENTE; BOEMER, 2000). Os alunos aprendem a lidar com "peças", com órgãos, com corpos, mas quando vão para os hospitais precisam lidar com pessoas e, portanto, com o sofrimento humano e, nesse momento, mostram-se despreparados para algo de tamanha complexidade. Essa dificuldade pode contribuir para o entendimento do endurecimento do estudante de medicina, relatado em diversas pesquisas que apontam o declínio de valores morais, éticos e humanísticos nos alunos ao longo da graduação médica (REGO, 2005).

As consequências desse formato de ensino são visíveis em muitas situações ao observarmos o impacto no aluno, quando este vê pela primeira vez um paciente morrendo, seja ainda no ciclo clínico, seja mesmo já no internato; quando vemos o profissional lidando com frieza junto aos familiares de um paciente em fim de vida; quando um profissional insiste em praticar os chamados tratamentos fúteis, também conhecidos como "distanásia", causando sofrimento ao paciente, num momento em que tudo o que ele precisa é de cuidados que o ajudem a enfrentar os seus últimos dias; quando vemos um corpo-pessoa sendo manipulado numa unidade de terapia intensiva (UTI) como corpo-objeto (RUSSO, 2006); quando um profissional não consegue comunicar uma má notícia de forma acolhedora, reconhecendo o sofrimento e o impacto do conteúdo que está sendo transmitido e compartilhado; e, por fim, quando vemos o sofrimento dos profissionais diante da dificuldade para lidar com o processo de morte, fato que pode levá-lo ao erro, ao distanciamento do seu paciente e, ao *burnout*, tamanho o sofrimento vivenciado por ele no exercício de sua profissão. Todas essas situações revelam um afastamento da relação médico-paciente e um visível predomínio do modelo biomédico, que impossibilita o alcance dos aspectos de ordem existencial que permeiam a vida humana, como podemos observar no trecho a seguir de Eduardo Gianetti (2016, p. 30), em *A família dos porquês*, em que encontramos a resposta de um médico a um pai inconsolável que acabara de perder a filha:

> "Eu não consigo entender, isso não podia ter acontecido, por que não eu? Por que uma criatura tão jovem e cheia de vida morre assim?!" Um médico solícito entreouve o desabafo no corredor do hospital e responde: "Sinto muito pela perda, mas eu examinei o caso da sua filha e posso dizer-lhe o que houve: ela padecia, ao que tudo indica, de uma má formação vascular, e foi vítima da ruptura da artéria carótida interna que irriga o lobo temporal direito; ficamos surpresos que ela tenha sobrevivido tantos anos sem que a moléstia se manifestasse".

Uma resposta, como o autor comenta, "irretocável", mas que não alcança o sofrimento desse pai que se questiona, acima de tudo, sobre o sentido da vida e da morte. O que contribuiu para as dificuldades desse profissional, totalmente apoiado na ciência, no biológico, e tão distante da experiência humana que é a arte do cuidado?

Felizmente, observamos um crescente movimento em busca da criação de recursos e metodologias a serem empregados na educação médica, a fim de promover o desenvolvimento de competências humanísticas especialmente voltadas para a relação médico-paciente e para a comunicação de más notícias como o OSCE, sigla para *Observational Structured Clinical Examination*. São criadas situações simuladas, para observar o aluno de medicina em prática e verificar seus conhecimentos, habilidades e competências. Essas situações são estruturadas previamente de acordo com o caso ou conteúdo que se deseja abordar e podem ser realizadas com o auxílio de atores, por exemplo. Esse tipo de avaliação pode ser utilizado, inclusive, para o que foi chamado, por Leslie Jamison (2014), de "exames de empatia". Em seu livro, Leslie traz as falas de uma atriz de simulação sobre seus estudos para as diferentes simulações e para a avaliação do aluno por meio de um *checklist*. Uma das situações obrigatórias do *checklist* é que os atores-avaliadores prestem atenção à escuta realizada pelo aluno diante do paciente simulado. Ora, a escuta atenta é um dos tripés da medicina narrativa. Por isso mesmo, é possível utilizar o OSCE para simulações de comunicação de luto ou de más notícias. Num primeiro momento, podem ser sugeridas oficinas de treinamento dos professores que posteriormente criariam os casos para as simulações. Ter essa situação presente de forma periódica nos cursos de medicina pode auxiliar um trabalho melhor com o aluno na direção dessas comunicações.

As humanidades médicas e a medicina narrativa: um modo de fazer

Nos dias atuais, muito se discutem os impactos, tanto positivos como negativos, da tecnologia sobre a prática médica. A maior precisão nos diagnósticos e nas condutas terapêuticas indica os aspectos favoráveis dos avanços e pode gerar a ilusão de uma possível vitória na luta contra o envelhecimento e a morte. No entanto, segundo Bobbio (2014), o aumento do conhecimento científico não ameniza nossas inseguranças e dificuldades de lidar com a imprevisibilidade, a incerteza e o desamparo da doença e da morte, aspectos inerentes à condição humana. Outro aspecto negativo, que pode ser atribuído em parte ao avanço tecnológico, é a gradativa diminuição dos aspectos humanísticos da prática médica e o distanciamento que foi se fazendo entre médicos e pacientes. De fato, parece ter havido um esquecimento de que a medicina, embora calcada em fundamentos científicos, trata de assuntos eminentemente humanos, necessitando, portanto, buscar apoio em diversas outras disciplinas como a filosofia, a bioética, a psicologia, a sociologia e as artes.

Essa parece ter sido uma consequência da publicação do relatório Flexner (1910) há mais de cem anos: o relatório, produzido para regularização dos cursos de medicina na América do Norte, acabou por estimular o desenvolvimento de um currículo bastante técnico que perdura até os dias atuais. Flexner indicou em seu relatório a necessidade de o estudo da medicina ser centrado na doença de forma individual e concreta. À época, essa posição foi por demais interessante às escolas médicas, mas, com o passar do tempo, os aspectos humanísticos voltados ao paciente foram sendo negligenciados e tornaram-se de difícil reversão.

Diante desse cenário, ao longo da segunda metade do século XX, surgem várias iniciativas na tentativa de reequilibrar a balança tão fortemente pendente para os aspectos biológicos do cuidar. Nesse sentido, vimos a tentativa de introdução de disciplinas das chamadas "humanidades médicas" em inúmeras escolas; disciplinas como antropologia, história da medicina, literatura e medicina etc. Na virada do século XXI, surge a medicina narrativa com a proposta de resgatar, na formação médica, o componente relacional e humanístico e de contribuir para que o doente volte a ocupar o protagonismo durante o seu processo de adoecimento (FERNANDES, 2021), inovando com uma metodologia que pudesse auxiliar nesse propósito. Reconhecer e dar subsídios para que o doente exerça o seu direito à autonomia exige do profissional competências que, embora pertencentes ao humano, precisam ser sempre estimuladas e desenvolvidas, especialmente a interação relacional e a escuta, direcionadas às situações de difícil manejo, como as de dor, sofrimento, morte e luto.

A medicina narrativa ressalta as semelhanças entre os atos de escuta e leitura, em que os significados do texto e do contexto são apreendidos justamente na interação colaborativa, entre leitor e escritor, ou entre o médico e o paciente. Tanto a prática médica como a narrativa exigem um engajamento que pode ser transformador para todos. Além disso, a leitura e a escuta clínica despertarão recursos interiores no leitor-ouvinte, tais como memórias, experiências passadas, associações, ideias, interpretações e lembranças de outras histórias (CHARON, 2001). Ter condições de reconhecer e lidar com esses aspectos permite escutar e sustentar o encontro, lidando com perguntas tanto técnicas – o que eu tenho? – como existenciais – porque isso aconteceu comigo?

Para desenvolver e estimular essas habilidades/competências, a medicina narrativa propõe a inserção das artes na medicina, mais especificamente da literatura, dando ênfase às narrativas como ferramentas a serem disponibilizadas em uma metodologia específica, pautada na realização de oficinas. Importante destacar que a utilização da literatura na medicina é bastante antiga. No século XIX, nas escolas médicas da Europa, a arte foi introduzida, por meio da literatura, da pintura e da música, com o objetivo de proporcionar uma ampla formação do médico. Também no século XX, a literatura foi introduzida em escolas médicas americanas, por exemplo, em San Diego, por Lawrence Schneiderman, professor do departamento de medicina de família. Literatura e medicina surgem como disciplinas acadêmicas em 1972, na Escola de Medicina da Universidade da Pensilvânia e, já em 1982, surge a revista acadêmica *Literature and Medicine*, coordenada pela Universidade John Hopkins. No Brasil, tivemos o privilégio de contar com o médico sanitarista e escritor Moacyr Scliar que, por meio de seus escritos, mostrou-se um grande incentivador da inserção da literatura na formação do médico.

A medicina narrativa inova ao sistematizar uma orientação para a prática de oficinas que consistem em uma leitura atenta, à sombra do texto, seguida de produção narrativa reflexiva, estimulada por uma frase disparadora, e posterior leitura e discussão dos textos produzidos. As oficinas pretendem capacitar os participantes a desenvolverem uma competência narrativa que consiste na habilidade de reconhecer o sofrimento, interpretar o contexto, serem sensibilizados e motivados a agir em prol do paciente, considerando a sua própria vulnerabilidade e a do paciente. Vale a pena ressaltar aqui que essa competência narrativa traz frutos também ao serem analisados dados objetivos que possam ser apresentados pelo paciente ou pelos exames que ele realize, contribuindo para uma abordagem diagnóstica e terapêutica mais efetiva.

Baseadas na proposta da medicina narrativa, as oficinas apresentam uma flexibilidade que permite se adaptar de acordo com os objetivos de cada instituição ou grupos participantes. Sendo assim, tanto o formato como o material escolhido – textos, trechos literários, pinturas, imagens ou livros – são utilizados de forma variada pelo coordenador do grupo.

A seguir, apresentaremos o modelo utilizado pelo grupo Humanidades, Medicina e Arte, no curso de medicina da Universidade Estácio de Sá.

Medicina narrativa na graduação médica: como fazemos

Reconhecendo a carência de espaços para discussão da temática do luto e da morte, assim como de outros aspectos que envolvam a subjetividade do estudante na educação médica, tem sido inserida uma série de disciplinas que visam discutir aspectos da relação médico-paciente, além da criação de grupos com atividades extracurriculares, em que a arte é o fio condutor para as discussões e atividades.

Em nossa Faculdade, foi ~~criado~~ formado, em 2012, o grupo Humanidades, Medicina e Arte, com o objetivo de **proporcionar** aos estudantes um estímulo à criação, oferecendo um contraponto à ênfase das atividades técnicas e desenvolvendo outras que pudessem auxiliá-los a escutar melhor seus pacientes. A partir da ideia central, motivadora da criação do Grupo, de unir literatura e medicina, iniciou-se o trabalho contando com 14 alunos que, voluntariamente, se reuniram para discutir textos literários e produzir narrativas. Observou-se que, nos textos médicos utilizados por professores e estudantes, há doenças, diagnósticos e tratamentos, mas, em contrapartida, os pacientes são praticamente invisíveis. Já na ficção literária encontramos em destaque os pacientes.

Com essa percepção, o grupo Humanidades, Medicina e Arte, intuitivamente, posto ainda sem conhecer teoricamente a Medicina Narrativa, proporcionou um espaço de leitura de livros clássicos e posterior exercício narrativo que culminou na publicação do livro *Literatura e medicina: uma experiência de ensino* (MALLET e ANDRADE, 2017). Inicialmente foram lidos e discutidos *A morte de Ivan Ilitch*, de Tolstoi, *Enfermaria no 6*, de Tchekhov, *O alienista*, de Machado de Assis, entre outros.

Desde então, o Grupo vem investindo no aprofundamento teórico e prático da medicina narrativa. A aproximação cada vez mais forte de grupos nacionais e internacionais vem nos proporcionando parcerias que nos permitem gradativamente contribuir para a formação médica e enfatizar a importância das artes no desenvolvimento de competências humanísticas e de interpretação do futuro médico.

Temos realizado oficinas utilizando a metodologia preconizada pela medicina narrativa, buscando trabalhar os aspectos intrínsecos às relações humanas e, mais especificamente, às relações nas quais o foco deve ser o cuidado, como naquelas que se estabelecem entre médicos e pacientes. Dessa forma, a escuta é um tema recorrente, especialmente nas situações de difícil manejo, em que a proximidade da morte se faz presente.

Um recurso bastante produtivo e inovador tem sido a utilização de obras da literatura infantil, conforme será apresentado a seguir.

A Morte e o Luto na Literatura Infantil

José Saramago (2001), escritor português, provocou uma reflexão sobre os efeitos da literatura infantil ao questionar o que aconteceria aos adultos caso começassem a ler os livros destinados ao público infantil – "seriam eles capazes de aprender realmente o que há tanto tempo têm andado a ensinar?"

O fato é que, atualmente, a literatura infantil contemporânea vem ampliando o seu alcance em função da qualidade textual, do estilo das ilustrações e do aprofundamento das temáticas abordadas, indicando que já não parece mais caber uma recomendação etária que restrinja o seu público-alvo. Além disso, entendemos que os livros podem se adequar à necessidade e à escolha de cada leitor, reforçando a ideia de que a literatura pode ser aproveitada como cada leitor quiser e puder (GEOVANINI, 2021; MALLET et al., 2020).

Entre as possibilidades de textos utilizados nas oficinas de medicina narrativa, a literatura infantil vem ganhando espaço, especialmente quando a temática são a morte e o luto, oferecendo aos participantes a oportunidade de sensibilização, reflexão e discussão de temas relacionados à finitude da vida. Nas oficinas realizadas com essa temática, podem ser utilizados livros ou apenas trechos de livros e imagens retiradas das ilustrações. Como, em geral, os livros não são extensos, é possível, na maioria das vezes, trabalharmos até com vários deles em uma mesma atividade. Tal qual nas demais oficinas e, seguindo a proposta desenvolvida pela metodologia da medicina narrativa, deve-se atentar para a sequência de atividades a serem cumpridas – leitura atenta, leitura compartilhada – e, logo após, apresentar uma frase disparadora cujo objetivo deve ser o de estimular a produção narrativa, livre e reflexiva dos participantes e sua posterior leitura, caso os participantes se sintam à vontade para isso, estimulando a discussão.

Oferecer aos alunos a oportunidade de reflexão e discussão, utilizando a metodologia da medicina narrativa, tem se mostrado um caminho possível para cultivar o cuidado nas relações entre médicos e pacientes. Observamos a importância desse trabalho, na medida em que muitos alegam não haverem tido, ao longo da graduação, espaços para essa sensibilização. Os relatos dos alunos participantes reforçam a sua relevância:

> "A faculdade nos impõe tantas disciplinas, todas focadas em doença. Aprendemos muito sobre sinais, sintomas, diagnóstico e tratamento. Fica faltando aprender sobre pessoas, sobre sentimentos."

> "Gosto de realizar essas reflexões sobre temas que são tabus ou negligenciados dentro da medicina e poder enfrentar de forma mais poética, sensível e verdadeira."

Trazer a morte para a nossa realidade diária é, sem dúvida, um grande desafio. Nesse caminho, em muitos momentos, lidamos com as resistências do outro, mas também com as nossas próprias dificuldades diante de um tema que em nossa cultura tornou-se tão delicado. Nesse sentido, acreditamos sempre na arte como um caminho para nos ajudar a construir diferentes olhares para a nossa realidade e mostrar-nos que a morte e o luto se tornam belos pelas palavras dos poetas.

> Quando uma pessoa morre, leva junto um mundo. O sentido de um mundo. Sua roupa deixa de ter utilidade... Seus objetos emudecem: agora ninguém mais sabe o que significava essa xícara de porcelana com a qual sempre tomava chá, em que época foi comprada, que lembranças despertava... Os mortos nuca vão sós: levam junto um pedaço do universo.
>
> *Rosa Montero, em A boa sorte, 2020)*

> Chega um momento da vida em que, entre todas as pessoas que conhecemos, os mortos são mais numerosos que os vivos. E a mente se recusa a aceitar outras fisionomias, outras expressões: em todas as faces novas que encontra, imprime os velhos desenhos, para cada uma descobre a máscara que melhor se adapta.
>
> *Italo Calvino, em As cidades invisíveis, 1972*

Referências

Bandeira M. Opus 10. 2. ed. São Paulo: Global Editora, 2015.

Bobbio M. O doente imaginado. Cidade : Bamboo Editorial, 2014.

Charon R. Narrative medicine. A model for empathy, reflection, profession and trust. JAMA, 286 (15): 1897-1902, 2001.

Epicuro. Antologia de textos. São Paulo: Abril Cultural, 1973.

Fernandes I. A relação médico-doente na era da tecnologia – o papel da medicina narrativa. In: Novis AL, Geovanini F, Veran L. Medicina narrativa: a arte do encontro. Rio de Janeiro: Thieme Revinter, 2021; p. (13-24).

Flexner A. A medical education in the United States and Canada. New York: Carnegie Foundation for the Advancement of Teaching: 1910 (Bulletin 4).

Freud S. Reflexões para os tempos de amor e guerra. In: Strachey J (org.). Edição Standard Brasileira das Obras Psicológicas Completas de Sigmund Freud. v. 1. Rio de Janeiro: Imago; 1974.

Geovanini FCM. O lugar da literatura infantil na medicina narrativa – considerações reflexivas e uma proposta prática. In: Novis AL, Geovanini F, Veran L. Medicina Narrativa: a arte do encontro. Rio de Janeiro: Thieme Revinter, 2021; p. (191-194).

Gianetti E. Trópicos Utópicos: uma perspectiva brasileira da crise civilizatória. São Paulo: Companhia das Letras, 2016.

Jamison L. The empathy exams: essays. Minneapolis, Minnesota: Graywolf Press, 2014.

Mallet ALR, Fernandes APJF, de Souza Kitchenman SR, Geovanini FCM, Kestenberg D, Andrade LPLS. Enfermeiros na graduação médica: experiências e perspectivas nas duas graduações. Braz. J. of Develop., 16 (12): 95984-96000, 2020.

Mallet A, Geovanini F, Andrade L, Kestenberg D. A diferent heart in children's literature: the juvenile literature in medical education. Int J Cardiovasc Sci.; 33(2):185-187, 2020.

Rego, S. A formação ética dos médicos: saindo da adolescência com a vida (dos outros) nas mãos. Rio de Janeiro: Editora FIOCRUZ, 2005.

Russo J. Do corpo-objeto ao corpo-pessoa: desnaturalização de um pressuposto médico. In: Navarro de Souza A, Pitanguy J (orgs.): Saúde, Corpo e Sociedade. Rio de Janeiro: Editora da UFRJ, 2006; p. 183-194.

Saramago J. A maior flor do mundo. São Paulo: Companhia das Letrinhas, 2001.

Valente SH, Boemer MR. A sala de anatomia enquanto espaço de convívio com a morte. R. Bras. Enferm., 53 (1): 99-108, jan.mar. 2000.

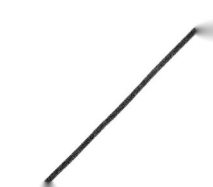

Capítulo 12

Intervenções no luto sob a perspectiva da construção de significados e das modalidades grupais

Ivânia Jann Luna

No enquadramento científico e epistemológico novo paradigmático, sustentado nos pressupostos da complexidade, intersubjetividade e imprevisibilidade (ESTEVES DE VASCONCELOS; 2002; MORIN, 2011; GERGEN E GERGEN, 2010), o luto representa um domínio linguístico de valores e crenças sobre os quais o profissional orienta o seu ato de conhecer e significar a realidade de forma compartilhada. Nessa perspectiva, não se busca iluminar ou modificar a realidade de quem está de luto, mas constituí-la pela construção social de significados de forma contextual e intersubjetiva em torno da complexidade do luto (LUNA, 2014).

Existem vários termos usados no âmbito da literatura em língua inglesa que aludem a várias ordens inter-relacionadas do luto (complexidade) e que serão diferentes quando se problematiza esse fenômeno em outras línguas e culturas (imprevisibilidade e intersubjetividade). Por exemplo, não se encontram palavras em língua portuguesa que exprimem equivalentemente os mesmos significados dos termos usados em língua inglesa *(bereavement, grief, grieving e mourning)*, por isso, abordarei os referidos termos conforme a tradução realizada por Maria Helena Pereira Franco dos livros de Colin Parkes (1996, 2009) no Brasil.

O primeiro termo *bereavement* (traduzido como "luto" ou "situação de luto") indica que as culturas reconhecem o estado ou processo de sofrimento de alguém, de um grupo ou comunidade, sobretudo pela ocorrência de uma perda significativa de entes queridos e quando se usam normas, costumes ou ritos de morte coerentes com determinados valores e crenças de uma comunidade ou cultura. O termo *grief* (traduzido como "pesar") alude ao sofrimento psicológico e subjetivo de enfrentamento de uma nova realidade tendo em vista o reconhecimento, pelo sujeito, do que ocorreu e o que perdeu. Por sua vez, Kastembau (2008) sugere trocar o substantivo "pesar" (*grief*) pelo verbo "enlutar-se" *(grieving* ou *mournig)*, pois assim se amplia a possibilidade de identificar o sofrimento individual como um processo social, e que se modifica à medida que o micro contexto (indivíduo, casal e família) e o macro contexto (a comunidade e o sistema social que lidam com a morte) são problematizados.

Esses termos e acepções sobre o luto destacam o caráter complexo, histórico-social e imprevisível de como se vive e se expressa o sofrimento a partir de uma perda. A depender também da tradição mais ou menos individualista de cada sociedade e cultura, a expressão do pesar poderá ser pública, coletiva e/ou privada. Nas sociedades orientais, sobretudo, nas famílias japonesas, a expressão do pesar é amplamente compartilhada, de modo que o conforto e apoio ao luto é assegurado por um largo espectro de familiares, amigos e colegas de trabalho que se envolvem com práticas de dar e receber suporte social (WALTER, 2007).

As classes médias urbanas no Brasil, ancoradas na tradição individualista, vivenciam o luto a partir do sincretismo religioso e diferenças culturais devido à colonização e imigração de diferentes nacionalidades e regionalismos (ANDERY, 2021, FRANCO, 2018 e KOURY, 2014). Além disso, Rodrigues (2017) situa o empobrecimento e as violências a que estão submetidas muitas vidas brasileiras e que têm reflexos no modo de enlutar-se. Esse aspecto tem sido também enfatizado por Franco (2018, p. 29) quando diz "...pesquisas sobre luto requerem alinhamento com a realidade histórica, social, cultural e populacional. São inúmeros fatores que dão contorno e o conteúdo a esse âmbito de estudos e intervenções, como a própria definição do fenômeno propõe".

Por sua vez, em uma sociedade paliativa e medicalizada, como descreve Hahn (2021), supervalorizam-se as competências individuais da pessoa em sofrimento em detrimento da sua interdependência social no processo de enlutar-se. Deslocam-se as pessoas para a clínica do luto individual, sendo o luto tratado como uma questão pessoal a ser vivida no amparo das práticas profissionais. Neste sentido, as pessoas vivem o tensionamento quanto a singularizar, individualizar e ser produtivo diante de uma perda, a fim de não ofuscar o ideal de uma sociedade hedonista e de desempenho que necessita manter a dor em um nível tolerável (MACHADO; MENEZES, 2018).

É nesse contexto societário que se insere a clínica do luto individual pautada em concepções sobre a problemática psíquica e preventivista das complicações no luto, de acordo com o modelo de saúde pública (prevenção universal, seletiva e indicada) (AOUN et al. 2015; SANTOS, 2017). Trata-se de passar do social para o psíquico e levar sujeitos a não se verem mais como portadores e mobilizadores de conflitos estruturais, mas como operadores de performance, otimizadores de marcadores não problematizados (SAFATLE, JUNIOR; DUNKER, 2021). Nesse sentido, é importante problematizar essa questão trazendo à tona a visão do luto como processo relacional e de construção de significados.

Apresentam-se, na sequência, questões teóricas sobre construção de significados, luto e o trauma da perda, bem como aspectos da intervenção no luto em contextos societários micro e macrossociais. Posteriormente, abordam-se as modalidades grupais e os tipos de intervenções grupais no luto encontrados no Brasil e os aspectos importantes para se conduzir um grupo de luto. Finaliza-se este capítulo com um relato de experiência sobre um grupo de apoio ao luto parental no contexto do cuidado paliativo pediátrico.

Intervenção no luto sob a perspectiva da construção de significados

A situação de luto não deve se restringir às perdas por morte. Perdas que implicam disrupção de um padrão ou estrutura de significados podem ser entendidas como geradoras de um processo de luto, sejam elas de uma pessoa significativa, de emprego, de casa, de suposições de vida ou de interpretação de mundo. Essa visão é pioneiramente discutida por Peter Marris, no livro *Loss and change* (1993), que ainda hoje é referência para pesquisadores e profissionais do campo da psicologia do luto que a atuam sob a perspectiva da teoria da construção de significados (NEIMEYER, 2012). Nesse sentido, primeiramente, resgata-se a visão de Peter Marris e, na sequência, discute-se a construção de significados pela ótica de Robert Neimeyer (2012) e do construcionismo social (LUNA, 2014).

Diante da morte, perdas e mudanças concretas ou simbólicas na vida das pessoas, perde-se também um contexto importante de interações e a habilidade de dar sentido para a vida. Essa visão está pautada no argumento principal de que o significado é o princípio organizador do sujeito como um ser relacional que organiza seus propósitos, expectativas e ações a partir de determinados significados pessoais. São os significados que dão sustentação para a ação individual e proporcionam razões para que esta aconteça. Por sua vez, pessoas traumatizadas lidam tanto com a perda de significados, que estruturam os propósitos da sua ação, como com a perda do seu protagonismo para dar significados as perdas, sofrimentos e as mudanças vividas. Deste modo, é fundamental avaliar que a intervenção no luto e as intervenções iniciais com pessoas em crise, ainda que tenham passado por uma perda, são diferentes. Restaurar o protagonismo da pessoa enlutada é um dos aspectos centrais da intervenção com pessoas em luto, já com pessoas traumatizadas o foco prioritário é o suporte multidimensional com primeiros cuidados psicológicos.

De acordo com Marris (1993), a intervenção no luto sob a perspectiva da construção de significados implica reconhecer três fatos: 1) a perda gera conflito interno e este deve ser elaborado para restaurar o senso vital de continuidade da experiência; 2) a integração desse conflito à vida não pode ser pré-ordenada, pois o luto só é significativo por meio de uma ambivalente exploração; e 3) até que o luto seja elaborado, é o próprio conflito que se torna a principal referência significativa do comportamento do enlutado.

Com base nisso, o referido autor destaca duas forças e tendências básicas que vão permear a intervenção no luto e o protagonismo da pessoa enlutada na construção de significados: a de conservação e de inovação. Essas tendências são forças contrárias, independentes e complementares ao mesmo tempo. Primeiramente, a tendência do sujeito é conservar significados para defender a previsibilidade da vida que tinha antes da perda, os contextos de interação e compreensão do mundo que incluíam o objeto que foi perdido. Por sua vez, a outra tendência é inovar e ressignificar a vida, estabelecendo novos significados e motivos para ação individual.

A partir dessa visão, estão presentes no protagonismo da pessoa enlutada tanto a tendência de recuperar o passado e o contexto do que foi perdido como a tendência de inovar o presente. Segundo Marris (1993, p.31): "... o luto é um processo de reintegração psicológica, impelido por desejos contraditórios de procurar e recuperar a relação perdida e escapar das lembranças dolorosas da perda (...)". Nesse sentido, é o conflito ambivalente entre reivindicar o passado e o futuro e, ao mesmo tempo, tornando a vivência do presente muito dolorosa que é o mais característico do sofrimento do luto.

> O luto então é uma expressão de profundos conflitos contraditórios. Consolidar o que ainda é valioso e importante no passado e preservá-lo da perda e, ao mesmo tempo, restabelecer um padrão significativo de relação em que a perda é aceita. Cada tendência testa a outra, reassegurando-a da apunhalada da realidade e do remorso, fazendo o enlutado encarar o próprio conflito. (MARRIS, 1993, p.32):

Em suma, a questão-chave do protagonismo da pessoa em luto é lidar com o conflito de reparar a ameaça essencial da (im)previsibilidade da vida e integrar essa ameaça à sua vida. Ter isso como premissa principal significa compreender as contradições que vive a pessoa em luto e que podem ser exemplificadas por meio destas situações: o enlutado pode estar sozinho e evitar companhias; pode tentar escapar das lembranças dolorosas e cultivar memórias do morto; por um lado, queixar-se quando as pessoas o evitam e, por outro, ficar embaraçado quando recebe solidariedade; ou, ainda, insistir que não há motivo para viver enquanto cuida dos filhos e organiza a casa com eficiência. De modo geral, o enlutado passa por uma situação de choque e estresse agudo, no entanto, progressivamente, alcança a reintegração.

Na perspectiva do construcionismo social, o conflito do enlutado e sua luta diante da perda de significados é relacional, pois envolve uma história de relacionamentos interpessoais e sociais e processos conjuntos denominados de "suplementação". Assim, "... os suplementos operam para determinar o sentido das ações, enquanto as ações criam e limitam a possibilidade de suplementação" (GERGEN, 2017, p. 266). Logo, o conflito do da pessoa enlutada, - considerando a tendência à conservação (manter a vida que se tinha antes da perda) e à inovação (promover a ressignificação da sua vida) -, não se dá pela via intrapsíquica ou intrassubjetiva, unilateralmente, mas ocorre por meio das ações recíprocas entre as pessoas com quem ela convive. (LUNA, 2014)

Neste sentido, outra característica do processo de suplementação no luto é que ele diz respeito a todos os relacionamentos a que as pessoas em luto fazem referência quando se comunicam, e não apenas às pessoas que participam dos seus relacionamentos atuais, pois a construção de significados está relacionada a determinados contextos relacionais do qual o enlutado faz parte; em última instância, a potencialidade de ressignificação e da mudança da sua estrutura de significados estará remetida às condições relacionais da sociedade como um todo (RASERA; JAPUR, 2007).

Esta também é a perspectiva denominada "reconstrução da estrutura do significado no luto". De acordo com Gillies e Neimeyer, (2006), o processo de luto é um esforço para renegociar uma narrativa de vida coerente à medida que se fazem as transições dolorosas que uma perda envolve.

> (...) reconstruir significados não é algo que acontece somente dentro de nós, mas também algo que acontece entre nós e as pessoas que nos cercam. Nossas vidas, nossas identidades e nossa estrutura de significado são construções sociais, uma rede de conexões que criamos a partir dos discursos sociais do mundo em que vivemos. Reconstrução do significado não é simplesmente o que pensamos ou sentimos; nós vivemos e fazemos nossas construções tornarem-se reais através das ações que realizamos no mundo. (NEIMEYER, KLASS E DENIS, 2014, p. 67).

Essa visão amplia o olhar sobre intervenções no luto também ocorrerem no contexto das relações interpessoais e societárias – família, grupos e/ou redes sociais de apoio – aos quais a pessoa em luto pertence ou dos quais participa. Para Kastenbaum (2008), a construção do significado ou processo de suplementação no luto se dá na tessitura dos demais relacionamentos sociais da pessoa em luto, não restringindo esse processo à família. Esse autor aponta que os significados mediam não só a relação do enlutado com a morte e o que foi perdido, mas também as relações entre todas as pessoas e os seus grupos no tocante a esse assunto. Contudo, poderá não ocorrer a suplementação do comportamento ou ação individual do enlutado no sentido de viabilizar um modo de viver e ressignificar sua a vida após a perda. Sendo assim, é importante considerar que a construção de significados é um processo social e que desigualdades estarão presentes.

Nos estudos de Butler (2015), quanto às políticas de vidas precárias e a perda do direito ao luto público, destacam-se pessoas e grupos cujas vidas são marcadas por diferentes e desiguais arranjos de suporte social, bem como pela precariedade das práticas de agenciamento coletivo e de reconhecimento público do sofrimento quando uma vida termina. Para a referida autora, a condição de enlutável para alguém se dá mesmo antes da perda de um ente querido, na medida em que está relacionada aos significados que as vidas têm mesmo antes delas chegarem ao fim e que dependem de certas condições, normas e categorias. Como descreve a autora:

> (...) as diferenças de classe, raça ou gênero se imiscuem no critério com que julgamos quais vidas têm o direito de serem vividas, torna-se evidente que a desigualdade social desempenha um papel muito importante em nosso modo de abordar a questão de quais vidas merecem ser choradas. Pois se uma vida é considerada carente de valor, se uma vida pode ser destruída ou desaparecer sem deixar rastro ou consequências aparentes, isso significa que essa vida não foi plenamente concebida como viva e, portanto, não foi plenamente concebida como chorável. (BUTLER, 2015, p.32)

Isso quer dizer que uma vida não se torna precária por si só, mas depende de outras vidas e de certas condições (sociais, econômicas, políticas) para torná-la vivível. Em outras palavras, para Butler (2015), isso significa que, para uma vida ser chorada, é necessário que ela tenha sido validada nos seus direitos sociais e políticos. Em certas condições de morte violenta, por causas não naturais, o sofrimento não é legitimado publicamente, uma vez que vidas que "não importam" precarizam "a condição de enlutável" da pessoa que perde um ente querido.

Usualmente, identifica-se o modo da morte como um fator de risco ou vulnerabilidade individual do enlutado para se viver um processo de luto, segundo a literatura clínica sobre características do processo individual de luto com complicações (WORDEN, 2013; TEIXEIRA, 2014). Contudo, é necessário também discutir a vulnerabilidade social da pessoa em luto e pensar, sobretudo, quais práticas de suplementação social e coletiva no luto trazem recursos para se lidar com o sofrimento, justiça social, construção de memória e promoção da saúde (LUNA; SILVA, 2021).

Especialmente no contexto da pandemia pela covid-19 e do distanciamento social deflagrado a partir de março de 2020 em vários países, muitos estigmas, ansiedades, mecanismos defensivos e tabus foram endereçados aos enlutados que perderam entes queridos pela doença da covid-19 (GIAMATTEY et al. 2021). Estes foram relacionados aos contornos da evolução da doença, seus efeitos e desfechos, por exemplo: os procedimentos e parâmetros de saúde utilizados para compreender a evolução da doença foram definidos paulatinamente tais quais as medidas de prevenção, as terapêuticas envolvidas, os equipamentos necessários ou ainda as condutas éticas que deveriam ser tomadas pelas equipes de saúde (CREPALDI et al. 2020). Constam ainda os desafios econômicos das famílias enlutadas, sua instabilidade financeira e necessidade de ter renda para viver o luto durante a pandemia pela covid-19.

Esta situação representou a busca pelos enlutados por espaços de acolhimento psicossocial *online* e presencial, sendo que o amparo das redes sociais informais e dos processos grupais foram fundamentais diante das vulnerabilidades sociais das pessoas, quer seja a população LGBTQIA+, migrantes, refugiados, pessoas sem documentação, profissionais de saúde ou enlutados em geral etc. Vários grupos de apoio ao luto foram desenvolvidos durante a pandemia cuja sustentação teórica se dá em torno dos fatores terapêuticos descritos por Yalom e Leszcz (2007), como instilação de esperança, universalidade, compartilhamento de informações, coesão grupal e altruísmo (LUNA, 2020a; KABAD et al. 2020; LOPES et al. 2021; ROBLES-LESSA, 2020; UZCÁTEGUI, 2020).

Nesse sentido, entende-se que a potencialidade da intervenção no luto, tanto durante a pandemia da covid-19 como em outras situações complexas, está no fortalecimento das redes de apoio ao luto e dos grupos de apoio ao luto que representam espaços de continência das angústias e amparo das suas necessidades psicológicas, materiais e cognitivas no luto (LUNA; SILVA, 2021). Rodrigues e Vieira (2020) destacam a importância dos rituais públicos de luto realizados no funeral da vereadora Marielle Franco, pessoa pública que representou as comunidades do Rio de Janeiro na reivindicação de direitos como cidadãos diante da violência cotidiana no referido estado.

No estudo de Luna (2014), com adultos enlutados por perda familiar, a construção do significado no luto é influenciada pelos atributos da rede pessoal significativa, como a intensidade/multidimensionalidade dos contatos interpessoais, a função de apoio predominante e a história da relação entre pessoas que participam da rede, e que se refere à frequência de contatos e reciprocidade do processo de dar e receber apoio no luto. A referida autora também destaca que o processo de partilha e recebimento de apoio ao sofrimento muda ao longo do primeiro ano de luto. Nos dois primeiros meses, a partilha está centrada na família e nos amigos, que fornecem apoio emocional e material e, a partir dos 3 meses, esta se desloca para as relações com profissionais de saúde, colegas de trabalho e/ou estudo e no âmbito da religiosidade (FRANQUEIRA; MAGALHÃES, 2018; FRANQUEIRA, 2019; GONÇALVES; BITTAR, 2016; LUNA, 2014). Ademais, o suporte dos profissionais de saúde é requerido quando o enlutado não quer sobrecarregar a sua rede (BENKEL; WIJK; MOLANDER, 2009) e observa-se que a busca por especialista do luto está associada a muitos sintomas psicológicos apresentados, após alguns meses da perda (THUEN, 1997).

No próximo tópico, caracteriza-se a intervenção no luto sob a perspectiva das modalidades grupais, suas características e desafios para a coordenação de um grupo de luto.

Intervenção no luto sob a perspectiva das modalidades grupais

Os grupos de luto se subdividem em duas modalidades – grupo operativo e a psicoterapia de grupo. A primeira modalidade também é descrita como grupo de apoio e a segunda como psicoterapia grupal. A diferença conceitual entre ambas é que na primeira o foco interventivo no luto pode ser terapêutico, de ensino e aprendizagem, institucional, comunitário ou ainda terapêutico e, na segunda, o foco é o tratamento que favorece a aprendizagem de novos comportamentos frente aos conflitos e às dificuldades da perda. Na Figura 12.1, encontram-se diversas modalidades grupais e suas subdivisões (LOPEZ, et al. 2020).

Modalidades grupais

- **Grupos operativos** — Focados em uma tarefa:
  a) Ensino-aprendizagem
  b) Institucionais
  c) Comunitários
  d) Terapêuticos

  a) Aprender a aprender, grupos reflexivos
  b) Identificação de demandas e melhorias institucionais
  c) Ampla possibilidade de atuação; atividades voltadas para a comunidade
  d) Autoajuda; formação espontânea

- **Grupos psicoterapêuticos** — Formas de psicoterapia grupal (foco na aquisição de insight). Ex.: grupo de apoio

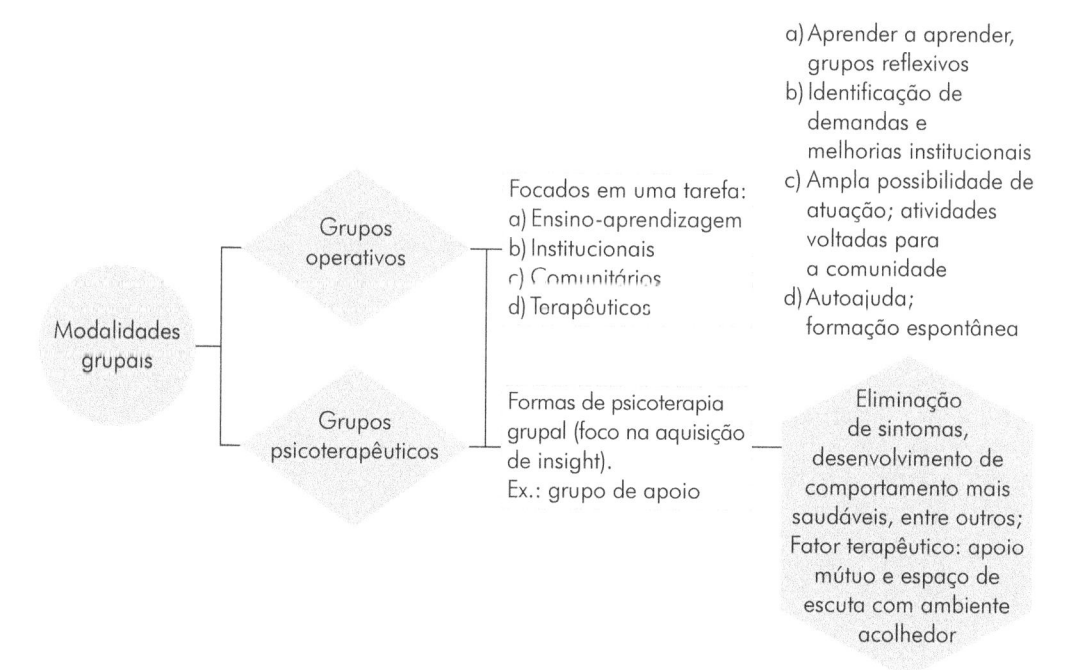

  Eliminação de sintomas, desenvolvimento de comportamento mais saudáveis, entre outros; Fator terapêutico: apoio mútuo e espaço de escuta com ambiente acolhedor

Figura 12.1 **Modalidades grupais e suas subdivisões.**
Fonte: Adaptada de LOPEZ, et al. 2020.

É vasta a forma como se aborda e se faz a intervenção no luto a partir da perspectiva das modalidades grupais considerando o cenário das práticas grupais de luto no Brasil. Os grupos de apoio estão situados em igrejas, organizações não governamentais, rede sociais virtuais, cemitérios e acolhem sobreviventes enlutados por suicídio (SCAVACINI; CORNEJO; CESCON, 2019), mães e pais (SOARES, et al. 2020); enlutados por perdas irreparáveis (DAVEL; SILVA, 2014), pessoas LGBTQIA+, entre outros. No ambiente de ensino universitário, encontram-se grupos de educação para a morte como estratégia complementar à formação acadêmica (SOUZA, et al. 2014), bem como grupos de apoio ao luto no serviço-escola de Psicologia (LUNA; SILVA, 2021). No ambiente de trabalho, encontram-se grupos de acolhimento e posvenção do suicídio (LUNA, 2020b) e rodas de conversas sobre luto (ANDERY; FRANCO, 2021). Nos serviços de saúde, encontram-se os grupos de apoio com fins terapêuticos para pais em unidade de terapia intensiva neonatal (PASCOAL, 2012) e grupos de apoio no formato de plantão psicológico realizados na emergência geral (SOUZA; MOURA; PEDROSO, 2009).

Segundo a revisão de Luna e Silva (2021) sobre vários objetivos dos grupos de apoio ao luto com fins terapêuticos, destacam os seguintes: a) transmitir informações sobre as reações e fases do luto (tomar consciência sobre a naturalidade do processo); b) diminuir o isolamento social e emocional, bem como o sentimento de solidão; c) auxiliar no reconhecimento do impacto do uso prolongado de medicação sobre o processo de luto; d) favorecer a aprendizagem de novos modos de enfrentamento; e) auxiliar na integração das emoções do luto no contexto mais amplo da vida; f) organizar de redes sociais de apoio informais; g) auxiliar a lidar com reações traumáticas e suas consequências; h) educar sobre o comportamento suicida e o processo de luto.

Por sua vez, a definição de um ou outro objetivo para um grupo de luto – tanto de apoio como a psicoterapia de grupo – dependerá também dos fatores terapêuticos grupais de Yalom e Leszcz (2007). Na psicoterapia, favorece-se a aquisição de *insight* e, nos grupos operativos, está presente a instilação de esperança, universalidade, compartilhamento de informações, coesão grupal e altruísmo. Em ambas as modalidades grupais, há conceitos e recursos interventivos diversos. Quando os grupos de apoio se pautam exclusivamente no conceito de ajuda mútua e são coordenados por pessoas leigas, não se utilizam teorias e técnicas de aconselhamento do luto. Sendo assim, predominam, nos encontros, dinâmicas relacionais de partilha da experiência pessoal de perda a fim de favorecer o companheirismo, flexibilidade e a espontaneidade[6]. Esses grupos operativos também podem ser chamados de "mútua ajuda"; ademais, são abertos com participação voluntária, fluida, e o suporte é continuado e permanente ao longo do tempo[7].

Os grupos de apoio podem ser conduzidos por profissionais com domínio de fundamentos e técnicas de aconselhamento de luto ou ainda da psicoeducação ou também de recursos técnicos de alguma abordagem em psicoterapia, como psicanalítica sistêmica, fenomenológica etc (DALL'AGNESSE; SERGER, 2022). A abordagem psicoeducativa é um método educativo voltado para fornecer informações e treino necessários para as famílias com doença psiquiátrica (LEMES; ONDERE NETO, 2017). Devido à flexibilidade desse modelo educativo, é amplo o potencial para ensinar sobre as reações de luto, ampliando o rol de informações sobre

---

6 Muitas vezes, os participantes enlutados possuem determinadas características similares (mesma faixa etária ou mesmo tipo de perda, por exemplo, perdas perinatais).

7 O funcionamento aberto ou fechado de um grupo terá relação direta com a modalidade grupal, seu tempo de duração e a história prévia de relacionamento dos participantes. Por exemplo, algumas pessoas já se conhecem por compartilharem o tratamento de saúde de seus familiares na mesma unidade hospitalar.

o assunto para que haja um entendimento holístico desse processo. Auxilia também na busca de estratégias de enfrentamento e fortalecimento da comunicação sobre a adaptação à vida.

Os grupos de apoio ao luto, quer seja a modalidade da mútua ajuda ou ainda conduzida por profissionais com formação em aconselhamento de luto, também podem ter uma imagem negativa para os enlutados. Essa visão resulta do abuso das técnicas que substituíram aquilo que um grupo fundamentalmente é: um campo para a interação humana autêntica e interessada na pessoa enlutada. Muitas pessoas com lutos recentes buscam um grupo de luto como complementar à psicoterapia individual que já fazem para o seu luto. Há ainda enlutados que buscam exclusivamente a modalidade dos grupos de mútua ajuda ou um grupo conduzido por profissionais de saúde com formação em aconselhamento de luto. Nesse sentido, as técnicas não devem ser encaradas como truques, mas como ferramentas a serem usadas em prol das necessidades das pessoas em luto que busca um grupo de luto (COREY, et al., 1983).

Por sua vez, a escolha de qual técnica utilizar considerando as diversas modalidade de grupos deve levar em conta o enquadramento teórico e a personalidade do coordenador do grupo, bem como, a relação com as pessoas com quem trabalhará. Há uma variabilidade de técnicas utilizadas em função da idade, finalidade e nível de funcionamento da pessoa enlutada. É importante que a escolha das técnicas permita manter a postura reflexiva e ética no contexto grupal a fim de criar um ambiente que contribua para construir a confiança e que possibilite a todos lidar com os medos, ansiedades, expectativas dos membros, bem como com sentimentos negativos ou conflitos no grupo. Outra questão importante a destacar é que ao iniciar um grupo de psicoterapia deve-se estabelecer um espaço, um tempo determinado e o público-alvo que contemple ao mínimo pessoas com perdas semelhantes, sendo esses requisitos fundamentais para favorecer a boa relação terapêutica com as pessoas enlutadas.

Destaca-se que em todos os tipos de grupo está presente o processo de suplementação em torno de significados sobre a vida que se tinha antes da perda e de novos que estão sendo construídos para a vida. Cabe aos coordenadores suplementarem-se mutuamente com ações que visem o fortalecimento e integração do luto em toda complexidade de significados, seja por meio do dar-se conta da realidade da perda ou ainda buscando construir novas estratégias para a vida. Reações de choque e a negação poderão ser significados verbalizados pelos participantes do grupo bem como a sensação de presença da pessoa que morreu (visual, auditivo, tátil). É esperada a narração repetitiva da circunstância da perda, das perdas secundárias, simbólicas e relacionais. Ao longo do primeiro ano de luto, outras temáticas passam a ser expressas e sentimentos pessoais de luto podem vir à tona, como os assuntos pendentes da história da relação e da circunstância da perda e os sentimentos de culpa e raiva. Nesse interim, é importante reconhecer se os enlutados participantes do grupo apresentam dificuldades pessoais, respostas evitativas e desadaptativas para o processo de luto.

Durante os encontros do grupo, é possível usar símbolos especiais para auxiliar o enlutado a expressar o seu pesar ou, ainda, perguntas disparadoras a partir de um baralho de perguntas sobre o luto, fotos ou objetos de apego (COGO, NALLETO; SILVEIRA, 2021). Também pode ser útil usar as informações provindas de vídeos e cartilhas sobre o processo de luto. Além disso, é importante para a pessoa em luto narrar a biografia da pessoa que morreu, realizar rituais personalizados de luto, desenvolver estratégias de autocuidado, (NEIMEYER, 2012) ou, ainda, discutir filmes, músicas e poemas terapêuticos para ressignificar os assuntos pendentes da relação (PASCHOAL; GRANDESSO, 2014).

Especialmente na psicoterapia grupal de luto, pode-se auxiliar os participantes a relatarem sua história de vida e perda, aspectos pessoais e fatores de risco diante do sofrimento. É nesse sentido que essa modalidade grupal é indicada para enlutados que podem estar com complicações no processo de luto ou, ainda, preencher os critérios para diagnóstico do transtorno do luto prolongado, conforme descritos na 11ª Classificação Internacional de Doenças (ICID-11)[8]. Segundo Prigerson, Vanderwerker e Maciejewski (2008), os enlutados têm perfis distintos para o luto e 15% da população tem risco para o desenvolvimento do luto prolongado. No Brasil, o percentual de enlutados com reações de luto prolongado é de 10,43% (DELALIBERA; DELALIBERA; FRANCO; BARBOSA; LEAL, 2017).

Posto isso, apresenta-se, na sequência, um relato de experiência com grupo de apoio ao luto parental que se pauta na perspectiva da construção de significado.

Intervenções no luto parental: grupo de apoio a mães e pais de anjos

A proposta de se realizar a intervenção no luto parental, em seguimento à morte de uma criança ocorrida no contexto de cuidado paliativo oncológico hospitalar (ligado a um hospital infantil do sul do Brasil), iniciou-se em setembro de 2019. Uma oncopediatra do referido hospital convidou a autora deste texto para pensar em estratégias de apoio as mães e pais enlutados, que já se reuniam em grupo de WhatsApp para compartilhar seus desafios diante do enlutamento pela perda de um filho por câncer.

Outrossim, em vários momentos de interação do grupo de WhatsApp, era manifestado pelos participantes à oncopediatra o desejo de receber encaminhamentos para grupos locais de aconselhamento e apoio. Tendo em vista que os participantes apreciavam conversar com mais pais sobre experiências semelhantes de luto e expressavam sua necessidade de serviços de apoio flexíveis que evoluíssem concomitantemente às suas vivências de perda percebidas ao longo do tempo.

Observa-se que a maioria dos serviços de apoio aos pais é normalmente oferecida durante a doença e no fim da vida da criança, resultando que poucos recursos ou nenhum acompanhamento de luto é disponibilizado às famílias ao longo do tempo. Os estudos indicam que pais que experimentam reações de luto complicado se beneficiam de ações de apoio ao luto logo após a morte do filho. Contudo, mesmo os pais que não apresentam essas reações também relatam que a prestação de serviços ou acesso a materiais sobre o luto têm sido importantes no processo de elaboração da perda (SANAMAN, et al., 2017).

Sendo assim, com base nos achados de pesquisa sobre luto e cuidados paliativos pediátricos (PPC), recomenda-se que os serviços de luto proporcionem continuidade ao cuidado que se estende por toda a experiência da doença e além desta e envolva uma série de intervenções voltadas para toda a família, com flexibilidade no conteúdo, tipo de atenção e apoio ao luto ao longo do tempo (SANAMAN et al. 2017). Nesse sentido, é importante destacar o papel da instituição hospitalar quanto ao desenvolvimento de estratégias inovadoras para fornecer apoio contínuo aos pais, incluindo encaminhamentos a recursos da comunidade local e mecanismos para monitorar o apoio ao luto recebido, considerando que há um déficit comunitário na prestação de apoio ao luto parental após a morte do filho (ARRUDA-COLLI; PERINA; SANTOS, 2015; SANTOS, et al., 2019).

---

8   Entre eles, a resposta de luto persistente e generalizado pela perda de familiares ou pessoas próximas deve ser no mínimo de 6 meses, bem como essa resposta deve exceder as normas sociais, culturais ou religiosas esperadas pela sociedade e pelo contexto do indivíduo e a resposta de luto deve causar prejuízo significativo nas áreas pessoais, familiares, sociais, educacionais, ocupacionais ou outras áreas importantes de funcionamento.

Em novembro de 2019, mães e pais do grupo de WhatsApp foram convidados pela oncopediatra do hospital para assistir à palestra "Vivência do luto como resgate de memórias", na qual foi apresentado o projeto "Intervenções no luto parental: Grupo de Apoio a Mães e Pais de Anjos" cujo objetivo é implementar práticas de acolhimento e suporte psicológico em grupo para abordar o processo de luto parental das mães e pais que perderam filhos na infância por câncer no contexto da unidade pediátrica paliativa do referido hospital. Essa apresentação foi conduzida pela autora deste texto, a oncopediatra e a psicóloga do hospital e, desde então, o "Grupo de Mães e Pais De Anjos" promove intervenções secundárias no luto parental. Em termos da modalidade grupal, trata-se de um grupo operativo de mútua ajuda com fins terapêuticos conduzido de forma mista, tanto por mães e pais enlutados como por profissionais de saúde (duas oncopediatras, psicóloga do hospital, autora deste texto e um psiquiatra que se revezam na participação dos encontros).

Parte-se do entendimento comum entre todos envolvidos com esse Grupo de que ele é complementar à psicoterapia individual do luto parental. Sendo assim, há combinados relacionados à preservação do sigilo e da identidade de cada participante, às estratégias relacionadas a conselhos pessoais e à necessidade de encaminhamentos para atendimento especializado uma vez que esse luto é mais profundo e prolongado do que o experimentado no contexto de outras perdas e pode estar associado a um risco aumentado para morbidades psicossociais e físicas de longo prazo. O que é destacado também pela literatura, que aponta que o luto materno e paterno afeta negativamente as relações interpessoais e o funcionamento social dos pais, levando a ciclos de *feedback* negativos de isolamento e angústia. Além disso, a dor dos pais após a morte de um filho pode ter efeitos deletérios sobre a qualidade do casamento e tem se associado com dificuldades ocupacionais e financeiras (SANAMAN, et al., 2017; RANGEL, 2005; CASARINI; BAUMGARTHER, 2015).

Esse Grupo se reúne a cada três semanas durante duas horas, preferencialmente no sábado. São encontros abertos e a cada novo encontro outros pais e mães podem se integrar aos encontros, sem a obrigação de retornar. De novembro de 2019 a fevereiro de 2020, foram realizados cinco encontros presenciais e, com o início da pandemia pelo coronavírus, os encontros passaram a ser ofertados de modo online por meio da plataforma ZOOM e permanecem assim até o presente momento. Considerando que a perda de um filho envolve lidar com uma profunda estrutura conflitiva entre conservar o passado com o filho e inovar as concepções e crenças básicas sobre a identidade parental e a estrutura familiar, definiram-se vários objetivos dos encontros desde 2019: a) expressão, partilha e compreensão de emoções, dúvidas, medos, estigmas e vulnerabilidades vividos a partir da perda de um filho no contexto das relações familiares e sociais mais amplas; b) transmissão de informações sobre diferentes reações de luto considerando diferenças de gênero, idade e cultura; c) diminuição do isolamento social no luto parental, bem como o sentimento de solidão; d) ajuda no reconhecimento dos vários recursos terapêuticos para lidar com as reações disruptivas no luto parental; e) favorecimento da aprendizagem e do compartilhamento de modos de enfrentamento da perda de um filho; f) ajuda na integração das vivências de luto parental ao longo do ciclo de vida individual e familiar; g) auxílio na reorganização dos significados quanto a ser mãe ou pai de anjo; h) ajuda para lidar com as memórias intrusivas sobre o tratamento do(a) filho(a) e momento de sua morte; e i) ajuda na organização de redes sociais de apoio formais e informais aos pais enlutados.

Esses objetivos foram abordados durante os encontros do grupo por meio da escuta reflexiva das histórias e sentidos sobre a perda vivida contadas pelos pais e mães, além do uso de dinâmicas de expressão do pesar e construção de significados acerca do vínculo com o filho que morreu. A escuta reflexiva é um movimento ativo e dinâmico que requer identificar os elementos verbais e não verbais da comunicação no contexto grupal. Nesse tipo de escuta, reconhece-se que a pessoa é capaz de promover autorreflexão, além de obter informações sobre a qualidade do sofrimento vivencial relatada pelo enlutado.

Destacam-se as seguintes temáticas trazidas pelos participantes dos encontros: a difícil trajetória da descoberta e diagnóstico da doença do(a) filho(a); a falta de preparação dos profissionais para comunicar o diagnóstico do câncer infantil; os desafios e dificuldades do tratamento do câncer infantil; a experiência de ser cuidador durante a hospitalização, cuidados paliativos e morte do(a) filho(a); o tabu da morte de filhos ainda na infância; a partilha incompreendida e a não legitimação do luto parental nos espaços coletivos; a sobrecarga emocional do luto parental, como negação, raiva e sentimentos culpa; os conflitos com outros membros da família, como cônjuge, outros filhos, pais, avós etc.; os recursos simbólicos para manter viva a memória do filho; e diferenças no estilo de luto de pais e mães enlutadas.

Os profissionais de saúde que facilitam os encontros do Grupo utilizam também as propostas conversacionais da terapia narrativa, como as conversas de externalização (WHITE, 2012) e de remembrança (WHITE, 2012). As conversas de externalização envolvem reunir a rede de pessoas importantes e que testemunharam a relação do pai e da mãe com o filho durante a internação. Isso significa convidar para o encontro grupal outros membros da família, bem como acionar os relatos de outros pais e mães do Grupo que conheceram e testemunharam o envolvimento de todos da família com a criança durante a hospitalização. Nesse sentido, a integração do luto parental no contexto mais amplo do ciclo de vida individual e familiar das mães e pais é feita por meio de conversas de remembrança com os recursos da técnica da árvore da vida (RODRIGUEZ, 2021). Fazer a árvore da vida com os pais visa auxiliá-los a construir significados e a manter a memória da sua criança, por meio dos presentes recebidos da vida e da relação com o filho, e o que tem valor na relação que se quer manter com o filho, como amor, carinho, paciência, ternura, tolerância, confiança, responsabilidade e alegria. Sendo assim, transcrevo algumas narrativas apresentadas em um encontro que antecedeu o Dia dos Pais.

> (...) Todo o dia é um novo dia para lembrar de você, que você nasceu e teve que partir. Todo dia vivo por você e pela vida que estou seguindo sem você (...) (mãe 1).
>
> (...) Relembrar que um ano que se passou, desde que nos despedimos, hoje estou com você em minhas memórias, e sigo tentando ficar bem (....) (mãe 2).
>
> (...) Ser mãe de anjo é um luto para sempre, a tristeza vai e volta, mais ou menos forte, eu vou sempre chorar pelos dias tristes, amar como mãe de anjo é um luto que levo comigo (...) (mãe 3).
>
> (...) A lição da minha filha não será suprimida. Exponho a minha dor para lembrar o que se tem de belo na vida, eu vivo a minha vida um dia de cada vez, como eu consigo viver (...) (pai 1).

Nessas narrativas, observa-se que as mães e pais enlutados estão construindo uma ponte para olhar para o passado, viver o presente e avistar um futuro. Estão construindo significados sobre o passado, presente e o futuro e redefinido seus papéis. Estão com uma ferida aberta, lidando com dores pungentes em processo de cicatrização, pois algo importante foi tirado de sua vida. E, também, estão compreendendo a complexidade do que é viver, amar e seguir em frente apesar da dor sentida.

Analisa-se que os pais e mães que continuam participando do grupo até o momento são aqueles que apresentam mais conflitos no seu processo de luto e dificuldade de ressignificação. Segundo Luna (2014), por meio de redes de conversações ampliadas em que novos sentidos sobre as vivências de luto parental podem ser negociados e construídos, à medida que novas pessoas, tipos de apoios e significações são ensejados. Destaca-se que construir histórias e sentidos da perda de um familiar não para no tempo, ela é apenas finalizada pelos enlutados no contexto das negociações de sentidos em dado momento histórico e contexto relacional. Sendo assim, é importante manter redes de apoio e práticas grupais fomentando renarração da vida constantemente, construindo-se relacionalmente novos significados para ela.

Considerações finais

Diante de eventos críticos, como a morte e o luto, é imanente ao ser humano vincular-se, grupalizar e ritualizar o sofrimento. A construção de significados no luto é um fenômeno territorializado e intersubjetivo. Ocorre na complexa trama das relações familiares, ao longo do ciclo de vida, bem como na trama da rede de relações sociais, à medida que, nessas tramas, as pessoas formam vínculos, desejos, projetos e relações que suplementam significados quanto a sua identidade, autoestima e a seu pertencimento diante do sofrimento.

Autores no campo da antropologia e filosofia destacam que, no luto, há uma ordem pessoal e coletiva envolvida por meio de diferentes arranjos de suporte social e práticas societárias de agenciamento da vida, da morte e do sofrimento pelas perdas. Quando há agenciamento coletivo do suporte às vidas, há o direito ao luto público, sendo que o processo individual de luto envolve e reconhece a existência política do cidadão enlutado, da dignidade da vida e da morte do seu ente querido, como também a livre circulação da expressão de dor e respeito à memória das pessoas falecidas.

As redes de apoio e as práticas grupais oferecem oportunidade de reconhecimento e compartilhamento público do sofrimento, segurança e construção de significados para o sofrimento humano. Pode também significar espaço de continência de angústias e amparo das necessidades psicológicas, materiais, cognitivas e companhia social de pessoas enlutadas. Ademais, há diferentes modalidades grupais para os grupos de luto. *Grosso modo*, há grupos que se pautam na mútua ajuda e que significam dar suporte social e comunitário continuado ao luto. Já os grupos psicoterápicos de luto têm como foco a aquisição de *insight* frente às dificuldades encontradas no processo de enlutamento.

Quanto ao Grupo de Mães e Pais de Anjos relatado, observa-se que a coesão grupal possibilitou as mães e os pais se fortalecerem mediante o apoio mútuo diante da universalidade da vida e do sofrimento pela perda de um filho. Além disso, foi possível envolver-se com a dor da perda e realizar a reintegração emocional do(a) filho(a) na vida familiar, regulando a sobrecarga e a expressão de emoções no luto no contexto familiar mais amplo, especialmente a raiva e a culpa. Também se observaram mudanças no relacionamento entre o casal no período pós-perda pela compreensão das diferenças no estilo e expressão do pesar de cada familiar, possibilitando dar voz ao pai, a irmãos e a outras pessoas enlutadas da família. A religiosidade dos pais e, principalmente, as redes de apoio ao luto dos pais e mães foram fortalecidas. E, por fim, por meio da construção de significados quanto a ser mãe ou pai de anjo, pode-se observar maior a resiliência dos participantes em termos de continuidade do seu *self* e esperanças quanto à vida e ao futuro.

Referências

Andery MCR. Ouvindo as cicatrizes: luto do jovem por morte violenta. [Tese de doutorado não publicada em Psicologia Clínica]. Pontifícia Universidade Católica de São Paulo, 2021.

Andery MCR, Franco MHP. Acolher e formar uma roda de conversa sobre o luto. In: Franco MHP, Andery MCR, Luna IJ (orgs.). Reflexões sobre o luto: práticas interventivas e especificidades do trabalho com pessoas enlutadas. São Paulo: Editora Appris, 2021; p. 39-46.

Aoun S. M; et al. Who needs nereavement support? A population based survey of breavement risk and support need. PloS ONE. V. 10, n.3, 2015. e0121101. doi:10.1371/journal.pone.0121101.

Arruda-Colli MNF de; et al. Intervenção psicológica com familiares enlutados em oncologia pediátrica: revisão da literatura. Psicologia: Teoria e Prática, v.17, n. 2, p. 20-35, 2015. Disponível em: http://pepsic.bvsalud.org/scielo.php?script=sci_arttext&pid=S1516-36872015000200002&lng=pt&tlng=pt.

Benkel I, Wijk H, Molander U. Family and friends provide most social support for the bereaved. Palliative Medicine, v. 23, n. 2, p. 141-149, 2009. doi: 10.1177/0269216308098798.

Butler J. Quadros de guerra: quando a vida é passível de luto? Tradução de S. Lamarão e A. Cunha. Rio de Janeiro: Record, 2015.

Casarini F, Baumgarther MCD. Perdas compartilhadas. Rio de Janeiro: Livraria Travessa, 2015.

Cogo AS, Naletto AL, Oliveira LCF. Conversando sobre o luto e ressignificando perdas. Editora Vetor: São Paulo, 2021.

Corey G; et al. Técnicas de grupo. Rio de Janeiro: Zahar, 1983.

Crepaldi MA; et al. Terminalidade, morte e luto na pandemia de COVID-19: demandas psicológicas emergentes e implicações práticas. Estudos de Psicologia, Campinas, v. 37, 2020. Disponível em: http://www.scielo.br/scielo.php?script=sci_arttext&pid=S0103-166X2020000100508&lng=en&nrm=iso. Acesso em: 4 set. 2020.

Dal"agnesse, AM, Serger AG. Grupo com enlutados: promovendo a escuta e acolhimento para seguir em frente. In: Zilbermann AB; Kroef RFS; Gaitán JIC (orgs.). Processo Psicológico do luto: teoria e prática. Curitiba: CRV, 2022, p.157 - 172

Davel A da PC, Silva, DR. O processo de luto no contexto do API-ES: aproximando as narrativas. Pensando Famílias, v. 18, n. 1, p. 107-123, jun. 2014.

Delalibera M, et al. Adaptação e validação brasileira do instrumento de avaliação do luto prolongado: PG-13. Psicologia Teoria e prática, São Paulo, v. 19, n. 1, p. 94-106, 2017. Disponível em:http://pepsic.bvsalud.org/scielo.php?script=sci_arttext&pid=S1516-36872017000100006&lng=pt&nrm=iso>. acessos em 25 ago. 2023. http://dx.doi.org/10.5935/1980-6906/psicologia.v19n1p94-106.

Esteves De Vasconcellos MJ. Pensamento sistêmico: o novo paradigma da ciência. Campinas, Papirus, 2002.

Franco MHP. Pesquisas e práticas sobre o luto no exterior e no Brasil. In: Fukumitsu KO (org.). Vida, morte e luto: atualidades brasileiras. São Paulo: Summus Editorial, 2018; p. 193-206.

Franqueira AMR, Magalhães AS, Féres-Carneiro T. O luto pelo filho adulto sob a ótica das mães. Estudos de Psicologia, Campinas, v. 32, n. 3, p. 487-497, 2015. doi: http://dx.doi.org/10.1590/0103-166X2015000300013.

Franqueira AM. Entre o público e o privado: rituais no processo de luto parental. Tempo da Ciência, v. 26, n. 51, p. 59-72, 2019. Disponível em: http://e-revista.unioeste.br/ index.php/tempodaciencia/article/view/22989/14475. Acesso em: 2 maio 2018.

Gergen K, Gergen M. Construcionismo social. Um convite ao diálogo. Rio de Janeiro: Instituto Noos, 2010.

Gergen KJ. Construção social e comunicação terapêutica. In: Grandesso MA (org.). Práticas colaborativas e dialógicas em distintos contextos: um diálogo entre teorias e práticas. Curitiba: Editora CRV, 2017; p. 107-142.

Gillies J, Neimeyer R. A. Loss, grief and the search for significance: toward a model of meaning reconstruction in bereavement. Journal of Constructivist Psychology, v. 19, p. 31-65, ago. 2006.

Giamattey MEP; et al. Rituais fúnebres na pandemia de COVID-19 e luto: possíveis reverberações. Escola Anna Nery, v. 26. doi: https://doi.org/10.1590/2177-9465-EAN-2021-0208.

Gonçalves PC, Bittar CML. Estratégias de enfrentamento no luto. Mudanças [online], v. 24, n. 1, p. 39-44, 2016. doi: http://dx.doi. org/10.15603/2176-1019/mud.v24n1p39-44.

Kabad JF; et al. A experiência do trabalho voluntário e colaborativo em saúde mental e atenção psicossocial na COVID-19. Cadernos de Saúde Pública, 36, 2020. doi: https://doi.org/10.1590/0102-311X00132120.

Kastenbaum, R. Grieving in contemporary society. In: Stroebe MS; et al. (orgs.). Handbook of bereavement research and practice: advanced in theory and intervention. Washington: American Psychological Association, 2008. p. 67-86.

Koury MGP. Luto no Brasil no final do século XX. Caderno CRH, v. 27, n. 72, p. 593- 612, 2014. Disponível em: https://www.redalyc.org/articulo.oa?id=347639244010. Acesso em: 23 ago. 2014.

Lemes CB, Ondere Neto J. Aplicações da psicoeducação no contexto da saúde. Temas em Psicologia, v. 25, n. 1, p. 17-28, 2017. doi: https://dx.doi.org/10.9788/ TP2017.1-02.

Lopes FG; et al. A dor que não pode calar: reflexões sobre o luto em tempos de Covid-19. Psicologia USP, 32, 2021. https://doi.org/10.1590/0103-6564e210112.

Lopes FM; et al. Desafios da intervenção em grupo na modalidade on-line. In: Cruz RM, Zwielewski G (org.). Manual de Psicoterapia on-line. São Paulo: Vetor, 2021, v. 1, p. 341-357.

Luna IJ. Histórias de perda: uma proposta de (re) leitura da experiência de luto. 2014. 289 f. [Tese de doutorado em Psicologia) – Universidade Federal de Santa Catarina, Florianópolis, 2014.

Luna IJ. Gênesis e a posvenção e prevenção do suicídio: quando o profissional tece o seu cuidado pessoal. In: Luna IJ (org). A quem confiar minha tristeza? Faces e perspectiva do cuidado ao luto. Brazil Publishing, 2020. p. 179-193.

_____. Conversadores do luto em tempos de pandemia: reflexões iniciais. In: Luna IJ (org.). A quem confiar minha tristeza? Faces e perspectiva do cuidado ao luto. Curitiba. Brazil Publishing, 2020. p.202-210.

Luna IJ, Silva MA. Interseccionalidades e a promoção da saúde nos grupos reflexivos e de apoio ao luto. Debates Insubmissos, v. 4, n. 4, p. 199-217, 2021. Disponível em: https://periodicos.ufpe.br/revistas/debatesinsubmissos/article/viewFile/250671/39679.

Machado R de M; Menezes RA. Gestão emocional do luto. Revista Ciências da Sociedade (RCS), v. 2, n. 3, p. 65-94, 2018. doi: doi.org/10.30810/rcs.v2i3.622.

Marris P. Loss and change. 4. ed. London: Routledge, 1993.

Morin E. Introdução ao pensamento complexo. Lisboa: Epistemologia e Sociedade, 2015.

Neimeyer R (ed.) Techniques of grief therapy: creative practices for counseling the bereaved. New York: Routledge, 2012.

Neimeyer R, Klass D, Dennis MR. A social constructionist account of grief: loss and the narration of meaning. Death Studies. v. 38, p. 485-498, 2014.

ORGANIZAÇÃO MUNDIAL DE SAÚDE (2022) – OMS. Classificação Internacional de Doenças. 11. ed. Disponível em: https://icd.who.int/en.

Parkes CM. Estudos sobre o luto na vida adulta. São Paulo: Summus Editorial, 1996.

Parkes CM. Amor e perda: as raízes do luto e suas complicações. São Paulo: Summus Editorial, 2009.

Paschoal VN, Grandesso M. O uso de metáforas em terapia narrativa: facilitando a construção de novos significados. Nova Perspectiva Sistêmica, v. 23, n.48, p.24-43, 2014. Disponível em: https://www.revistanps.com.br/nps/article/view/48.

Pascoal M. Trabalho em grupo com enlutados. Psicologia em Estudo, Maringá, v. 17, n. 4, p. 725-729, out./dez. 2012. DOI: https://doi.org/10.1590/S1413-73722012000400019.

Rangel APFN. Do que foi vivido ao que foi perdido: o doloroso luto parental. 2005. [Tese de doutorado em Psicologia)] – Universidade de São Paulo, São Paulo, 2005.

Robles-Lessa MM; et al. Consequências do adeus negado às vítimas da covid-19. Revista Transformar, v. 14, n. 2, p.283-305, 2020. Recuperado de http://www.fsj.edu.br/transformar/index.php/transformar/article/view/398.

Rodrigues CA. função do luto na filosofia política de Judith Butler. In: Correia A, Haddock-Lobo R, Silva CV (orgs.). Deleuze, desconstrução e alteridade. II Encontro Anpof: Anpof, 2017. Coleção XV. p. 329-339.

Rodriguez MC. Terapia narrativa: respondiendo al duelo y la perdida con el árbol de la re-asociación. Revista De Psicoterapia, v. 32, n. 19, p.181-195. 2020. doi: (2021). https://doi.org/10.33898/rdp.v32i119.422.

Safatle V, Junior NS, Dunker C. Neoliberalismo como gestão do sofrimento psíquico. Editora Autêntica, 2021.

Santos GCBF. Intervenção do profissional de saúde mental em situações de perda e luto no Brasil. Revista M: estudos sobre o morrer e a morte. Rio de Janeiro, v. 2, n. 3, p. 116-137, 2017.

Santos MR dos; et al. Da hospitalização ao luto: significados atribuídos por pais aos relacionamentos com profissionais em oncologia pediátrica. Revista da Escola de Enfermagem da USP, v.53, n. 14, 2019. https://doi.org/10.1590/s1980-220x2018049603521

Scavacini K, Cornejo ER, Cescon LF. Grupo de apoio para enlutados por suicídio. Revista M: estudos sobre o morrer e a morte, Rio de Janeiro, v. 4, n. 7, p. 201-2014, 2019.

Snaman JM; et al. Empowering bereaved parents throught the development of a comprehensive bereavement program. Journal of pain and symptom management. Vol. 54, n. 4, p. 767-775, 2017. Doi: 10.1016/j.jpainsymman.2016.10.359. Epub 2016 30 de dezembro.

Soares LG; et al. Mães de anjos: (re)vivenciando a morte do filho como estratégia de enfrentamento. Esc. Anna Nery, v. 24, n. 1, jan. 2020. DOI: https://doi.org/10.1590/ 2177-9465-ean-2019-0030.

Souza AM de, Moura DSC, Corrêa VA. C. Implicações do pronto atendimento psicológico de emergência aos que vivenciam perdas significativas. Psicologia Ciência e Profissão [on-line], v. 29, n. 3, p. 534-543, 2009. doi: https://doi.org/10.1590/ S1414-98932009000300008.

Souza ASSS, Santos FS. Histórias de morte e luto: um estudo socioantropológico da vivência da morte em um grupo operativo no CRAS. Revista de Psicologia, v. 6 n. 2, p. 50-58, 2015.

Souza AMA; et al. Coordenação de um grupo de apoio ao luto: prática para formação profissional interdisciplinar. In: Matos KSAL de (org.). Cultura de Paz, Ética e Espiritualidade IV., p. 500-512. Fortaleza Edições UFC.

Teixeira T. Luto paterno: revisão integrativa da literatura cerca do pai que perdeu seu filho por causa externa. 2020. [Dissertação de mestrado em Psicologia Clínica]. Pontifícia Universidade Católica de São Paulo, São Paulo, 2020.

Thuen F. Received social support from informais networks and professionals in bereavement. Psychology, Health & Medicine, v. 2, n. 1, p. 51-63, 1997. DOI: https://doi. org/10.1080/13548509708400560.

Uzcátegui JL. La América Latina enfrentó el Coronavirus? In: Amarante P; et al. (orgs.). O enfrentamento do sofrimento psíquico na pandemia: diálogos sobre o acolhimento e a saúde mental em territórios vulnerabilizados. IdeiaSUS, FIOCRUZ, p. 2-4. 2020. Disponível em: http://www.ideiasus.fiocruz.br/portal/publicacoes-ideiasus/livros/269-o-enfrentamento-do-sofrimento-psiquico-na-pandemia-dialogos-sobre-o-acolhimento-e-a-saude-mental-em-territorios-vulnerabilizados.

Yalom ID, Leszcz M. Psicoterapia de grupo: teoria e prática. Porto Alegre: Artmed – Artes Médicas, 2007.

Walter T. Modern grief, postmodern grief. International Review of Sociology, v. 17, n. 1, p. 123-134, 2007. https://doi.org/10.1080/03906700601129798.

White M. Conversações de externalização. In: White M. Mapas da prática narrativa. Porto Alegre: Pacartes, 2012a. p. 19-74.

_____. Conversações de remembrança. In: White M. Mapas da prática narrativa. Porto Alegre: Pacartes, 2012b. p. 145-182.

Worden W. Aconselhamento do luto e terapia do luto: um manual para o profissional de saúde mental. 4. ed. São Paulo: Roca, 2013.

Capítulo 13

Intervenção online especializada no luto: especificidades, desafios e oportunidades

Sara Albuquerque
Ana Margarida Teixeira
Pedro Frade

R., mulher, 29 anos, perdeu o pai em dezembro de 2020, no contexto da pandemia e vítima de infecção por covid-19. A infeção aconteceu no hospital no período em que se encontrava internado para controle de outras complicações de saúde. Também R. e o seu único irmão foram infectados na mesma época enquanto recebiam da equipe de enfermagem instruções de como poderiam cuidar do pai quando regressassem para casa. Assim que tiveram o resultado positivo para o vírus, ficaram em casa cumprindo o exigido período de isolamento e foi nesse contexto que recebem a notícia que o pai falecera no hospital. Dado que estava a cumprir isolamento, não tiveram a oportunidade de participar dos rituais fúnebres, nem de poderem estar próximos dos seus familiares e amigos.

L., homem de 40 anos, perdeu o único filho, de 9 meses, em junho de 2020, na sequência de um súbito mal-estar e convulsão do bebê e de um internamento de 3 dias. As restrições causadas pela pandemia levaram a condicionamentos nos cuidados prestados pelo hospital, nomeadamente a presença de apenas um médico plantonista sem a supervisão de um médico especialista. Este estava de sobreaviso em casa e não se deslocou perante os sintomas reportados do bebê. Comprovaram-se erros médicos e processuais muito graves que não só não terão evitado a morte como até podem tê-la potenciado. Essa perda ocorreu num país do médio oriente, onde L. vive com a esposa. Sendo quase impossível encontrar um psicólogo especializado no luto localmente, de preferência português, e face às restrições de viagens, a intervenção *online* surgiu como uma excelente alternativa de resposta.

Introdução

A pandemia de covid -19 causou não só doença, disrupção financeira e morte, mas também obstáculos no acesso a serviços de saúde mental, sobretudo quando estes eram mais precisos (Xiang et al., 2020). Tendo em conta as restrições no contacto social, muitas pessoas passaram a ser acompanhadas via *online*, e os enlutados não foram exceção. Apesar de isso ter implicado ampla necessidade de adaptação de psicoterapeutas e enlutados, veio também tornar ainda mais claro o potencial da intervenção *online* nesse contexto.

Esse potencial parece estar alinhado com as próprias necessidades individuais e movimentos espontâneos dos enlutados, dado que 60% dos enlutados por iniciativa própria recorrem à internet para obter apoio social (VANDERWERKER & PRIGERSON, 2004), substanciando a sua ampla representatividade no mundo *online* (p. ex., grupos de suporte, blogues, salas de bate-papo). Coerentemente, a investigação, ainda que insipiente, tem demonstrado a eficácia de intervenções *online*, sobretudo em situações de luto complicado, que ocorre essencialmente quando o natural intenso sofrimento face a uma perda se prolonga no tempo e assume manifestações clinicamente significativas, com impacto substancial na saúde física e mental da pessoa (WAGNER, et al., 2020). Tendo em conta o excesso de mortalidade e as circunstâncias adversas de morte durante a pandemia de covid-19 (sentidas com imprevisíveis, repentinas, sem possibilidade de despedida), é esperado um aumento das complicações de luto (KOKOU-KPOLOU, FERNÁNDEZ-ALCÁNTARA, & CÉNAT,

2020). Portanto, mais do que nunca, impera a necessidade de garantia de uma resposta especializada, eficiente e acessível ao maior número de pessoas possível.

O modelo de psicoterapia integrativa focada no processo de luto (PIPL) oferece um contributo importante. Integrando variados modelos conceptuais e abordagens psicoterapêuticas, adota uma abordagem iminentemente relacional e experiencial. Como princípios orientadores, destaca-se primeiramente a ampliação da consciência sobre os vários aspetos da experiência de luto nos níveis intrapessoal (manifestações variadas somáticas, emocionais, cognitivas e comportamentais), interpessoal (na relação com os outros) e existencial (na forma que passou a olhar para o mundo e para o seu sentido). Outros princípios orientadores consistem na ampliação da capacidade da pessoa de aceder e exprimir e regular emoções e na elaboração de mecanismos de evitamento. Finalmente, preconiza-se a concretização de tudo o que ficou por fazer com a pessoa perdida (tarefas relacionais) que pode agora ser feito de forma simbólica, e a otimização dos recursos da rede de suporte natural da pessoa.

Potencialidades da intervenção online no luto

Potencialidade 1: Psicoeducação sobre o processo de luto

Um dos componentes mais importantes de uma intervenção num processo de luto é a de psicoeducação sobre o próprio processo, principalmente na fase inicial deste (Payàs, 2010). Os enlutados se beneficiam de compreender aquilo por que estão passando, normalizando sensações, emoções, pensamentos e comportamentos. Essa reciprocidade é, ou pode, muitas vezes, ser oferecida por outros enlutados que passaram por perdas semelhantes, mas também por psicoterapeutas especializados. Fenômenos como sensações de presença podem ser normalizados e reações diversas mais bem compreendidas e toleradas. No caso de L. e da sua mulher, existiu a procura prévia de um psicólogo não especializado e rapidamente perceberam que a falta de experiência sobre um processo tão específico e doloroso como a perda de um filho exigia outro tipo de abordagem. Numa perda como essa, é crucial a segurança de sentir que quem ouve compreende. Na psicoeducação, recorre-se muitas vezes a metáforas, esquemas ou mesmo a pequenos excertos de filmes ou testemunhos. A intervenção *online* tem a potencialidade de se poder utilizar esses materiais, previamente preparados, de uma forma muito natural e fluída.

Potencialidade 2: Tornar conscientes os vários aspetos da experiência

Sendo um dos focos do trabalho psicoterapêutico, o foco na tomada de consciência do "aqui e agora", o espaço físico em que o enlutado se encontra em sessão pode, pela proximidade de objetos com significado ligados ao falecido, ser potenciador da ativação emocional necessária para o revisitar de memórias relevantes de forma tolerável, contribuindo para que se estabeleçam pontes entre o que está sentindo no momento (aqui e agora) e o que sentiu no momento da experiência. Por outro lado, o conforto e a segurança que alguns enlutados sentem no seu espaço podem facilitar a revivência integrada dos momentos mais significativos com o falecido. Esse formato de consultas oferece também vias alternativas de comunicação, na medida em que os pacientes podem expressar-se por meio da escrita (p. ex., via *chat*) e fazê-lo de forma alternada (verbal e escrita). Para conteúdos emocionalmente mais ativadores, a escrita em formato *online*, quase como legenda do que está sendo experienciado internamente, é facilitadora da expressão emocional.

Potencialidade 3: Ampliar a capacidade de regulação emocional

Para que a ativação do sistema autônomo seja adaptativa, é essencial que o nível de estimulação gerada pelo acontecimento/estímulo (perda) esteja dentro de um intervalo/limiar que se designa por "janela de tolerância". Se estiver abaixo do limiar inferior, o sistema não se ativa; e, se for excessivo e ultrapassar a capacidade de resposta do enlutado, o sistema colapsa (BARBOSA, 2016). Assim, o nível ótimo de ativação emocional é onde é possível refletir, sentir e tolerar as emoções, de forma segura e com consciência do momento presente, sem que inundem a pessoa. Para que a perda seja devidamente processada, é necessário que o nível de estimulação gerada por ela esteja dentro da janela de tolerância. No contexto da sessão, pode surgir naturalmente ou por indicação do terapeuta a possibilidade de contacto com objetos transitórios ou de ligação (p. ex., objetos que pertenciam ao falecido). Por intermédio desses objetos, o enlutado procura lidar com a dor da separação, o que se constitui como um movimento de conexão interno ou externo, real ou simbólico. Nos enlutados com um funcionamento mais evitante, a proximidade desses objetos pode ajudar o enlutado a manter o contacto com a dor da perda (ex.: "Como é poder sentar-se no sofá onde o seu pai se sentava?", "Como é ter bem ao seu lado a fotografia do seu filho?"). Em acréscimo, um aspeto essencial na promoção da regulação emocional é a exploração dos recursos naturais e estratégias de *coping* da pessoa. A intervenção *online* pode permitir ao psicoterapeuta explorar aquelas que são as rotinas diárias do enlutado, ampliando a consciência deste sobre os mecanismos de *coping* que pode levar a cabo na sua casa. Muitas vezes, as pessoas já têm os seus recursos e utilizam-nos de forma muito instintiva para se regularem emocionalmente, mas podem nem ter consciência de que o fazem e para que fazem. Por exemplo, a forma como em alguns casos observamos a interação da pessoa com os seus animais de estimação pode permitir-nos compreender a forma como estes podem ser usados como uma forma eficaz de regulação emocional da pessoa.

Potencialidade 4: Elaborar os mecanismos de evitamento

O evitamento da realidade da perda e/ou da dor associada a ela é, talvez, o movimento mais instintivo e comum de alguém em luto. Pensar, relembrar, enfrentar a realidade pode ser de tal forma desgastante que a pessoa precisa se proteger de uma dor que pode ser insuportável. Tal como retiramos a mão de um objeto que queima, a nossa reação defensiva pode ser de fuga. Esse movimento deve ser validado como um mecanismo de proteção que pode ser vital. Contudo, num ritmo que é individual e que deve ser respeitado, a realidade tem de ser enfrentada e a dor deve ser tocada para que possa ser integrada. É como uma ferida que dói quando se toca, mas que tem de ser limpa, tratada. Os evitamentos podem ser de pessoas, locais, objetos ou do mundo no geral. Quando morava com quem faleceu, a casa está recheada de recordações e certos locais ou divisões podem ser especialmente complicados. No caso de L., o quarto do filho onde passou alguns dos momentos mais belos da vida, passou a ser também o quarto da convulsão, dos gritos, o quarto do vazio, da ausência realçada por todos os brinquedos que não mais são usados. A intervenção *online* pode facilitar a empatia do psicoterapeuta que pode mergulhar na casa e na realidade do enlutados. Dispositivos móveis como telemóveis ou computadores podem permitir conhecer a sala, o quarto onde tudo se passou e, simultaneamente, potenciar o contacto com a dor, indagando todas as dimensões da experiência de voltar a entrar naquele quarto.

Potencialidade 5: Concretizar tarefas relacionais

A impossibilidade de despedida, de um último momento de expressão ao ente querido, para manifestar amor, gratidão, perdão ou raiva, é um foco de sofrimento importante para quem fica. As restrições atuais nos cuidados em fim de vida e na visita a familiares internados têm impedido as pessoas de usufruírem desses importantes últimos momentos. O uso de tecnologias em conjunto com a mediação de um psicoterapeuta especializado no luto nesses últimos momentos pode ampliar a profundidade da expressão emocional. No caso de R., perante a constatação do aproximar da morte do pai, foi especialmente importante o acompanhamento terapêutico *online* para promover recursos de regulação emocional que permitissem o contacto com essa dura realidade e ampliar a consciência sobre o que precisava comunicar, expressar e reforçar.

Otimizar os recursos naturais de suporte da pessoa é também um objetivo importante no trabalho terapêutico. No caso de R., a presença do irmão foi essencial para que ambos obtivessem informação sobre as suas formas diferentes e idiossincráticas na vivência do luto e sobre qual a melhor forma de se apoiarem mutuamente, respeitando as suas necessidades individuais. A possibilidade de sessões *online* facilitou de forma mais célere, frequente e, por vezes, espontânea a presença de ambos em sessão. Por exemplo, quando em sessão, R. ficava mais consciente das suas necessidades e era incentivado a expressá-lo de forma clara e específica ao seu irmão. Esses momentos poderiam incluir necessidades de estabelecimento de limites, de expressão de valorização, gratidão ou até de perdão, sempre em contacto consciente e tolerável com as suas emoções e com a sua vulnerabilidade.

Desafios da intervenção *online* no luto

Desafio 1: Tornar conscientes os vários aspetos da experiência

Após uma perda, são comuns manifestações em vários níveis (p. ex., cognitivo, somático, emocional, comportamental, interpessoal) e é natural que, durante um período de tempo, a pessoa se sinta inundada pelo seu luto e dor emocional associada (Jordan & Litz, 2014). No processo terapêutico, emergem as várias dimensões e o principal desafio no formato *online* reside no acesso ao conteúdo somático (p. ex., sinais não verbais e gestos involuntários) que importa identificar, nomear e explorar. Em R., era notória a necessidade de desvio do olhar face a conteúdos mais ativadores e foi importante ganhar consciência dessa reação precisamente como forma de sinalizar quais os temas mais exigentes emocionalmente e quais as potenciais ferramentas para lidar com eles (p. ex., "Reparo que desvia o olhar da câmera quando fala de..., repare no que surge no seu corpo, permita-se com a estar com essas sensações").

De forma a contornar essa potencial limitação, é importante dotar a pessoa de vocabulário somático mais diversificado, sendo possível, por exemplo, ter em tela partilhada uma lista de sinais não verbais que pode auxiliar a descrição do que vai experienciando.

Desafio 2: Ampliar a janela de tolerância e capacidade de regulação emocional

Na intervenção no luto, surgem frequentemente dificuldades em experienciar, descrever, explorar e integrar os estados emocionais, o que pode condicionar o processamento da perda e torna especialmente importante a promoção da capacidade de regulação emocional e da tolerância a estados emocionais desconfortáveis. Esse processo implica (1) a capacidade do enlutado se manter na janela de tolerância, acedendo, ficando em contacto e exprimindo emoções; (2) a capacidade de desativação emocional perante hiperativação; e (3) a capacidade de ativação emocional perante hipoativação. O segundo pode requerer outro esforço da parte do terapeuta porque não está presencialmente para poder regular (por meio do contacto visual ou toque terapêutico). De forma a garantir que, em caso de falha de internet, a pessoa mantém a voz do terapeuta ininterruptamente para se regular, poder-se-á garantir que, em acréscimo à videochamada, se pode manter ligação por telefone. Importa ainda mais nessa circunstância reforçar, no início do processo, a instalação de diversos recursos de regulação emocional como o exercício de ancoragem, o autoabraço, a construção do lugar seguro, essenciais para promover o contacto tolerável e autônomo com a dor, bem como promover a sensação de controle perante a ativação emocional. Outra proposta para promover essa sensação poderá passar por dar liberdade à pessoa em relação à sua forma de expressão (verbal ou escrita – facilitada pelo formato *online*) e combinar sinais que o enlutado possa transmitir p. ex., palavra ou frase em código) de forma a indicar a necessidade de dosar a intensidade do conteúdo em sessão.

Desafio 3: Concretizar tarefas relacionais na relação com os outros

Se por um lado o fato de as pessoas fazerem sessão no seu espaço pode facilitar o acesso à sua rede de suporte, por outro isso pode também colocar alguns entraves na expressão livre e espontânea das suas emoções e necessidades no âmbito da sessão. As sessões são frequentemente carregadas de um tom emocional significativo, preconizando-se um contacto emocional pleno, mas em segurança, com a garantia de que, no espaço terapêutico, há os recursos necessários para tolerar qualquer desconforto emocional que surja. Acontece que frequentemente mantêm-se "resíduos" dessa ativação emocional, pelo que é natural que, no fim da sessão, a pessoa ainda se sinta ativada emocionalmente e possa precisar de mais algum tempo para se regular e enfrentar o mundo fora do espaço terapêutico. O fato de a pessoa estar frequentemente no seu espaço pode implicar que, imediatamente depois da sessão, tenha de interagir com os seus familiares, o que pode acarretar uma sobrecarga acrescida à pessoa em luto. Para muitas pessoas, os outros poderem testemunhar e observar a sua vulnerabilidade é extremamente ameaçador e a percepção de que isso possa acontecer pode levá-las a investir em mecanismos de evitamento da dor emocional, no âmbito da sessão, que dificultam o processamento da experiência. Por outro lado, esse evitamento emocional pode cumprir a função de protegerem os seus entes queridos do seu sofrimento, da sua dor. Antecipar esses desafios e a procura conjunta de soluções para eles é essencial na intervenção *online*. Algumas pessoas têm sugerido a realização de sessões em horários em que os familiares não estão em casa; outras antecipam com os seus entes queridos que podem precisar de algum espaço depois das sessões, podendo, por exemplo, fazer uma breve caminhada imediatamente a seguir. Quando há preocupações com a possibilidade de alguém ouvir conteúdos das sessões, uma possibilidade poderá passar pela colocação de uma coluna de som perto da porta. O mais importante é que a pessoa sinta que pode expressar as suas emoções e necessidades em segurança e com liberdade.

Futuro da intervenção online no luto

A tecnologia tem desempenhado um papel cada vez mais importante na intervenção psicológica e as restrições inerentes à pandemia no acesso a serviços de saúde mental ampliaram a reflexão sobre os seus contributos mesmo perante a possibilidade de retorno ao formato presencial.

As consultas *online* flexibilizam o acompanhamento terapêutico pela facilidade de adaptação a vários locais, contextos, condições, conveniência e necessidades específicas

(p. ex., pessoas que estão cumprindo período de isolamento por covid-19). Por outro lado, essa flexibilidade também permite que se estabeleçam processos mistos (*online* e presencial). A possibilidade de fazer alterações à duração e à frequência das sessões é uma mais-valia para os enlutados – para alguns, os contatos mais frequentes e mais breves podem ser uma vantagem na dosagem da exigência do trabalho terapêutico (embora também lhe seja inerente o risco de dependência da relação terapêutica que importa ter em conta) e aumentar a adesão à terapia.

Em termos de acessibilidade, as consultas *online* facilitam o acesso à informação e à intervenção psicológica a um maior número de pessoas que, por diversas razões, podem não ter a possibilidade de fazer sessões presenciais (p. ex., pessoas que vivem em meios rurais, distantes de serviços de psicologia, pessoas que, durante certo tempo, se encontram deslocadas da sua residência por motivos de viagem profissional, férias, dificuldades de deslocação por problemas motores e isolamento, doença). Especificamente na intervenção no luto, a possibilidade do formato *online* possibilita um acompanhamento mais especializado nessa área, garantindo, assim, maior equidade no acesso à intervenção especializada no luto.

Finalmente, tendo em conta os fatores de risco inerentes às circunstâncias de perda em tempo de pandemia, salienta-se a importância da promoção da prevenção de saúde mental nos enlutados. Na intervenção no luto, existe a potencialidade de desenvolver programas *online* de psicoeducação sobre luto, que pode ajudar as pessoas a lidar com as diversas manifestações do seu processo de luto e a prevenir trajetórias de luto complicado.

Ao longo deste capítulo, tecemos diversas considerações sobre potencialidades e desafios na intervenção *online* com pessoas em luto. Importa, no entanto, ressaltar que a constatação dessas potencialidade e soluções para os potenciais desafios não implica desprimor pela intervenção presencial. Implica, sim, olharmos para esse formato de intervenção como uma maneira de ampliar o acesso à intervenção especializada.

Frequently Asked Questions (FAQs)

Perante uma situação de luto, o formato *online* é viável?

Sim, na maioria das situações. No entanto, importa na avaliação clínica inicial realçar contextos de risco que podem merecer a ponderação de outro de tipo de formato. Mesmo que se opte pelo formato presencial, poder ter um primeiro momento de triagem *online* é fundamental para promover a adesão atempada ao processo terapêutico e prevenir sintomatologia mais grave.

Há alguma contraindicação para a intervenção online no luto?

Sim, há contraindicações da intervenção exclusiva *online*. Esse modelo pode efetivamente não ser apropriado para perturbações mentais mais graves e é fundamental ter planos de segurança estruturados para atuação em situações de crise, como risco de suicídio.

Intervenção *online* no luto é adequada a crianças?

Aplicam-se também a crianças as oportunidades da intervenção *online* previamente referidas em termos de facilitação de acesso a objetos de ligação, à rede de suporte, num ambiente familiar, e à partida confortável e seguro. Para além disso, é amplamente conhecida a valorização da tecnologia por parte das crianças e adolescentes. Importa, no entanto, avaliar a capacidade de expressão verbal destes e de colaboração e adesão nesse formato, algo que pode ser muito variável tendo em conta as suas características idiossincráticas e o seu estado de desenvolvimento. Contudo, o trabalho sempre essencial com os cuidadores e rede de suporte (p. ex., professores) pode ser desenvolvido no formato *online*.

Referências

Barbosa A. (2016). Fazer o luto. Lisboa: Centro de Bioética da Faculdade de Medicina de Lisboa.

Kokou-Kpolou CK, Fernández-Alcántara M, Cénat JM. (2020). Prolonged grief related to COVID-19 deaths: do we have to fear a steep rise in traumatic and disenfranchised griefs? Psychological Trauma: Theory, Research, Practice, and Policy, 12(S1), S94-S95. doi:10.1037/tra0000798.

Payàs Puigarnau A. (2010). Las tareas del duelo. Barcelona: PAIDOS.

Vanderwerker LC, Prigerson HG. (2004). Social support and technological connectedness as protective factors in bereavement. Journal of Loss and Trauma, 9(1), 45-57. doi:10.1080/15325020490255304.

Xiang YT, Yang Y, Li W, Zhang L, Zhang Q, Cheung T, Ng CH (2020). Timely mental health care for the 2019 novel coronavirus outbreak is urgently needed. The Lancet. Psychiatry, 7(3), 228-229. doi:10.1016/S2215-0366(20)30046-8.

Wagner B, Rosenberg N, Hofmann L, Maass U. (2020). Web-based bereavement care: a systematic review and meta-analysis. Frontiers in Psychiatry, 11. doi:10.3389/fpsyt.2020.00525.

PARTE 4

O PROFISSIONAL DA SAÚDE

Capítulo 14

FERRAMENTAS DE AUTOCUIDADO PARA PROFISSIONAIS DE SAÚDE

Christine Rutherford
Katya Kitajima Borges

Siga feliz,

passe mais tempo com você. Não alimente

os seus medos. Seja conhecido

por sua bondade. Seja imune a pessoas negativas.

Nunca pare de aprender. Adore as coisas simples.

não prejudique os outros. Não desperdice

o seu tempo. Acredite em recomeço.

cuide da sua energia, ela é sagrada.

Apresse o passo apenas para

ser feliz. Seja grato acima

de tudo. Sonhe alto.

faça pausas.

voe.

elihr

Escrever sobre a importância e o papel do autocuidado na vida dos profissionais de saúde é um desafio no sentido de não cairmos na categoria de falar um pouco mais do que já se fala e do que já se sabe. Talvez um dos pontos de reflexão seja: qual a razão de não colocarmos em prática aquilo que pode nos beneficiar? Tendo isso em mente, como um norteador, pensamos neste capítulo como sendo ele mesmo uma ferramenta.

O objetivo central do que você vai ler a seguir é de que essas palavras possam auxiliar no processo de cuidar de si. Sabemos o quanto é difícil para profissionais, que no seu dia a dia cuidam de tantos outros, encontrar espaço para o próprio cuidado. Por isso, esperamos que, ao fim deste capítulo, você possa identificar formas possíveis de se cuidar e de ampliar a sua consciência. E, além disso, saber que de fato você não está sozinho.

Introdução

Falar sobre morte, de forma geral, gera desconforto e, em muitos contextos, esse é um tema geralmente evitado na cultura ocidental. No ambiente da saúde, não é diferente, principalmente porque a morte, no contexto do hospital, é ainda percebida por muitos como fracasso profissional, falha pessoal: algo deu errado e por isso a morte ocorreu. Mudar a forma de pensar a morte é mudar esse paradigma do fracasso, colocando-a no lugar que de fato ocupa. A morte é um processo natural da vida e, portanto, nem sempre pode ser combatida ou mesmo evitada, quando o momento chega.

Desde o início da pandemia, essa é uma temática que passou a estranhamente fazer mais parte do dia a dia de quem trabalha em hospitais. Muito rapidamente, deparamo-nos com uma situação inimaginável de vivenciar diariamente a morte de muitas pessoas, próximas ou não, e até a ameaça da possibilidade da própria morte. A morte se tornou tema nos noticiários, nas conversas entre amigos, nas bancas de jornal. Não havia mais como evitar falar ou perceber essa realidade e, para os profissionais de saúde, envolvidos nos cuidados dos pacientes contaminados pelo SarsCov-19, esse passou a ser intensamente o dia a dia de forma contínua, por vários meses.

Nesse contexto, sentimentos de medo, angústia, impotência, tristeza, entre outros, vieram à tona. Tornaram-se presentes de forma abrupta e muitas vezes avassaladora. Muitos testemunharam colegas se contaminando e morrendo. Impossível não ter transportado para si mesmo a possibilidade do adoecimento e, consequentemente, pensar sobre a própria vulnerabilidade, sobre a própria morte. Lidar com tais sentimentos é desafiador e, quando não existe espaço ou nem mesmo tempo para ao menos perceber que esses sentimentos estão presentes, isso se torna, então, um risco, podendo levar ao adoecimento emocional.

Passamos a falar muito intensamente sobre saúde mental, outro tema amplamente evitado e, por vezes, banalizado ou envolto por muitos preconceitos. Com o avanço da pandemia e a constatação da dificuldade para se lidar com uma situação de sofrimento extremo, o olhar que se volta para a saúde mental, não apenas dos profissionais de saúde, mas da humanidade como um todo, ganha intensa valorização e importância. Nesse cenário, a percepção da relevância do autocuidado e seu papel fundamental para o manejo de tantos sentimentos impossíveis de ignorar se torna tão crucial quanto qualquer outra necessidade básica de sobrevivência.

Essa descrição introdutória pode parecer extrema, mas imaginamos que não poderia ser diferente quando falamos dessa mudança que decorreu de uma situação também extrema. Falar sobre a forma como lidamos com a morte e nossa própria finitude sempre foi importante, mas passou a ter uma urgência que nos possibilita, talvez, falarmos com um pouco mais de naturalidade, sem evitações. E assim também falar sobre os cuidados com a saúde mental de cada um como algo natural, necessário e que começa por esse lugar de cuidar de si. Porque só é possível perceber o que e como sentimos, quando olhamos atenta e ativamente para nós mesmos.

Antes de continuar, vale relembrar a essência da palavra "cuidar". O verbo "cuidar" representa atitudes de atenção, cautela e zelo. No sentido mais amplo, relacionamos o cuidar a um ato de preocupação, de prevenção e afeto. Esse termo mostra a natureza e a disponibilidade de escolha do profissional de saúde em ser um cuidador. Profissão escolhida por diversos motivos, por uma paixão, uma satisfação pessoal, por um legado também pode representar certa nobreza social. Por outro lado, pode trazer a compreensão de que é uma profissão que carrega imensa responsabilidade, em que não se permitem falhas ou fracassos.

Cuidar rotineiramente de pessoas, sobretudo em tempos ou ambientes adversos, pode gerar ao cuidador um estresse crônico que se manifesta em sintomas físicos, emocionais e comportamentais. Considera-se que profissionais com características de personalidade idealista, perfeccionista, exigentes, pouco tolerantes e pessoas dedicadas ao extremo no que fazem mostram-se mais vulneráveis a desenvolver a *síndrome de burnout*. As mudanças e as complexidades que ocorrem na prática de cuidados à saúde têm levado os profissionais a se defrontarem com seus limites, inclusive a Organização Mundial de Saúde (OMS) já reconhece a síndrome de *burnout* como um risco ocupacional a partir das situações adversas que ocorrem com os erros nas prescrições, procedimentos e administração de medicamentos. Deixando vulnerável a segurança do paciente e a do próprio profissional de saúde (BORGES, 2013).

Por isso, é de extrema importância esse olhar mais cuidadoso e atento sobre si mesmo. Contemplar o tema do autocuidado é urgente e necessário. Promover ações de saúde e bem-estar para quem cuida deve ser equivalente ao cuidado oferecido aos pacientes.

Autocuidado

Recomenda-se enfaticamente que a atenção ao autocuidado possa se iniciar na própria formação. Que o profissional de saúde aprenda a desenvolver a percepção de si mesmo, reconhecendo e autorregulando as próprias necessidades. Talvez esta seja uma potente habilidade pessoal que ajude em qualquer circunstância da vida e, mais ainda, em um exigente mercado de trabalho. O autocuidado traz muito de nós mesmos, vamos aprendendo a nos conhecer e, quanto mais frequente a prática do autocuidado, maior a percepção sólida do amor-próprio. Uma percepção que passa, então, a ser nutridora e protetora.

Mas será que o conceito de autocuidado é de fato compreendido de maneira adequada? De forma geral, percebe-se certa banalização desse conceito, como se fosse algo óbvio, como se qualquer pessoa soubesse cuidar de si. Mas a realidade não é bem essa. A realidade é que se você, que lê agora este texto, parar por alguns segundos para encontrar as formas como cuida de si no seu dia a dia, talvez leve algum tempo para identificar suas estratégias ou mesmo perceber que são praticamente inexistentes. Parte dessa "incapacidade" de autocuidado se dá porque, para perceber que é preciso cuidar de si, é necessário primeiro reconhecer a própria vulnerabilidade e o próprio sofrimento. E aí começa a dificuldade porque, na maior parte das vezes, evitamos essa percepção por acreditarmos que ser ou estar vulnerável é sinônimo de fraqueza.

Esse é o primeiro mito importante a ser desfeito. A vulnerabilidade é inerente à nossa existência e, ao nos darmos conta dessa realidade, podemos desenvolver a capacidade de autocuidado entendendo-a como uma necessidade tão básica quanto beber água ou se alimentar. É também uma questão de sobrevivência cuidar de si. Quando essa se torna uma percepção clara, passamos a nos entender como uma peça fundamental nessa grande engrenagem que são os cuidados à saúde. Se não é dada a devida atenção àquele que cuida, o cuidado ao outro passa a ser um fardo pesado demais, e isso não é uma falha ou uma fraqueza, mas apenas uma realidade.

Pode ser que pareça óbvio demais ou até mesmo bobo, mas a verdade é que, na imensa maioria das vezes, acredita-se realmente que precisar de ajuda, de apoio, é demonstrar insuficiência ou incapacidade. O julgamento de si mesmo, que, muitas vezes ,é reforçado pelo julgamento que fazemos do outro, acaba por ocupar mais espaço e ter mais força do que a capacidade de perceber as próprias necessidades. E, dessa maneira, a rotina corrida e intensa vai impedindo a possibilidade de pausar para se perceber, colocamos-nos em modo automático. Fica parecendo impossível oferecer a si mesmo a oportunidade de se cuidar simplesmente porque parece não haver tempo disponível. Dizer que "a vida está uma correria e não tenho tempo pra nada" é mais bem aceito socialmente do que dizer "realmente preciso parar um pouco para olhar pra mim, ou não vou dar conta"; ou, ainda, "preciso de ajuda porque essa situação está pesada demais pra mim". E assim seguimos a vida acreditando que o "certo" é dar conta de tudo e não sofrer, ou evitar o sofrimento a qualquer custo.

Sugerimos aqui um breve exercício, que você pode experimentar fazer agora, mesmo enquanto lê as próximas linhas. Imagine que você está diante de alguém por quem sente muito amor. Pode ser um amigo muito querido, um familiar, não precisa se preocupar com quem lhe vem à mente, o importante é que seja uma pessoa pela qual você sente um grande afeto. Tome alguns instantes para se imaginar diante dessa pessoa e perceba como se sente diante dela. Agora, imagine que essa pessoa compartilha com você uma dificuldade pela qual está passando e você ouve atentamente e percebe também atentamente o impacto dessa dificuldade na vida dela. E agora, diante dessa pessoa, procure perceber o que você sente e o que deseja fazer ao ouvir o que ela diz a você.

Gostaríamos que fosse possível ouvir você depois de fazer esse exercício, mas podemos imaginar que muito provavelmente o seu impulso foi o de buscar aliviar o sofrimento dessa pessoa que é importante para você. Talvez você tenha pensado em abraçar essa pessoa ou em dizer que está disponível para ajudar nesse momento de dificuldade. Talvez você tenha pensado em possibilidades diversas para auxiliar ou, até mesmo, tenha se sentido agradecido pela confiança que essa pessoa depositou em você ao compartilhar essa dificuldade.

Todos esses pensamentos e sensações que, muito provavelmente, surgiram enquanto você fazia esse exercício, estão ligados ao sentimento da compaixão. Um sentimento que está presente nas relações humanas, mas que muitas vezes fica encoberto por essa ideia de que é possível evitar o sofrimento. O que você fez, no momento em que parou para estar diante dessa pessoa e ouvir atentamente a sua dificuldade, foi se conectar com ela de ser humano para ser humano. Você conseguiu reconhecer de forma clara o seu sofrimento e isso traz à tona sentimentos de bondade e generosidade diante de um alguém que, assim como você, sofre e passa por dificuldades. Essa conexão faz com que o desejo de poder aliviar esse sofrimento possa aflorar de forma genuína. E esse sentimento de compaixão transborda em ação, que pode ser desde o fato de estar presente e disponível para estar ao lado, até alguma movimentação mais concreta.

Quando estamos conscientemente presentes no contato com o outro, seja esse outro alguém que amamos – o que é mais fácil e muitas vezes natural –, seja mesmo alguém que conhecemos no momento em que se apresenta deitado no leito de um hospital, esse sentimento de compaixão pode aflorar e sermos tomados, no bom sentido, por esse impulso de buscar aliviar o sofrimento do outro, entendendo esse lugar de sermos humanos e, portanto, expostos ao sofrimento. Essa "humanidade" que nos aproxima também nos protege, porque, ao agirmos nesse sentido, nos sentimos bem. Nos sentimos também aliviados.

No entanto, para que o sentimento da compaixão possa estar presente sem sermos "inundados" pela dor do outro, é necessário que possamos nos conectar com a autocompaixão e exercitá-la. E esse é um grande desafio, principalmente porque, de maneira geral, somos muito mais duros e exigentes com nós mesmos. A crença de que erros ou falhas precisam ser corrigidos ou, por vezes, punidos é muito mais forte e presente do que a ideia de que precisam ser compreendidos e também acolhidos. Erramos, passamos por dificuldades, sofremos, mas, muitas vezes, quando não a maior parte do tempo, acreditamos que precisamos apenas seguir adiante, sem dar atenção às dificuldades. Frases como "que bobagem prestar atenção nisso", "não foi nada" ou, ainda, "você vai sofrer por isso?", "faz parte do seu trabalho, apenas faça!" integram aquilo que se acredita ser o correto e, por isso, o autojulgamento, muitas vezes, se faz tão presente, que simplesmente não há espaço para se dar conta de que precisar de ajuda é uma possibilidade ou mesmo uma necessidade.

Propomos agora que você faça um exercício parecido com o anterior, mas, desta vez, leia primeiro e depois experimente fechar seus olhos para realizá-lo. Pare por alguns instantes e apenas faça algumas inspirações e exalações mais alongadas, prestando atenção na sua respiração e no seu corpo. Perceba o ritmo da sua respiração e procure ir cada vez suavizando-a um pouco mais a cada ciclo respiratório. Quando sentir que seu corpo está um pouco mais relaxado e a respiração mais suave, quase imperceptível, procure se lembrar de um momento de dificuldade sua. Não precisa ser uma situação extrema, mas se for, também não há problema. Procure não julgar o que surgir na sua mente e apenas tome algum tempo para se lembrar da situação e de como se sentiu naquele momento. Podem surgir sentimentos como medo, vergonha, desconforto. Procure apenas perceber e dizer para si mesmo: "de fato isso foi difícil pra mim", "sinto muito ter passado por isso". Agora, ao reconhecer a sua dificuldade, experimente oferecer a você mesmo um abraço, cruzando seus braços e tocando com as suas mãos os seus braços. Tente fazer uma suave pressão para que você possa sentir o contato das suas mãos e experimente dizer para você "que bom poder reconhecer essa dificuldade e cuidar de mim". Permaneça um pouco nesse abraço e apenas respire prestando atenção a seu corpo. Quando sentir que foi suficiente; aos poucos, abra os olhos e volte a fazer contato visual com o ambiente a sua volta.

Mais uma vez, seria muito bom se pudéssemos ouvi-lo depois desse exercício. Não hesite em compartilhá-lo com alguém em quem confia, se sentir essa necessidade! Mas podemos imaginar que alguns sentimentos provavelmente surgiram enquanto você realizou o exercício. Talvez lágrimas tenham brotado e, se foi esse o caso, tudo bem. As lágrimas são também uma forma de transbordar e aliviar o que sentimos. Mas o mais importante aqui é que você tenha permitido se acolher, reconhecendo a sua dor ou a sua dificuldade, em vez de passar por cima dela como se não tivesse importância. Essa pode parecer uma atitude sem importância, principalmente por ser tão simples, mas podemos garantir que não é. O exercício da autocompaixão é comprovadamente uma poderosa ferramenta de autocuidado.

> A autocompaixão tem o poder de transformar radicalmente a nossa realidade mental e emocional. (...) Mudando a maneira como nos relacionamos com a nossa própria imperfeição e dor, podemos alterar a nossa experiência de vida. (...) O indesejado e o inesperado acontecem todos os dias. No entanto, quando envolvemos o nosso sofrimento no casulo da compaixão, algo novo emerge. Algo novo, refinado, belo. (KRISTIN NEFF, 2010, p. 242)

Os dois exercícios propostos são exemplos de ferramentas de autocuidado valorosas e muito simples. Perceber que é possível exercitar formas de olhar para si, que não demandam muito tempo, pode ser um primeiro passo importante. Nunca é tarde para começar e você pode experimentar um pouquinho de cada vez, no seu tempo. Apenas faça a tentativa e não desvalorize a simplicidade porque, dando continuidade e consistência para exercitar a autocompaixão, você perceberá as mudanças em sua saúde emocional e na forma como lida com seus pensamentos.

Outras sugestões simples para o seu bem-estar podem incluir: movimentar o corpo com alongamentos breves ao longo do dia; passar um tempo de qualidade em introspecção como a prática da meditação, ioga ou simplesmente praticar respiração consciente; falar ou estar presente com seus afetos pessoais, pessoas cuja companhia lhe dão prazer ; fazer algo que o entusiasme, que promova alegria e relaxamento. As estratégias de autocuidado podem ser simples, as escolhas são subjetivas, cada um elege o melhor para si, pode ser desde um banho de sol até um simples escalda pés ou qualquer atividade que o faça se mover e conectar-se com o seu corpo. O mais importante é desenvolver a capacidade de se observar, trazer o pensamento para o momento presente e identificar as suas necessidades. Como sugestão institucional, é possível formar grupo de ajuda mútua, com pessoas que vivem o mesmo problema, coordenado por facilitadores competentes com objetivo de criar espaços de escuta, orientação, aprendizado, apoio e fortalecimento com estratégias de autocuidado.

De forma geral, profissionais de saúde, apesar de se denominarem especialistas da saúde, têm dificuldades em praticar o autocuidado. Pode ser que você não consiga, de imediato, programar seu tempo por se sentir sobrecarregado com inúmeras obrigações e exigências. Mas pense que deve haver sempre tempo suficiente para fazer o que é melhor para si. Se concordar com isso, estará em ressonância para viver a sua vida com mais plenitude e mais disposição para o trabalho. Antes tarde do que nunca, já diz o dito popular. Comece aos poucos, no seu limite diário, com o que é possível fazer no dia, vá fazendo acordos e negociações com você mesmo. Se fizer algo novo todos os dias, já se sentirá renovado e motivado. Aprender a cuidar melhor de si ajuda a desenvolver uma relação mais saudável com a vida, dá sentido e valor ao que você escolheu como profissão. Cuidar de si é condição primordial para continuar cuidando do outro com empatia e desejo genuíno de ajudar.

Aprender a pedir e, principalmente, aceitar ajuda é ter coragem. É não ter medo de acolher a vulnerabilidade, parar de se cobrar na autossuficiência ou temer ser julgado. Todos somos suscetíveis a momentos difíceis em que precisamos de ajuda e apoio, e que isso jamais signifique incapacidade técnica ou fraqueza pessoal, ao contrário, é ser digno do respeito próprio e do paciente a quem se dedica cuidado. É necessário desconstruir crenças negativas enraizadas que podem se mostrar destrutivas como a do não merecimento. Temos nossas fragilidades, mas temos também nossas potencialidades.

Todas as práticas de autoconhecimento e de expansão de consciência possibilitam também exercitar a regulação de nossas respostas emocionais, o que denominamos "autorregulação", que é a capacidade de ajustar e gerir os próprios pensamentos, emoções e ações. Nesse contexto, a autorregulação torna-se imprescindível por ser uma das importantes competências da inteligência emocional. Desenvolver essa competência ajuda a gerir os momentos difíceis, a reconhecer e a intervir nos desconfortos e a perceber as situações de crise como uma grande oportunidade de mudança. Quando não podemos mudar uma situação, somos desafiados a mudar a nós mesmos.

Por mais paradoxal que seja, a pandemia trouxe a possibilidade real da morte, mas também trouxe um olhar diferente para a vida. O que estava em suspenso tornou-se urgente, chacoalhou o que estava imobilizado, deu cor ao que estava em preto e branco, descortinou nossa onipotência, ampliou nosso potencial criativo e convidou-nos a fazer uma espécie de *upgrade* emocional. Talvez tenha sido mesmo um acelerador de futuros para valorizarmos as coisas simples da vida. Aprendemos a acolher o indesejável com uma injeção de ânimo para viver o novo normal dentro de nós. A mudança acontece de dentro para fora. Na esperança de que tudo é a forma como vivemos e vemos a própria vida, que cada um possa dar o sentido que quiser aos acontecimentos vivenciados.

Que esta leitura possa contribuir para um olhar mais atento de você para você mesmo, sabendo que existem possibilidades diversas de cuidar de si de forma mais generosa e afetuosa, e que tais possibilidades podem se encaixar em diferentes contextos e espaços de tempo. Muitas vezes, pausar por apenas 2 minutos pode trazer benefícios que perduram por um dia inteiro e se você puder se oferecer essa experiência, poderá comprovar o que está aqui descrito. Aventure-se, experimente e compartilhe com quem estiver à sua volta.

Referências

BORGES KMK. Burnout e estresse adaptativo. In: Souza PCP de, Knibel MF (orgs.). Gestão, qualidade e segurança em UTI. São Paulo: Atheneu, 2013.

Damas KCA, Munari DB, Siqueira KM. Cuidando do cuidador: reflexões sobre o aprendizado dessa habilidade. Revista Eletrônica de Enfermagem, 6 (2), 2004. Disponível em: http://www.revistas.ufg.br/index.php/fe.

Neff K. Autocompaixão: pare de se torturar e deixe a insegurança para trás. Tradução de Beatriz Marcantes Flores. Teresópolis:: Lúcida Letra, 2017.

Capítulo 15

FADIGA POR COMPAIXÃO — UMA EXPERIÊNCIA COM GRUPO DE SUPORTE EMOCIONAL PARA ENFERMAGEM NA TERAPIA INTENSIVA

Larissa Teodora Genaro
Lívia Rodrigues
Mayla Cosmo Monteiro

O lado negativo do cuidar

Os profissionais da área da saúde necessitam, na sua prática diária, dispor de um tipo de cuidado e de contato com o paciente e família que lhes exige muito do ponto de vista emocional, pois estão presentes na maioria dos momentos de sofrimento e de dor. Isso, a médio e longo prazo, pode dar início a quadros de estresse traumático secundário e de síndromes como o *burnout* e a fadiga por compaixão, que afetam a qualidade de vida desses trabalhadores (TORRES, et al., 2018). É objetivo deste capítulo discorrer sobre esse fenômeno e apresentar uma estratégia de intervenção realizada com um grupo de profissionais de enfermagem atuantes na terapia intensiva de um hospital público federal.

A fadiga por compaixão afeta, mais facilmente, determinadas profissões nas quais o contato com quem sofre seja inevitável e constituinte do cotidiano de trabalho, como é o caso dos profissionais que prestam auxílio a emergências e urgências, a exemplo de bombeiros, policiais, médicos e enfermeiros e daqueles que prestam assistência em geral e em situações de crise ou trauma, como psicólogos, assistentes sociais, professores, veterinários e advogados (FIGLEY, 2002).

De forma geral, a fadiga por compaixão ocorre quando o profissional não consegue mais lidar de forma saudável com os sentimentos negativos que emergem do sofrimento dos pacientes que ele atende. Em decorrência disso, esse profissional começa a apresentar respostas somáticas e/ou defensivas em relação ao seu trabalho (LAGO; CODO, 2013). Em termos simples, é um esvanecimento crônico do cuidado e da preocupação com o outro devido ao uso excessivo dos sentimentos de compaixão, causando aos profissionais, ao longo do tempo, um declínio em sua habilidade de experimentar alegria ou de sentir preocupação com alguém (BARBOSA, et al., 2014). Para Figley (2002) e Stamm (2005), a fadiga por compaixão é o lado negativo do cuidar; em oposição, o lado positivo seria a satisfação por compaixão, quando o sentimento proveniente da ajuda ao outro que sofre é de recompensa, reforçando a satisfação no trabalho.

Atualmente, a maioria dos autores que discorrem sobre o tema entende que a fadiga por compaixão compreende dois domínios, o *burnout* e o estresse traumático secundário (STAMM, 2005). O *burnout* vem sendo descrito como um esgotamento físico e psíquico que surge como reação ao estresse crônico no trabalho (MASLACH; JACKSON, 1984), enquanto o estresse traumático secundário é um tipo de transtorno psíquico que pode afetar aquelas pessoas que, na tentativa de ajudar alguém vitimado por alguma situação traumática, é acometido indiretamente pela dor do outro. Ao incorporar esses dois conceitos como dimensões constituintes da fadiga por compaixão, Figley (2002) preconiza o uso desse termo, argumentando que este apresenta a vantagem de ser menos patologizante e de pôr em evidência o desgaste empático dos profissionais que prestam ajuda humanitária (BARBOSA, et al., 2014). Para ele, a fadiga por compaixão é um estado de exaustão psicossocial e emocional, consequente da exposição prolongada ao estresse traumático secundário.

A pandemia da covid-19 trouxe maior foco para a questão do sofrimento e do esgotamento psíquico dos profissionais de saúde. Um estudo realizado na Espanha com 506 profissionais de saúde durante a pandemia mostrou que os médicos apresentavam maiores escores em fadiga por compaixão e *burnout*, principalmente os que trabalhavam em setores de covid e emergência; apesar desse resultado, a percepção de estresse era semelhante entre médicos e enfermeiros (RUIZ-FERNÁNDEZ, et al., 2020). Porém, uma metanálise prévia (ZHANG, et al., 2018) mostrou que a fadiga por compaixão já afetava grande parte dos profissionais de saúde antes mesmo do surgimento da pandemia e que, para além da queda da qualidade de vida do trabalhador, a fadiga por compaixão também impacta na qualidade da assistência prestada pelo profissional. Iatrogenias, distanciamento, esquiva de responsabilidade e tomada de decisões prejudicadas são mais frequentes em profissionais afetados pela síndrome (COIMBRA, et al., 2021).

Na literatura, é frequente a relação entre as condições e os tipos de trabalho exercidos pelos profissionais de saúde e a fadiga por compaixão. Pesquisadores do Canadá avaliaram o perfil dos trabalhadores que atuam em cuidados paliativos e *hospice* usando a escala ProQuol (*Professional Quality of Life Scale*) e encontraram que profissionais que atuam na assistência com carga horária mais extensa tendem a ter piores resultados em fadiga por compaixão e *burnout*; e que enfermeiros e médicos apresentam os maiores índices de fadiga por compaixão se comparados a outros profissionais da equipe de saúde (SLOCUM-GORI et al., 2013). Problemas como a ambiguidade de funções, a superlotação hospitalar, o exercício de atividades em turnos ampliados e, às vezes, em mais de uma instituição, são fatores que influenciam no desenvolvimento da síndrome (BARBOSA; SOUZA; MOREIRA, 2014). Em sua pesquisa com enfermeiras do setor de trauma, Murray e colegas encontraram três fatores preditores de estresse traumático secundário e *burnout*: maior tempo de plantão, uso de medicações e menor vínculo com os colegas de trabalho (RAY, et al., 2013).

Setores como a oncologia e a terapia intensiva parecem ser mais propícios a esse tipo de adoecimento. Uma pesquisa em Portugal mostrou que 78% dos profissionais de enfermagem atuantes nos cuidados paliativos apresentaram níveis médio/alto de fadiga por compaixão (BORGES, et al., 2019). Ainda em relação à prevalência, os profissionais mais experientes tendem a pontuar menos na escala de fadiga por compaixão em relação aos seus colegas mais jovens (TORRES, et al., 2018).

Os fatores de proteção, que ajudam a prevenir o desenvolvimento da síndrome, também vêm sendo abordados nas pesquisas, apesar de em menor número se comparado aos fatores de risco. Um estudo realizado com 67 profissionais da área de saúde atuantes nos setores de terapia intensiva e oncologia mostrou que estratégias de autocuidado, exercício físico e bons relacionamentos interpessoais são fatores que protegem contra a fadiga por compaixão (RIBEIRO, et al., 2021). Já outra pesquisa, realizada em Israel, mostrou a importância da inteligência emocional como fator de proteção para profissionais de saúde em relação à fadiga por compaixão (ZEIDNER et al., 2013). Os resultados apontam que os profissionais de saúde são os que mais têm sintomas negativos relacionados ao cuidar, mas que, ao mesmo tempo, são os que possuem mais estratégias de enfrentamento emocional em relação a essas situações de estresse. Os autores concluíram que, indivíduos que entendem a causa e a natureza dos seus sentimentos, que apresentam habilidades de controle emocional, que são resilientes em relação ao estresse, e que usam estratégias proativas de restauração da emoção e regulação negativa são aqueles que apresentam menores escores em fadiga por compaixão (ZEIDNER, et al., 2013). Fatores como menores níveis de escolaridade, práticas meditativas, bom suporte social e laços afetivos com os colegas de profissão se mostraram preditores da satisfação por compaixão (RAY, et al., 2013).

Intervenções preventivas, educativas e terapêuticas vêm sendo apontadas como eficazes para o tratamento e prevenção da fadiga por compaixão; assim como intervenções voltadas para a promoção do bem-estar a partir da autocompaixão, flexibilidade psicológica, empatia cognitiva, capacitação profissional, capacitações relacionadas à comunicação de más notícias e grupos focais que trabalhem temas relacionados ao autocuidado e luto também são estratégias efetivas nesse contexto (RODRIGUES, et al., 2021).

O apoio nos diferentes contextos de vida, como social, profissional e familiar, apresentou correlação negativa com fadiga por compaixão, sendo considerado fator de proteção em relação à saúde mental e de redução dos sintomas psicopatológicos. Silva et al. (2016) sugerem intervenções que fortaleçam os indivíduos, que promovam características sadias e protetoras e que potencializem a resiliência e o rebaixamento dos níveis de estresse para a prevenção da fadiga por compaixão, tais como intervenções cognitivo-comportamentais, de relaxamento e organizacionais. Um exemplo de intervenção nesse sentido é o *mindfulness*, com exercícios de meditação, controle de atenção, atitude afetiva de abertura e outras estratégias de enfrentamento, aumento da autocompaixão e bem-estar subjetivo (RIBEIRO et al., 2015).

Ademais, as práticas integrativas e complementares (PICS) vêm sendo adotadas pelo governo brasileiro como política pública através do Sistema Único de Saúde (SUS), pensando o cuidado integral dos indivíduos em consonância com o conceito de saúde da Organização Mundial da Saúde (OMS) preconizado como estado de bem-estar físico, mental, social e espiritual, e não apenas a ausência de doenças. Ao todo, são 29 práticas oferecidas de forma integral e gratuita, por intermédio do SUS, inclusive para os trabalhadores do sistema, sendo consideradas ferramentas importantes no cuidado a esses profissionais. Essas práticas são realizadas de forma a complementar os tratamentos convencionais na prevenção de doenças e na promoção da saúde (BRASIL, 2020). Uma grande parte delas tem como foco práticas corporais e de relaxamento. Podemos citar como exemplos a arteterapia, a biodança, a bioenergética, a dança circular, a hipnoterapia, a meditação e a ioga (TIBURCIO; AMORIM, 2020). Essas estratégias de cuidado serviram como referência para as intervenções que adotamos no Grupo de Suporte Emocional, como veremos a seguir.

Grupo de Suporte Emocional

Buscando contribuir com a difusão de boas práticas e reflexões acerca dos cuidados com os trabalhadores de saúde, relacionadas à intervenção e prevenção da fadiga por compaixão, apresentaremos, nesta seção, nossa experiência prática com um grupo de apoio emocional realizada com os enfermeiros que atuam em terapia intensiva em um hospital público federal na cidade do Rio de Janeiro, no ano de 2019.

Essa iniciativa foi uma parceria entre o serviço de psicologia com a chefia de enfermagem do setor de terapia intensiva, diante da demanda de cuidados em saúde mental voltados para a equipe de saúde, especialmente para os profissionais de enfermagem. O dispositivo foi denominado "Grupo de Suporte Emocional", que teve como objetivo trabalhar questões referentes à prática dos enfermeiros e dos técnicos de enfermagem que atuam em terapia intensiva, a fim de criar recursos emocionais que pudessem ser úteis para prevenir a fadiga por compaixão e o *burnout*.

A nossa opção pela estratégia de intervenção em grupos se deu por vários motivos, que levaram em consideração a rotina do setor, a disponibilidade e a *expertise* das duas psicólogas à frente do projeto, o tempo disponível dos enfermeiros fora do setor durante o turno de trabalho, a estrutura física do local e os efeitos terapêuticos desejados.

Optamos por grupos fechados com temas pré-definidos, visando aprofundar o vínculo entre os participantes e, por consequência, o fortalecimento da rede de suporte no contexto do trabalho. Como critérios para participação no grupo foram adotados a função (enfermeiros ou técnicos de enfermagem), o setor (unidade de terapia intensiva), e desejo de participar da intervenção. Os convites foram realizados pela chefia do setor e os interessados foram divididos em três grupos – A, B e C –, de acordo com as escalas de plantão. As escalas também definiram o intervalo de tempo de 3 semanas entre os encontros.

Os temas foram escolhidos por meio de uma revisão de literatura sobre *burnout* e fadiga por compaixão, considerando os seus fatores de risco e de proteção. A relação com a morte, o desgaste emocional, as relações interpessoais e a resiliência, foram os eixos temáticos que deram base aos encontros. Vários aspectos foram abordados dentro de cada eixo temático. Podemos citar a coesão do grupo, a confiança, técnicas de regulação emocional e de relaxamento, entre outras. No total, foram realizados seis encontros com cada grupo.

Quadro 15.1 Grupo fechado e temáticas dos encontros

	Encontros temáticos
Encontro 1	Relacionamento interpessoal
Encontro 2	Sofrimento e morte
Encontro 3	Morte
Encontro 4	Morte e ressignificação
Encontro 5	Resiliência e estratégias de enfrentamento emocional
Encontro 6	Estratégias de enfrentamento e fechamento

Fonte: Desenvolvido pela autoria.

Em relação às estratégias e ferramentas utilizadas, foram enfocadas as vivências corporais por sua gama de atuação na regulação emocional em um tempo curto; e as ligadas ao relaxamento por serem passíveis de apropriação e utilização como ferramentas pelos profissionais no seu cotidiano.

Cada encontro teve 1 hora de duração e a seguinte estrutura:

1. Técnicas de relaxamento, meditação e respiração: respiração diafragmática, pranayamas, meditação guiada, entre outras técnicas, realizadas sempre no início do grupo, para regulação emocional e instrumentalização dos participantes.
2. Técnicas corporais: sequência de vivências individuais, em duplas e em grupo, de acordo com a temática de cada encontro, baseadas nos referenciais da dança circular e da biodança, buscando a integração emocional e desenvolvimento de recursos por intermédio da música, do movimento e do encontro entre os participantes.
3. *Feedback*: relato breve dos participantes sobre como se sentiram em relação ao encontro.

Para avaliar os impactos do Grupo de Suporte Emocional em relação aos aspectos emocionais e os níveis de satisfação no trabalho dos participantes, foram aplicados os questionários *Maslach Burnout Inventory* (MBI), escala de depressão de Beck, escala de ansiedade de Beck e o ProQol-IV, antes e depois da intervenção; porém nem todos os integrantes participaram das duas etapas. Além disso, foi enviado a todos os participantes um questionário *online* e anônimo visando a avaliação do grupo de suporte, após o seu término.

Resultados

Considerando-se o perfil dos participantes, a média de idade foi de 42,87 anos, e a média de tempo de formado foi de 18,28 anos. Já a média da carga horária trabalhada pelos participantes dos grupos foi de 46 horas semanais. Do total, 40% dos participantes trabalham em outro setor além da terapia intensiva, 13% em emergência e 13% na clínica médica. Da nossa amostra, 80% dos participantes já tinham experiência em trabalhar em outro setor antes de ter experiência em terapia intensiva. A maior parte dos participantes, o equivalente a 46,6%, é casada e 73,3% têm filhos, uma média de 1,2 filhos.

Tabela 15.1 Dados sociodemográficos dos participantes do Grupo de Suporte Emocional para a enfermagem (N=15)

		Escore bruto	Percentil %
Sexo	Masculino	3	20
	Feminino	12	80
Estado civil	Solteiro	4	26
	Casado	7	47
	Divorciado	2	13
Filhos	Sim	11	73
	Não	4	26
Formação	Enfermeiro	4	26
	Técnico de enfermagem	11	73

Fonte: Desenvolvida pela autoria.

Para investigar o impacto do grupo de suporte, foram realizadas análises quantitativas não paramétricas de medidas repetidas, utilizando o teste Wilcoxon para duas amostras pareadas, já que a intenção era verificar se havia diferença entre as escalas aplicadas aos mesmos sujeitos antes e após a intervenção.

Não foram encontradas diferenças significativas nas escalas de depressão, ansiedade, ProQol e MBI nos testes pré e pós-grupo. O teste de Wilcoxon mostrou uma tendência em aumentar os níveis de satisfação por compaixão ao fim do grupo em comparação ao resultado pré-intervenção ($Z = -1,825$; $p = 0,068$). As médias do resultado dessa subescala foram de 42 (5,43) no pré-grupo e de 43.06 (5,11) no pós-grupo.

Foram encontradas algumas limitações em relação à análise quantitativa dos dados, como a heterogeneidade dos grupos e o tamanho da amostra. Testes estatísticos necessitam de tamanhos amostrais maiores para produzirem resultados mais robustos. Outro fator importante é que estudos longitudinais tendem a ter perdas amostrais grandes. No nosso caso, apesar de serem somente seis encontros, o intervalo entre eles foi de 3 semanas, sendo, portanto, uma intervenção de longa duração. Nem todos os participantes do grupo responderam às duas escalas, pré e pós-intervenção. Por isso, optamos pelo *intentional to treatment analyses*, um tipo de análise usada em estudos longitudinais que ajuda a controlar variáveis relacionadas ao tempo e que aumenta o poder estatístico da amostra, pois inclui até os sujeitos que não terminaram a intervenção proposta. Mesmo utilizando esse tipo de análise, não obtivemos um tamanho de amostra significativo.

Não sendo possível, por meio da análise quantitativa, avaliar a eficácia de nossa intervenção, optamos pela análise descritiva dos resultados dos questionários antes e depois do grupo de suporte, e as repostas dos questionários de satisfação, que os participantes responderam de forma anônima após o final dos grupos de suporte. Podemos observar nos gráficos a seguir os resultados dos inventários aplicados no início do Grupo de Suporte Emocional.

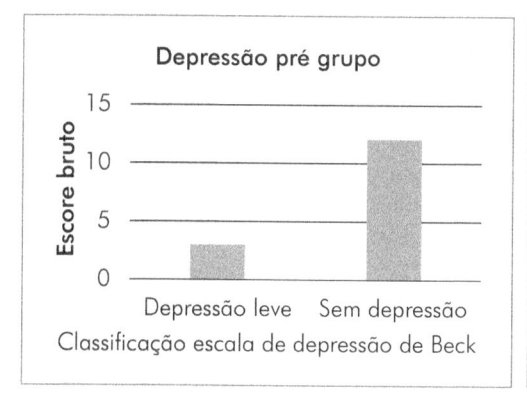

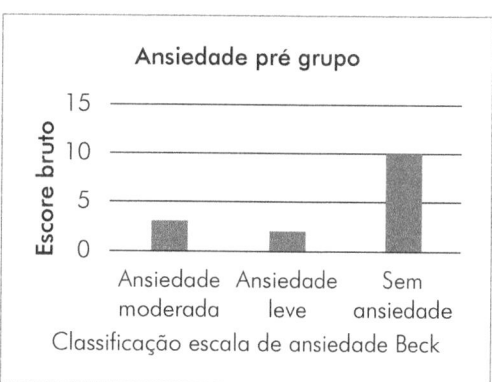

Figura 15.1 **Depressão e ansiedade da amostra de enfermeiros e técnicos de enfermagem antes do Grupo de Suporte Emocional.**
Fonte: Desenvolvida pela autoria.

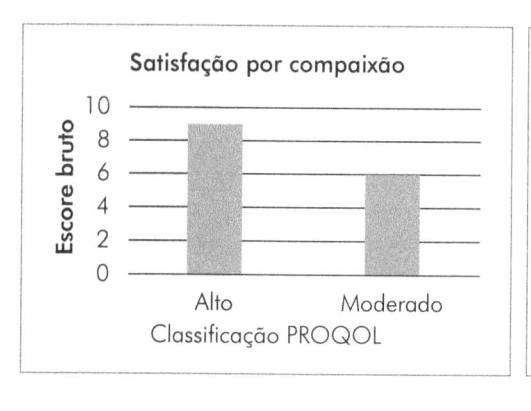

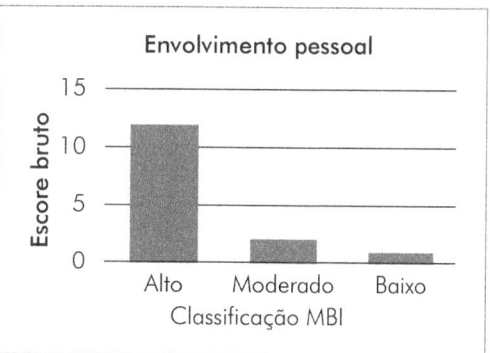

Figura 15.2 **Dados sobre a satisfação pessoal e envolvimento no trabalho de enfermeiros e técnicos de enfermagem antes do Grupo de Suporte Emocional.**
Fonte: Desenvolvida pela autoria.

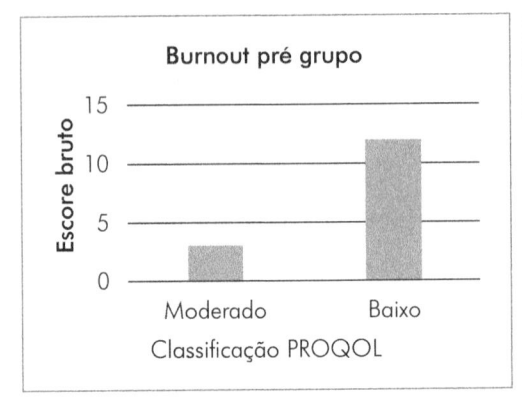

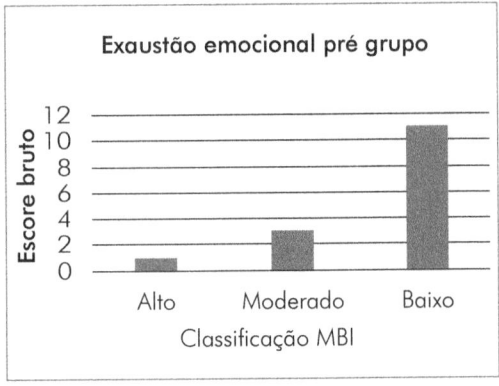

Figura 15.3 Dados sobre a sobrecarga emocional e *burnout* na amostra de técnicos de enfermagem e enfermeiros antes do Grupo de Suporte Emocional.
Fonte: Desenvolvida pela autoria.

Consideramos na análise descritiva os cinco sujeitos que responderam aos questionários antes e após a intervenção. Os resultados individuais mostraram que alguns sujeitos apresentaram piora dos sintomas: por um lado, três sujeitos tiveram piora da exaustão emocional e um dos sujeitos apresentou piora em relação à ansiedade. Por outro lado, alguns participantes apresentaram melhora dos sintomas: dois melhoraram dos sintomas de *burnout*, dois mostraram maiores índices de envolvimento pessoal no trabalho e satisfação por compaixão e também dois apresentaram melhora em relação a depressão e a ansiedade. Além disso, constatamos que os dois sujeitos que tiveram os piores escores nas escalas antes da intervenção foram os mesmos que apresentaram os melhores resultados após a intervenção, com maiores escores em satisfação por compaixão e envolvimento pessoal no trabalho e melhora nos sintomas de depressão e *burnout*.

A análise das respostas do questionário *online* sobre a intervenção apontou como pontos positivos as técnicas de relaxamento e de respiração (62%) e os temas escolhidos (100%). Alguns participantes referiram não terem se adaptado totalmente às técnicas corporais. Todos os respondentes apontaram que o longo espaçamento entre as sessões foi um ponto negativo. Esses dados apontam a necessidade de adequar a intervenção e suas formas de atuação segundo a característica do grupo-alvo para maior adesão e impacto.

O número reduzido de pessoas que responderam aos inventários nos dois momentos avaliados (N=5) não nos permite extrapolar grande parte dos achados para outras situações ou instituições. Também foi reduzido o número de respostas ao questionário *online*, o que pode levar a vieses, considerando que é sabido que dois perfis opostos costumam responder a esse tipo de questionário: os participantes que ficaram muito satisfeitos ou aqueles que ficaram muito insatisfeitos com o objeto da pesquisa.

Ao fim do grupo, era entregues aos participantes os resultados individuais das escalas. Os sujeitos que apresentavam escores indicativos de problemas emocionais eram orientados, por meio de um encontro individual, a buscar suporte psicológico especializado. O mesmo era feito se, durante os encontros grupais, algum participante demonstrasse a necessidade de algum tipo de assistência individualizada.

Considerações finais

Apesar de todas as limitações em relação à análise dos impactos da intervenção que realizamos, pudemos refletir, junto à equipe, a respeito da importância da temática e das intervenções com foco na saúde mental dos profissionais que atuam em hospitais

A despeito de não termos encontrado, de forma quantitativa, diferenças em relação aos sintomas psicológicos apresentados pelos enfermeiros após a participação no Grupo de Suporte Emocional, por meio da análise descritiva, verificamos que os profissionais que estavam mais fragilizados sob o ponto de vista emocional foram aqueles que mais se beneficiaram do grupo. Esse dado nos leva a crer que nem todos os profissionais precisam desse tipo de intervenção, visto que a maioria apresentou bons recursos emocionais, grande envolvimento pessoal no trabalho e bons índices de satisfação por compaixão, mesmo atuando em setor com alta demanda física e emocional, como é o caso da terapia intensiva. Entretanto, a minoria, que apresentava exaustão emocional, pôde se beneficiar de intervenções com esse foco.

Considerando que esses profissionais são os que apresentam maiores níveis de absenteísmo, afastamento do trabalho, menor desempenho em relação à assistência aos pacientes e ao sofrimento psíquico envolvido, acreditamos na importância de as instituições investirem no cuidado a esses trabalhadores, criando espaços e dispositivos que visem o desenvolvimento e o cuidado emocional para lidar com os desafios da profissão, evitando o adoecimento e o desenvolvimento de síndromes como a fadiga por compaixão e o *burnout*.

A pandemia da covid-19 evidenciou, como nunca antes, a sobrecarga e o sofrimento psíquico que podem acometer os trabalhadores da saúde, dando outro vulto aos estudos realizados nesse campo, tornando ainda mais premente a intervenção nessa realidade e o aprofundamento das pesquisas sobre o tema.

Referências

Barbosa S da C, Souza S, Moreira JS. A fadiga por compaixão como ameaça à qualidade de vida profissional em prestadores de serviços hospitalares. Revista Psicologia: Organizações e Trabalho, v. 14, n. 3, p. 315-323, 2014.

Borges EMDN; et al. Compassion fatigue among nurses working on an adult emergency and urgent care unit. Revista Latino-Americana de Enfermagem, v. 27, 2019.

Figley CR. Compassion fatigue: Psychotherapists' chronic lack of self care. Journal of Clinical Psychology, v. 58, n. 11, p. 1433-1441, 2002.

Lago K; Codo W. Fadiga por compaixão: evidências de validade fatorial e consistência interna do ProQol-BR. [s.l: s.n.]. Disponível em: www.scielo.br/epsic.

Maslach C, Jackson S. Burnout in organizational settings. In: Applied Social Psychology Annual. [s.l: s.n.]. v. 5p. 133–153.

Ray SL; et al. Compassion satisfaction, compassion fatigue, work life conditions, and burnout among frontline mental health care professionals. Traumatology, v. 19, n. 4, p. 255-267, 2013.

Ribeiro D; et al. Fadiga de compaixão e saúde mental de profissionais em ambiente hospitalar. Revista Brasileira de Qualidade de Vida, v. 13, 2021.

Rodrigues M de SD; et al. Compassion fatigue in nursing professionals in the context of palliative care: scoping review. Reme Revista Mineira de Enfermagem, v. 25, 2021.

Ruiz-Fernández MD; et al. Compassion fatigue, burnout, compassion satisfaction and perceived stress in healthcare professionals during the COVID-19 health crisis in Spain. Journal of Clinical Nursing, v. 29, n. 21-22, p. 4321-4330, 2020.

Slocum-Gori S. et al. Understanding compassion satisfaction, compassion fatigue and burnout: a survey of the hospice palliative care workforce. Palliative Medicine, v. 27, n. 2, p. 172-178, 2013.

Tiburcio RR, Amorim MA. Biodanza como prática integrativa complementar do SUS (PIC) na promoção de saúde biopsicossocial por uma comunidade usuária e profissionais do sistema único de saúde. [s.l.] Unisul, Santa Catarina, 2020.

Torres JDRV; et al. Fatores associados à fadiga por compaixão em profissionais de saúde, no contexto hospitalar: uma revisão na literatura. Temas em Saúde, v. 18, n. 3, p. 178-194, 2018.

Zeidner M; et al. Personal factors related to compassion fatigue in health professionals. Anxiety, Stress and Coping, v. 26, n. 6, p. 595-609, 2013.

Zhang YY; et al. Extent of compassion satisfaction, compassion fatigue and burnout in nursing: A meta-analysis. Journal of Nursing Management, v. 26, n. 7, p. 810-819, 2018.

Capítulo 16

Segundas vítimas? Uma reflexão sobre culpa e responsabilidade em profissionais de saúde envolvidos em eventos adversos

Fernanda Saboya
Manuella Itapary
Annallu Ferreira

Nos anos 2000, a publicação do relatório *Errar é humano: construindo um sistema de saúde mais seguro*[1] revelou um ponto nevrálgico das instituições de saúde: o elevado número de erros médicos que provocavam danos, sofrimento e até mesmo a morte de pacientes. O relatório apontou números alarmantes e destacou que, no período de 1 ano, a taxa de mortalidade por erros médicos superava a de mortes associadas a acidentes de carro, câncer de mama ou aids (KOHN; et al, 2000). A gravidade do tema exigia uma mudança de atitude no campo da saúde. Encobrir os erros não poderia ser uma opção. O problema revelado demandava um posicionamento ético das instituições de saúde. Era urgente planejar processos de cuidado mais seguros.

Emergiu, então, um novo paradigma denominado "modelo de cultura de segurança". Esse modelo foi idealizado por algumas das mais importantes entidades no assunto como o United Kingdom National Health Service, a Joint Commission for the Accreditation of Healthcare Organizations, a Agency for Healthcare Research and Quality e o United States National Quality Forum (GOMES, 2016).

Entre as ideias propostas por essas organizações, destaca-se a adesão à cultura de segurança pelos serviços de saúde. Cultura de segurança é o produto de valores individuais e de um grupo, atitudes, percepções, competências e padrão de comportamento que determinam o compromisso, o estilo e a competência da administração de uma organização para a implantação de práticas seguras e a diminuição da ocorrência de eventos adversos (BERNARDI DA COSTA; et al, 2018).

Evento adverso (EA) é definido como dano causado por falhas durante a assistência prestada, e não pela doença de base (Ministério da Saúde, 2014). Assim, o desígnio passa a ser a antecipação da ocorrência dos erros a fim de se prevenirem os danos aos pacientes.

No Brasil, um marco para a prevenção e a redução da incidência de eventos adversos relacionados à assistência nos serviços de saúde foi a implantação do Programa Nacional de Segurança do Paciente (PNSP) – Portaria GM n. 529 de 1º de abril de 2013.

Desde junho de 2014, os EA que ocorrem no Brasil devem ser registrados no Sistema de Notificações para a Vigilância Sanitária (Notivisa), sob responsabilidade da Agência Nacional de Vigilância da Saúde (Anvisa). O relatório da Anvisa traz um panorama das notificações registradas no País. No período entre março de 2014 e janeiro de 2019, 30,4% dos EA representavam incidentes relacionados à perda ou à obstrução de sonda e de cateter venoso e flebite; 25,2% foram notificados como falha na assistência (incidentes em procedimentos, intervenções e contenção física, entre outros). Do total de EA notificados, 93,6% ocorreram em ambiente hospitalar e 0,5% resultaram em óbito dos pacientes (Ministério da Saúde, 2019).

Já na década de 1990, o psicólogo britânico James Reason ressaltou o caráter multifatorial subjacente às falhas de segurança e propôs duas formas de abordagem do erro: a abordagem do sujeito; e a abordagem do sistema. A primeira se detém nos atos inseguros dos indivíduos que trabalham na ponta, ou seja, nos erros e/ou violações de normas ou procedimentos a partir da adoção de um processo mental fora do padrão, tais como esquecimento, desatenção, descuidado, motivação, negligência e imprudência (TEIXEIRA, 2012).

A segunda forma considera que os erros decorrem de um sistema mal elaborado e no qual falhas ativas e falhas latentes geram incidentes. As falhas ativas são aquelas que ocorrem no nível do operador da linha de frente do trabalho, sendo seus efeitos adversos sentidos

---

[1] A publicação *To err is human: building a safer health system* é o primeiro relatório de uma série produzida pelo projeto "Quality of Health Care in America", liderado pelo Institute of Medicine.

quase imediatamente e apresentando-se em forma de lapsos e falhas no processo. As falhas latentes ficam adormecidas dentro desse sistema e são relacionadas a influências organizacionais, supervisão insegura e precondições para atos inseguros (TEIXEIRA, 2012).

As abordagens descritas por Reason ficaram conhecidas como "teoria do queijo suíço", já que se trata de uma analogia entre as vulnerabilidades do sistema de saúde e os buracos de um queijo suíço. Cada fatia do queijo contém barreiras que asseguram a segurança do processo, já os "buracos" representam as falhas ativas e latentes que, se alinhadas, propiciam que o erro chegue ao paciente. Ou seja, quando as barreiras não executam seu papel de impedir a falha, o erro atinge o paciente.

É necessário considerar que a segurança do paciente está intimamente ligada ao compromisso com a redução do risco de danos associados à assistência em saúde até um mínimo aceitável. Considera-se "mínimo aceitável" aquilo que é viável perante o atual conhecimento, os recursos disponíveis e o contexto em que a assistência foi realizada diante do risco de não tratamento (POSSOLI, 2021).

A redução do risco, por sua vez, está vinculada a uma detalhada investigação dos incidentes. Um incidente pode ser investigado por causa de sua gravidade para o paciente e família, para a equipe ou por causa de seu potencial para ensinar sobre o funcionamento do serviço e/ou organização. Muitos incidentes não terão repercussões graves; ainda assim, é indispensável que se aprenda com cada um deles. Isso demanda uma análise rigorosa por meio de ferramentas estruturadas, como a análise de causa raiz ou o protocolo de Londres.

O termo "análise de causa raiz" se origina da indústria. Um grupo de ferramentas (como o diagrama de Ishikawa, o diagrama de Pareto ou o método dos 5 porquês) é usado para analisar os incidentes, identificar a causa do problema e as soluções adequadas. A análise de causa raiz supõe que há uma causa única, ou pelo menos um pequeno número de causas para o incidente. Uma crítica que pode ser feita é que, geralmente, um incidente resulta de uma cadeia de eventos e há uma grande variedade de fatores contribuintes. Por isso, avaliar uma única causa raiz pode ser uma simplificação excessiva (TAYLOR-ADAMS & VINCENT, 2004).

O protocolo de Londres (PL) é um processo de investigação de incidentes adaptado para o uso prático por gestores de riscos treinados em investigação de um incidente. A finalidade do protocolo é refletir acerca do processo assistencial e analisar o incidente de forma abrangente e crítica, indo além do apontamento das falhas e da busca por culpados (TAYLOR-ADAMS & VINCENT, 2004).

Entre os fatores contribuintes a serem analisados estão os fatores do paciente (podem abranger o fato de que o paciente estava incapaz de compreender as instruções, complexidade e gravidade da doença); fatores da tarefa e da tecnologia (podem abranger projetos de equipamentos ruins ou a ausência de protocolos); fatores individuais (podem abranger falta de conhecimento ou experiência do profissional); fatores da equipe (podem abranger a má comunicação entre os agentes); fatores do ambiente de trabalho (podem abranger uma carga anormalmente elevada de trabalho ou pessoal insuficiente); fatores organizacionais e gerenciais (podem incluir cultura de segurança e prioridades, restrições financeiras) e fatores do contexto institucional (podem abranger contexto regulatório e econômico, sistema de saúde nacional) (TAYLOR-ADAMS & VINCENT, 2004).

É redundante dizer que o paciente é a pessoa afetada pelas consequências de um evento adverso. Há evidências, entretanto, de que os profissionais envolvidos também sofrem em decorrência de sua implicação no evento. Há, portanto, um efeito indireto nos profissionais de saúde.

Albert Wu (2000), professor de política e gestão em saúde na *Johns Hopkins Bloomberg School of Public Health*, cunhou o termo "segunda vítima" para descrever o impacto dos EA nos profissionais de saúde. Alguns sintomas vividos por eles foram descritos na literatura e incluem manifestações de cunho psicológico (vergonha, culpa, ansiedade, tristeza e depressão), cognitivo (insatisfação, desgaste e estresse traumático secundário), além de reações físicas com impacto negativo em seu organismo. Há vasta literatura apontando a correlação entre o envolvimento no erro e depressão, desgaste, transtorno de estresse pós-traumático, desistência da profissão e até mesmo ideação suicida.

Esperamos ter esclarecido que o foco da análise das falhas, realizada pelos escritórios de qualidade mundo afora, reside nos processos, e não nas pessoas. A cultura de segurança anda de mãos dadas com a cultura justa. Cultura justa é um modelo de gestão que tem como um dos seus princípios o fato de que nem todos os erros ou violações de conduta são fruto de má intenção.

É necessário, portanto, saber fazer a distinção entre os erros e as infrações ou violações. Para tanto, é de grande relevância que a política institucional sobre medidas educativas e disciplinares contenha definições claras e objetivas.

Até aqui, trouxemos alguns conceitos relativos à temática da segurança do paciente que consideramos indispensáveis para introduzir a reflexão que propomos no título deste texto.

Uma breve descrição de nosso trabalho

Desde 2001, o Serviço de Psicologia da instituição na qual as autoras trabalham tem sua atenção voltada para a assistência de pacientes internados e seus respectivos familiares. Foi a partir de 2018 que o referido serviço ampliou seu escopo de atuação e, em parceria com os setores da medicina do trabalho e do escritório da qualidade, passou a desenvolver ações voltadas ao sofrimento psíquico dos funcionários da instituição.

Neste texto, destacamos uma das ações desenvolvidas, a saber, aquela que visa a atenção aos efeitos que atingem os profissionais envolvidos em eventos adversos. Assim, uma psicóloga clínica foi incluída no time de investigação dos PL realizados para avaliar eventos adversos classificados como moderados, graves e sentinelas (dano irreversível).

Partimos do pressuposto de que a inclusão da psicóloga clínica permitiria a identificação de manifestações associadas ao estresse, o que possibilitaria intervir precocemente e prevenir consequências negativas para os sujeitos envolvidos. Além dessa profissional, fazem parte do time de investigação uma enfermeira do escritório de qualidade e especialistas que possam apoiar a investigação, como médicos intensivistas, enfermeiros ou profissionais especialistas na área em que ocorreu o evento.

Conduzimos o PL da seguinte maneira: apresentamos os membros do time de investigação, esclarecemos os objetivos da ferramenta, o motivo da presença da psicóloga clínica e também que os profissionais envolvidos no evento serão convidados para uma entrevista psicológica individual. Seguimos com a análise do evento, a identificação dos problemas e dos fatores contribuintes, a elaboração de recomendações e o desenvolvimento de um plano de ação. Nessa etapa, a psicóloga utiliza a técnica da observação participante e verifica a existência de sinais de sofrimento psíquico e estresse nos comportamentos e discursos.

"Isso nunca me aconteceu antes", essa afirmação, ouvida repetidas vezes durante os PL, requer uma consideração. A função dos diversos profissionais que atuam no campo da saúde envolve diagnosticar, tratar, cuidar. Hospital, do latim *hospitalis*, significa "hospitalidade" ou "acolhimento" e remete a um ambiente fundado para curar pessoas e diminuir dores e sofrimento. Assim, os profissionais que atuam nos hospitais são formados e capacitados para proporcionar o melhor cuidado possível àqueles que padecem de doenças, resguardando a integridade do cuidado à saúde do paciente.

Entretanto, esses mesmos profissionais são suscetíveis a cometer erros e falhas dentro do ambiente de trabalho e, quando uma falha acontece, pode resultar em um dano ao enfermo. Revela-se, aí, uma situação que comporta uma radical contradição: a mão que trata e cuida é a mesma que fere. Essa constatação pode afetar narcisicamente o sujeito, na medida em que abala sua onipotência imaginária e afeta seu ideal profissional. Impõe-se, dessa forma, a necessidade de elaboração de uma perda.

Aprendemos com Freud que a ideia de luto não se restringe à morte, mas que está relacionada também ao enfrentamento de perdas reais e simbólicas que ocorrem durante a vida de um ser humano (Freud, 1917). Desse modo, o luto pode ser vivenciado a partir de perdas que perpassam as dimensões física e psíquica, como os elos significativos relativos a aspectos pessoais, profissionais, sociais e familiares do sujeito.

É necessário, entretanto, o reconhecimento de que é distinta a maneira como cada um reage ao experimentar uma perda.

Em nosso protocolo de verificação dos efeitos que atingem os profissionais envolvidos em eventos adversos, utilizamos a entrevista individual como instrumento de avaliação. A oferta desse dispositivo visa proporcionar tanto um espaço de acolhimento como a oportunidade de reflexão. Ressaltamos, todavia, que a entrevista individual é estimulada, mas não é obrigatória.

Entendemos que, após o envolvimento em um evento adverso, cabe a cada profissional subjetivar a decepção consigo e com o ideal construído para si. A hipótese que defendemos, seguindo Freud (1917), é a de que quanto mais o ideal for marcado por uma posição narcísica que desconsidera o impossível – de nunca falhar – maior o sofrimento psíquico. Por outro lado, um sujeito cujo ideal comporta a falta, o impossível, a castração, poderá, por intermédio da subjetivação da perda ou da elaboração do luto, construir outra saída que não seja o desastre subjetivo.

Resta, então, saber qual o comportamento de cada sujeito ao se defrontar com o erro. O profissional envolvido no evento adverso será capaz de subjetivar a falta ou restará narcisicamente abalado e ficará deprimido? O que prevalecerá como resposta subjetiva é o sentimento de culpa (em relação a si próprio, por não estar à altura de seus próprios ideais) ou uma posição subjetiva que leva em conta a responsabilidade frente à surpresa?

No campo da psicanálise, a responsabilidade implica para o sujeito suportar o ônus das consequências do seu ato. Admitimos que "por nossa condição de sujeito sempre somos responsáveis" (Lacan citado por Forbes, 2009). Um esclarecimento se faz necessário. A entrevista individual que realizamos não pretende avaliar se o profissional agiu ou não corretamente (disso, ocupam-se normas/protocolos institucionais e os órgãos competentes), mas verificar qual a resposta subjetiva do profissional frente ao imprevisto – e intervir, sempre que possível – já que isso pode incorrer em sofrimento psíquico de variada intensidade.

Trazemos uma vinheta clínica para ilustrar aquilo que discutimos acima.

Trata-se de um rapaz jovem, entrevistado pela psicóloga após envolvimento em evento adverso. O rapaz expressa sentimento de culpa e constrangimento frente à equipe, dúvidas sobre a capacidade de exercer satisfatoriamente a sua função e questiona-se se deve continuar trabalhando na instituição.

O profissional relatou que, havia algum tempo, sofria de uma angústia difusa. Foi possível localizar que, após o falecimento de um parente muito querido, emergiram pensamentos manifestos por autoacusações recorrentes.

O profissional se culpava por não ter sido capaz de identificar precocemente e curar a doença do familiar. "Sou formado para salvar vidas e não pude salvar o meu familiar", "Eu não sirvo para nada".

Em nenhum momento o rapaz considerou a agressividade da doença nem os limites da medicina, e o que sobreveio foi uma grande decepção consigo próprio e com a escolha profissional. Foi possível identificar, portanto, a existência de um sentimento de culpa que estava previamente presente no psiquismo do rapaz.

O envolvimento no evento adverso trouxe novamente à tona o intenso sentimento de culpa e foi assumido pelo rapaz como uma confirmação de que ele não era um bom profissional de saúde, nem para o seu parente e nem para os seus pacientes.

Era necessário que aquele rapaz reconhecesse o impossível em jogo e se responsabilizasse por aquilo que lhe cabia como profissional (seguir os protocolos institucionais) e como familiar (amar, cuidar, se despedir, sentir falta). Ao introduzir a dialética da castração, a psicóloga incidiu sobre a fantasia de onipotência. Isso enfraqueceu o impulso em desistir da profissão, abriu campo para uma retificação da posição subjetiva e fez surgir uma demanda de tratamento.

Conclusão

A inclusão de um ponto de interrogação no título deste texto marca a posição das autoras quanto à utilização da expressão "segunda vítima". Lembramos que, mais recentemente, as organizações passaram a ser identificadas como terceira vítima o que instaurou o "triângulo da vitimização".

Concordamos com Clarkson (2019) que é imprescindível uma reflexão sobre o termo segunda vítima. Nomear igualmente pacientes, familiares de pacientes, profissionais e organização como "vítimas" nos parece um caminho perigoso, pois confunde os lugares e obscurece as responsabilidades.

Advogamos que o mal-estar que advém do confronto com uma situação indesejável deve ser identificado e tratado. Um profissional de saúde emocionalmente abalado resulta em menor satisfação no trabalho e compromete a segurança e a qualidade do atendimento dispensado aos pacientes.

Vale investir em dispositivos para abordar a questão. Acreditamos, todavia, que apostar na construção de boas soluções depende do discernimento entre responsabilidade e culpa. Um sujeito culpado se tortura imaginando como podia ter evitado a falha. Busca recompor a onipotência perdida e ignora a existência do impossível. Quando alguém acredita que é tudo, se falha, não é nada. A culpa o paralisa e pode levá-lo à depressão.

Por outro lado, admitir a responsabilidade subjetiva possibilita a criação de saídas mais saudáveis. Na medida em que implica um ideal que pode colocar em jogo a falha, permite a elaboração do luto.

Entendemos que o modo como cada sujeito lida com a ferida narcísica provocada pelo enfrentamento de que ele não é infalível deve ser avaliado caso a caso. Nessa direção, apostamos sempre nos processos de pensamento, na capacidade de sublimação e no trabalho.

Referências

Bernardi da Costa D, Ramos D, Gabriel CS, Bernardes A. Cultura de segurança do paciente: avaliação pelos profissionais de enfermagem. Texto Contexto Enferm, 2018; 27(3):e2670016. Disponível em https://www.scielo.br/j/tce/a/ZWcDcxB9zC5KzbdMPZQrWYF/?format=pdf&lang=pt.

BRASIL. MINISTÉRIO DA SAÚDE. Documento de referência para o Programa Nacional de Segurança do Paciente. Ministério da Saúde. Fundação Oswaldo Cruz. Agência Nacional de Vigilância Sanitária. Brasília: Ministério da Saúde, 2014.

BRASIL. AGÊNCIA NACIONAL DE VIGILÂNCIA SANITÁRIA. Práticas seguras para prevenção de Lesão por Pressão em serviços de saúde. Nota Técnica GVIMS/GGTES n. 03/2017. Disponível em: https://www20.anvisa.gov.br/segurancadopaciente/index.php/alertas/item/nota-tecnica-gvims-ggtes-03-2017.

BRASIL. MINISTÉRIO DA SAÚDE. Agência Nacional de Vigilância Sanitária. Segurança do Paciente. Relatórios dos Estados – Eventos Adversos – Arquivos 2014-2019 [Internet]. Brasília; 2019. Disponível em: https://www20.anvisa.gov.br/segurancadopaciente/index.php/publicacoes/category/relatorios-dos-estados.

Cavalcanti AKS, Samczuk ML, Bonfim TE. O conceito psicanalítico do luto: uma perspectiva a partir de Freud e Klein. Psicol Inf. São Paulo, v. 17, n. 17, p. 87-105, dez. 2013. Disponível em http://pepsic.bvsalud.org/scielo.php?script=sci_arttext&pid=S1415-88092013000200007&lng=pt&nrm=iso.

Clarkson MD, Haskell H, Hemmelgarn C, Skolnik PJ. Abandon the term "second victim". BMJ 2019; 364:l1233.

Freud S. Luto e melancolia. In: Obras Completas de Sigmund Freud. Rio de Janeiro: Imago, vol. 14, 1917.

Freud S. Sobre o narcisismo: uma introdução. In: Obras Completas de Sigmund Freud. Rio de Janeiro: Imago, vol. 14, 1914.

Forbes J. Inconsciente e responsabilidade: psicanálise do século XXI. Barueri, SP: Manole: 2012.

Gomes ATL, Silva MF, Morais SHM de; et al. Erro humano e cultura de segurança à luz da teoria "queijo suíço": análise reflexiva. Rev Enferm UFPE online. Recife, 10(Supl. 4):3646-52, set., 2016.

Holden J, Card A J. (2019). Patient safety professionals as the third victims of adverse events. Journal of Patient Safety and Risk Management, 251604351985091. doi:10.1177/2516043519850914.

Kohn LT, Corrigan JM, Donaldson MS (eds.). To err is human: building a safer health system committee on quality of health care in America. Institute of Medicine. 2000 Ebook em http://www.nap.edu/catalog/9728.html.

Lima SMS de, Agostinho M, Mota L, Principe F. Percepção dos profissionais de saúde das limitações à notificação do erro/evento adverso. Revista de enfermagem referência. v. 4, n. 19, p. 99-106, 2018.

Maia CS; et al. Notificações de eventos adversos relacionados com a assistência à saúde que levaram a óbitos no Brasil, 2014-2016. Epidemiologia Serviço de Saúde. 2018; 27(2): e2017320.

Possoli L; et al. Segurança do paciente no ambiente hospitalar: uma revisão integrativa. Brazilian Journal of Health Review, Curitiba, v.4, n.4, p.15962-15980 jul./aug. 2021.

Quadrado ERS, Tronchin DMR, Maia FOM. Strategies to support health professionals in the condition of second victim: scoping review. Rev Esc Enferm USP. 2021;55:e03669. doi: https://doi.org/10.1590/S1980-220X2019011803669.

Salum MJG. Crime, violência e responsabilidade na clínica psicanalítica contemporânea. Disponível em: http://www.isepol.com/asephallus/numero_08/artigo_01_port.html.

Taylor-Adams S, Vincent C. Systems analysis of clinical incidents: the London protocol. Clinical Safety Research Unit, Imperial College London, UK Clinical Risk (2004) 10, 211-220. Disponível em: https://journals.sagepub.com/doi/abs/10.1258/1356262042368255?journalCode=crib.

The Joint Commission, Division of Healthcare Improvement. Supporting second victims [Internet]. Quick Safety; 2018. Disponível em: https://www.jointcommission.org/sitecore/media-library/tjc/documents/newsletters/quick_safety_issue_39_2017_second_victim_final2pdf/.

Teixeira TC. Análise da causa raiz de incidentes relacionados à segurança do paciente na assistência de enfermagem em unidades de internação, de um hospital privado, no interior do Estado de São Paulo. [Tese (Doutorado) – Universidade de São Paulo. Escola de Enfermagem de Ribeirão Preto, 2012. Área de concentração: Enfermagem.

PARTE 5

Palavra de especialista

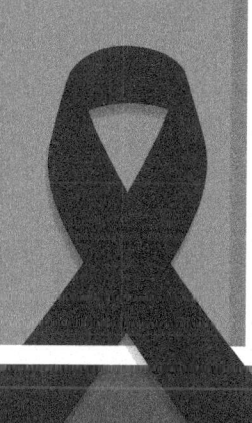

Capítulo 17

Educação para a Morte no Contexto Hospitalar

Maria Julia Kovács

Retratos da morte no século XXI

Começamos o capítulo nos referindo à obra de P. Ariès, *A história da morte no ocidente* (1977), em que ele escreve sobre formas de representar a morte desde a Idade Média até os dias atuais. Pesquisou escritos, obras de arte, rituais, dados de história, entre outros documentos. Apresentamos, a seguir, alguns pontos de reflexão que estão longe de esgotar a riqueza dos seus estudos. Essas formas de compreender a morte não estão vinculadas obrigatoriamente a uma época e apresentam uma contextualização para que se possa compreender a presença de atitudes e formas de ver a morte que estão na base de rituais e práticas de cuidados a pessoas vivendo situação de perda e morte.

Uma das representações que inauguram seu livro é a "morte domada", que apresenta uma morte familiar, conhecida, um evento público, congregando as pessoas para velar o morto e consolar a família. Vemos essa representação em todas as épocas estudadas pelo autor, com suas tonalidades. A morte faz parte da vida e os rituais funerários podem ser individuais e coletivos. No processo do adoecimento, há o cuidado aos moribundos, nos domicílios, nos tempos em que os hospitais eram locais de cuidados para aqueles que não tinham casa. Doenças não tinham cura e os tratamentos se relacionavam com os cuidados possíveis em cada época. Na atualidade, mesmo nos hospitais, o centro da atenção é a pessoa, com a presença dos familiares.

Ariès (1977) aponta que a morte presente na vida das pessoas sofrerá interferências quando esta se torna objeto de estudos, ocorrendo um distanciamento, sendo denominada "morte selvagem". Os estudos em cadáveres trazem o conhecimento das doenças e das formas como se processa a morte. Para haver esse desenvolvimento, é preciso considerar que, no cadáver, não está mais uma pessoa, só o corpo morto. A morte passa a ser solitária e desconhecida e vigora a ideia de que deve ser interdita. Profissionais de saúde passam a evitar a morte a todo custo e, quando ela ocorre, é vista como fracasso e derrota. Evita-se falar de morte para se proteger do sofrimento. Segundo o autor, o modo de morrer foi o mesmo durante 19 séculos, mas o desenvolvimento da tecnologia médica trouxe alterações significativas, levando ao prolongamento da vida e da vida com doença. Um dos desdobramentos negativos dessa mentalidade é prolongar o processo de morrer com tratamentos intensivos, que não trazem melhoras, mantendo apenas o estado atual, acompanhado de sofrimento, configurando a distanásia (PESSINI, 2001). A morte interdita vigora nos séculos XX e XXI e está presente nos hospitais, principalmente nas unidades de terapia intensiva (UTI), em que se privilegia o combate da doença, prolongar a vida é o objetivo principal, sem levar em conta os desejos do paciente. Houve progressos expressivos no combate a doenças, com diagnósticos precoces, tratamentos sofisticados e medicamentos poderosos e específicos. O paciente e suas necessidades ficaram em segundo plano.

Em resposta a esse processo de desapropriação da vida e da morte, Elizabeth Kübler-Ross e Cicely Saunders resgataram os cuidados a pacientes e seus familiares, que denominamos "rehumanização do processo de morrer", recuperando questões que ficaram em segundo plano com a morte interdita, trazendo pacientes e seus familiares para o primeiro plano, resgatando sua subjetividade (KOVÁCS, 2021). As propostas das duas autoras enfatizam que é preciso acrescentar qualidade à vida e alívio de sintomas e que pacientes possam se apropriar de sua vida e manifestar sua autonomia. O desenvolvimento dos cuidados paliativos propõe os cuidados nas dimensões física, psicológica, social e espiritual (SAUNDERS, 1991), colocando o foco no processo de adoecimento vivido pelo paciente, em busca de dignidade no fim de vida. Pacientes e familiares são vistos como unidade de cuidados. As propostas das duas autoras trouxeram modificações importantes na prática hospitalar e no desenvolvimento dos cuidados paliativos.

Para finalizar, cabe falar da morte escancarada (Kovács, 2021), que invade o cotidiano das pessoas nas situações de violência, presentes nas ruas, domicílios, escolas e empresas. São homicídios, acidentes, emergências, desastres naturais e provocados, guerras, crises sanitárias e suicídios. Não somente no século XXI, essa modalidade da morte esteve presente sempre na história da humanidade. Invade o cotidiano das pessoas, sem possibilidade de proteção, o que exacerba o sentimento de desamparo e vulnerabilidade. O que muda no final do século XX é sua presença em noticiários de rádio e TV e, agora, nas redes sociais, em tempo real. Há a invasão nos lares de cenas de violência, em que são valorizadas as imagens e o espetáculo (DEBORD, 1997). Nessa perspectiva, a morte passa a ser objeto de consumo provocando fascínio pelas imagens de destruição e consequente banalização.

A questão da morte na instituição hospitalar

A morte é tabu nos séculos XX e XXI nos hospitais, principalmente nas alas em que o objetivo é prioritariamente salvar vidas. Esse é um paradoxo atual, uma vez que a maioria das pessoas morre nos hospitais (PESSINI, 2004.) Na mentalidade segundo a qual a prioridade é manter a vida a todo custo, a ocorrência da morte é vista como fracasso e o trabalho da equipe médica se torna frustrante e sem significado. Não conseguir evitar ou adiar a morte ou aliviar o sofrimento do paciente traz ao profissional a vivência de seus limites, impotência e contato com a finitude. Ouvir relatos dos pacientes sobre seu sofrimento é negligenciado diante da batalha para a manutenção da vida. A equipe de saúde está sobrecarregada com procedimentos para manter a vida e não consegue ouvir seus pacientes e os familiares destes, os profissionais se sentem perdidos, sem entender o que está acontecendo.

Crianças e jovens podem ficar hospitalizados por longos períodos, privados das brincadeiras, dos amigos, das atividades escolares, das relações amorosas, da formação da identidade e convivem com a perspectiva da morte. Surgem distúrbios na comunicação gerados pelo processo de adoecimento, principalmente quando se trata de doenças estigmatizadas pela sua representação ligada à dor e ao sofrimento. Essa situação é conhecida como "conspiração do silêncio" (SILVA, 2012).

Uma forma de lidar com esse sofrimento é o apressamento da morte para abreviar o sofrimento do paciente, mas também do profissional que se sente agredido porque se sente impotente. Isso é feito com a sedação de pacientes, sem seu pedido explícito, o que Hennezel (2001) define como "morte roubada". Esse procedimento interrompe o contato, as despedidas e o compartilhamento de sentimentos que a proximidade da morte exige. Hospitais são os locais onde mais se pratica a "morte roubada".

Cabe à medicina cuidar de pessoas, combater doenças, e não o doente. A atitude de tentar preservar a vida a todo custo é responsável por um dos maiores temores do ser humano na atualidade: ter a vida mantida com sofrimento, ficar solitário em uma UTI, na companhia de tubos e máquinas. Segundo a mentalidade da morte interdita, observamos alterações significativas nas formas de morrer, principalmente no que concerne à sua extensão. Há predominância de doenças crônicas, cardiopatias, câncer, enfermidades neurológicas, aids e, nos dois últimos anos, a covid-19; o grande medo dos pacientes é o supertratamento prolongando o processo de morte, com menos atenção aos sintomas como dor, fadiga e outros. Talvez seja esse o motivo para debates frequentes sobre eutanásia, suicídio assistido e cuidados paliativos (PESSINI, 2004). Como afirma o autor, quase não se fala sobre a distanásia, que ocorre nas UTIs, em que ruídos e agitação estão na contramão do que se considera morte com paz e dignidade. Longe de haver consenso nesses casos, Schramm (2002) ressalta que a definição dos termos é fundamental quando se considera práticas de cuidados. Muitos processos distanásicos são realizados com pacientes gravemente enfermos para evitar o que erroneamente se define como "eutanásia", entendida como apressamento da morte. O que se observa são procedimentos que impedem o processo natural da morte, e não a eutanásia. A distanásia provoca uma morte indigna, prolongada, solitária e com sofrimento.

A morte traz para os profissionais de saúde o contato com sua morte e finitude. Eles vivem a angústia de ter de salvar a vida do paciente a todo custo, realizando procedimentos que aumentam o sofrimento. Precisam tomar decisões e sentem-se sozinhos, impotentes, com dificuldade para abordar familiares, que fazem perguntas sobre a evolução do familiar doente. São frequentes os sentimentos de fracasso (ESSLINGER, 2004). Profissionais da saúde vivem processos de luto pela perda de alguns de seus pacientes, um luto não autorizado, já que não têm permissão de expressar os seus sentimentos (CASELLATO, 2015).

Estratégias defensivas podem ser acionadas diante de pacientes que se encontram em estágio avançado da doença e próximos da morte (QUINTANA, KEGLER, MAUCHA, 2006). Esses profissionais podem se sentir derrotados quando veem a morte como adversária. É fundamental reconhecer os aspectos existenciais do sofrimento de quem cuida, possibilitando a construção da identidade de um cuidador mais humano. Os autores estudaram o desenvolvimento de estratégias coletivas e individuais ao se enfrentar uma realidade que gera sofrimento. Entre as principais defesas, podemos citar: somatização; negação do fato; ocultação da dor; e banalização do sofrimento. Defesas são meios de sobrevivência psíquica que acabam bloqueando o sofrimento, mas a longo prazo levam ao transbordamento de emoções, o que pode gerar a síndrome de *burnout*.

Profissionais que não sabem como manejar a dor e outros sintomas incapacitantes se afastam de seus pacientes. Hennezel (2001) destaca que muitos pedidos de eutanásia desapareceriam se os doentes se sentissem menos solitários e sem dor. Quando o doente pede para morrer, deseja ter seu sofrimento e sua dor acolhidos. Observa-se o aumento dos pedidos de eutanásia nos últimos anos relacionados ao prolongamento da vida sem preocupação com a qualidade desta.

Tratamentos que prolongam a vida sem garantia de melhora ou de qualidade são propostos porque é difícil cuidar da pessoa durante seu processo de morte e sentir que não se está fazendo nada para aliviar o sofrimento. Para alguns profissionais, o tratamento envolve ações efetivas e, em uma época com tantas novas tecnologias, estas podem ser usadas na tentativa de aliviar a sensação de impotência frente à morte. Os profissionais de saúde se dizem despreparados diante da morte e do morrer, referindo-se ao fato de não terem discutido o tema na sua formação. Afastam-se do paciente, pois temem envolver-se e perder a objetividade e serem criticados por isso.

Realizamos uma pesquisa cujo tema era as instituições de saúde e a morte, com o objetivo compreender a comunicação sobre o tema e seus interditos (KOVÁCS, 2011). Os objetivos específicos foram: verificar a comunicação sobre a morte em instituições de saúde; investigar as dificuldades que profissionais de saúde apresentam em relação à comunicação da morte; analisar os filmes do projeto "Falando de Morte"[1], como recursos facilitadores na comunicação sobre a morte; propor e analisar grupos de discussão sobre o tema da morte com os profissionais das instituições estudadas. A pesquisa teve inicialmente caráter exploratório, ouvindo relatos e respostas a questionários sobre o tema.

---

1 "Projeto Falando de Morte", filmes que visam facilitar a comunicação sobre a morte, elaborados pelo Laboratório de Estudos sobre a Morte. Disponível em: www.lemipusp.com.br.

Posteriormente, foram propostas atividades de facilitação da comunicação sobre a morte utilizando-se os filmes do projeto.

Iniciamos a pesquisa com uma equipe de enfermagem composta por 20 técnicos de um hospital público da capital de São Paulo, que participaram do curso "A questão da morte nas instituições de saúde". Os participantes responderam como percebem a morte no seu trabalho e qual o preparo que gostariam de receber. A maioria (75%) respondeu que tinha dificuldades para se comunicar e cuidar do sofrimento dos familiares e com a perda de pacientes com os quais estabeleceram vínculos, sendo as mortes repentinas as mais complicadas. Essa maioria não se sentia preparada para tais atividades e gostaria de ter discussões sobre manejo em situações reais, como aceitar melhor a morte e não se envolver tanto em cada situação, equilibrar emoções, refletir sobre questões éticas, ter segurança e tranquilidade, aperfeiçoar a comunicação, ver a morte como parte do seu trabalho e gostariam de ter apoio psicológico a ser oferecido pela instituição.

Ao analisarem a forma como a morte é encarada na instituição em que trabalham, os profissionais apontaram que o tema é pouco abordado, de difícil aceitação, com a distanásia presente, negada e vista de forma superficial, e a instituição recomenda que não se envolvam com os pacientes. Merece destaque a EcompreensãoCompreensão da distanásia, que, em nosso ponto de vista, requer reflexão urgente quantourgente quanto ao prolongamento da vida a todo custo, à qualidade de vida e ao alívio de sintomas no fim da vida. Os participantes pediram reuniões para discutir cuidados que pudessem diminuir o sofrimento, promover o reforço de atividades em equipe, cuidar de pacientes com doença avançada e de familiares em sofrimento pela perda do paciente. Reafirmaram que não tiveram, em sua formação, o trabalho com famílias.

A partir desses dados, foi proposta uma roda de conversa com os participantes. Os temas sugeridos foram: como falar sobre a morte com os pacientes; a quem cabe a tarefa de comunicar o agravamento da doença e a proximidade da morte; os cuidados a crianças gravemente enfermas e como responder às suas perguntas; como lidar com familiares de pacientes que estão em UTI, suas perguntas, e a distanásia.

Em outra pesquisa, apresentamos o filme *Falando de morte: a criança* para 17 médicos e, depois, propusemos uma roda de conversa para compartilhar sua experiência no trabalho com crianças e para falar de suas dificuldades e do desconforto principalmente quando tinham um vínculo mais intenso com a criança. Relataram sentimentos de impotência, culpa e constrangimento, em especial quando não sabiam o que fazer. Ao refletirem sobre sua comunicação com as crianças, afirmaram que era importante porque a morte faz parte da vida, as crianças têm direito de saber o que está acontecendo, de serem ouvidas e receberem respostas às suas perguntas. É preciso levar em conta sua idade e capacidade de compreensão. Há dificuldades envolvendo falta de preparo, principalmente as dificuldades com os familiares, para comunicar o agravamento da doença e da morte. Muitos relacionavam as suas dificuldades com a falta de preparo na formação, o que poderia ser uma defesa para não se envolverem com situações que consideravam difíceis. (KOVÁCS, 2011).

Sintetizando o tema sobre a morte nas instituições, esta ocorre nos hospitais e, apesar disso, ainda há dificuldade quanto à sua abordagem. Busca-se quem é o profissional que se responsabilizará por essa tarefa, sendo o médico o principal indicado para falar com o paciente e com os familiares deste sobre a morte. Os familiares, por sua vez, afirmam que não se sentem preparados e têm dificuldades com mortes inesperadas de crianças e jovens. Observa-se um "jogo de empurra" Em que cada um vê o colega como responsável não se configurando como trabalho de equipe. Assim uma tarefa difícil, ao ser compartilhada pode ficar mais confortável se houver uma reflexão coletiva.

Não se sentir preparado para lidar com a morte foi a resposta mais frequente nos questionários e dinâmicas realizadas. Alegar falta de preparo pode ser uma forma de se esquivar ao enfrentamento de uma tarefa difícil vinculada ao agravamento de doenças e à proximidade da morte. É também a constatação de que é preciso investir em sanar as falhas na formação desses profissionais. Pode também apontar que, nesse "jogo de empurra", a morte é negada, já que se tem a falsa noção de que cabe a profissionais de saúde "salvar" vidas, então não há lugar designado para a morte que continua acontecendo nos hospitais. O que se entende como preparo? Certamente não é um conjunto de receitas sobre como cuidar de pacientes gravemente enfermos e de seus familiares. Preparo é a abertura para se mostrar disponível para o aprendizado com as experiências de cuidados. Podem ser propostos cursos, rodas de conversa, atividades de supervisão. É fundamental desmontar o "jogo de empurra" e cada profissional tomar para si a tarefa buscando ajuda, se necessário, em supervisões, rodas de conversa e cursos. A comunicação sobre a morte não é tarefa de um só membro da equipe, e sim preocupação de todos (KOVÁCS, 2011).

A potência do profissional de saúde reside justamente na sua capacidade de "estar ao lado", dando as melhores condições de vida a seu paciente e continuando junto a ele quando a morte inevitável chegar (CASSORLA, 2021).

Educação para a morte

Educação para a morte é a possibilidade de estimular o desenvolvimento pessoal de maneira mais integral, com base na perspectiva de que o conhecimento interior ocorre durante toda a vida cuja segunda metade tem uma função importante de preparação para a morte (JUNG, 1960). Na primeira metade da vida, a energia psíquica dos jovens está envolvida com as atividades escolares, que os prepara para inserção na sociedade e no trabalho e para a constituição de uma família. Nos tempos atuais, esse período de estudos e de preparação para a vida pode levar mais de 20 anos. Esse mesmo tempo deveria ser dedicado ao balanço da vida, das aquisições e das perdas e para o indivíduo se preparar para a morte. Não estamos falando de tempo cronológico, e sim de um tempo psíquico necessário para esse processo. Uma sociedade frenética que não valoriza esse tempo de introversão nos chama constantemente para a exteriorização e para a produtividade. A interdição da morte dificulta a revisão das perdas de pessoas, de situações significativas, dos limites relacionados com a idade, com o adoecimento e com a possibilidade da própria morte. Essa interdição se contrapõe a uma superexposição da morte pelos meios de comunicação, redes sociais e internet. O ritmo das notícias e das postagens em tempo real não permite o tempo interior necessário para sua elaboração. Isso cria uma enxurrada de informação, invasiva e sem limites, podendo nos intoxicar e levar a um distanciamento do que justamente é preciso considerar no processo de desenvolvimento interior. Surgem as notícias falsas, desinformação, as chamadas *fake news*, tão presentes em emergências, vistas em profusão durante a pandemia da covid-19. Então, ao mesmo tempo em que é interdita, a morte está presente no cotidiano, clamando por compreensão e aprofundamento. Mas o que se observa no indivíduo é um distanciamento cada vez maior do seu processo interno. Uma conspiração do silêncio consigo, um medo de entrar em contato com essa experiência para não sofrer. Observamos atualmente uma onda de solidão, presente também em pessoas muito jovens, que não conseguem expressar seu medo e desamparo, e que se estende até a velhice.

Crianças e adolescentes convivem com imagens de morte todos os dias, ao mesmo tempo em que são "poupados" para que não sofram. Há a ilusão de que crianças e jovens devem estar sempre alegres, sem espaço para falar de suas tristezas e medos. Eles vivem as perdas de pessoas queridas, de seus bichos de estimação, que atualmente são considerados membros da família. Ao adoecerem, vivem momentos de insegurança, desamparo, que precisam de espaço de compartilhamento. Crianças, no período pré-operacional, têm as suas primeiras experiências de morte e precisam aprender sobre a irreversibilidade e a universalidade desta. A pioneira dos estudos sobre o conceito de morte em crianças, no Brasil, foi Wilma Torres, que realizou suas pesquisas na década de 1970. Em 1999, publicou o livro *A criança diante da morte*, obra de referência nos estudos sobre o desenvolvimento do conceito de morte. Com o avanço da idade, outras questões surgem, entre as quais, o suicídio, que se torna uma das preocupações principais de nossos tempos, atrelado a situações de vulnerabilidade e de sofrimento psíquico e à falta de espaço de expressão.

Observamos pais que não sabem se devem falar sobre a morte de um parente próximo com seus filhos; professores aflitos diante de perguntas sobre a morte de amigos; profissionais de saúde que se empenham em cuidar de doenças e que, ao verem seus empenhos frustrados, não sabem como falar com seus jovens pacientes e respectivos familiares. Espaços de educação para a morte ajudam a refletir e a compartilhar propostas, não como receitas, e sim com abertura para comunicação. Crianças que vivem suas primeiras perdas precisam de acolhimento e de cuidados e que suas perguntas sejam ouvidas. É fundamental oferecer explicações claras, procurando sintonizar os sentimentos delas. Esses cuidados devem ser oferecidos por familiares e educadores. Esses últimos não se sentem preparados para cuidar de seus alunos enlutados, afirmam não ter havido discussões sobre o tema da morte na sua formação e na preparação em serviço. É um paradoxo, pois, em várias comunidades, a morte está no entorno da escola. Vemos, a partir de 2020, com o isolamento das crianças em casa e nas atividades *online*, o desafio de lidar com as emoções daquelas que perderam familiares e não puderam estar na escola. Para os educadores, o desafio é receber crianças enlutadas pela morte de pessoas queridas e que precisam reaprender o convívio social. É uma questão importante de educação para a morte.

Adolescentes passam por grandes mudanças físicas e psíquicas, o seu universo existencial se amplia ao viverem novas experiências, confrontando limites, em situações com risco de vida. Eles já adquiriram a compreensão da morte, suas causas e seu impacto na vida. Com a possibilidade do raciocínio operacional formal, podem lidar com abstrações. Um desafio atual é o alto índice de mortalidade por causas externas nessa etapa do desenvolvimento envolvendo acidentes, homicídios e suicídios, configurando-se em mortes repentinas e violentas. Esse pode ser um tema importante de discussão com o próprio jovem em casa e na escola, uma vez que que os afeta diretamente. Além dos índices de mortalidade, os comportamentos autodestrutivos, as autolesões e o uso abusivo de drogas são assuntos para compartilhar o que pensam sobre a questão. Jovens sofreram muito com a pandemia porque foram alijados de suas atividades em grupo, afastaram-se de seus amigos e tiveram vários de seus projetos interrompidos. O retorno tão desejado às atividades com os colegas trouxe, em alguns casos, experiências de desajustamento.

A velhice não é só um período de perdas, mesmo que, num primeiro momento, seja assim considerada. Um exemplo de perda no envelhecimento é a aposentadoria, a interrupção da atividade do trabalho pode ser vista com tristeza, mas também como oportunidade para exercer atividades que não puderam ser realizadas antes em razão da falta de tempo. Nessa perspectiva, o envelhecimento tem sido comparado à adolescência em virtude da possibilidade de serem vividas novas experiências, denominado pelo autor como moratória (Erikson,1972). É a descoberta de novas habilidades e talentos, um tempo dedicado a estudos, lazer e viagens. Essa disposição para viver a vida pode explicar o sucesso dos programas de envelhecimento ativo. A velhice, nessa perspectiva, pode ser um tempo de balanço, de significação e ressignificação da vida, e um tempo para se preparar para a morte. Entretanto, uma sociedade que interdita a morte, que a vê como tabu, não estimula o idoso a falar sobre sua morte para não causar constrangimento. É essencial ampliar o escopo da educação sobre a morte para essa fase da vida, fundamentada na importância de discussão do tema em uma sociedade, na qual os idosos convivem a morte interdita, reumanizada e escancarada.

Idosos perdem cônjuges e amigos com os quais compartilharam uma vida inteira e sentem, por não saberem como continuar vivendo, que sua vida acabou por ocasião da morte de seus parceiros. Há idosos que sofrem com doenças de longa duração, degenerativas, com muitas dores, limitações e sofrimentos. Com o desenvolvimento da tecnologia médica e de tratamentos sofisticados, houve o prolongamento da vida, mas sem preocupação equivalente com sua qualidade. Essa situação pode fazer com que o idoso não queira mais viver. Falar sobre esse tema é importante para eles, mas, ao abordá-lo com seus familiares, observam que estes não querem ou não sabem como falar, quando consideram que falar sobre a morte pode causar sofrimento adicional.

As estatísticas da Organização Mundial da Saúde (OMS) mostram que o envelhecimento populacional é um fenômeno mundial e o número de pessoas com mais de 65 anos cresce a cada ano. No Brasil, em 2032, a estimativa é de 32,5 milhões de pessoas com essa idade, que necessitarão cuidados especiais (CAMARANO, 2016). Em nosso País, houve o desenvolvimento de serviços de atendimento a idosos, mas o número ainda é pequeno. As políticas públicas para essa população estão apenas no papel (RAUTH, PY, 2016). O tempo prolongado de vida exige preocupação com a funcionalidade e com o bem-estar do idoso. Com a crise financeira (p. ex., inflação alta e aposentadoria com valores irrisórios), vários idosos continuam trabalhando depois de aposentados porque os valores irrisórios da aposentadoria não permitem sua sobrevivência, mesmo tendo trabalhado desde muitos jovens. O tempo merecido de descanso acaba não sendo usufruído.

O envelhecimento traz várias perdas que não são ligadas a doenças e envolvem o declínio de diversas funções do corpo. São perdas motoras, sensoriais, cognitivas, que não são doenças, e sim um processo natural do corpo humano. Embora perdas sejam associadas ao envelhecimento, elas não têm relação direta com a idade cronológica, mas com o estilo de vida, cuidados de várias ordens e questões subjetivas. Entretanto, trazem limitações e precisam de cuidados. Ao mesmo tempo, há na velhice, a incidência de doenças, causando limitações em várias esferas da vida. Mesmo com o avanço da medicina, doenças crônicas nem sempre têm seus sintomas mitigados, demandando cuidados especializados. Pacientes sofrem com a naturalização da dor, pois se acredita que, sendo idosos, terão dores e sofrimento. Muitos têm medo do final de vida, do processo de morrer. Educação para a morte é importante nessa faixa etária para pensar na possibilidade de o idoso retomar sua história, sua biografia, seus valores e necessidades; que devem ter a possibilidade de participar das decisões sobre o fim da vida, respeitando sua autonomia. É importante que eles possam afirmar sua vontade e, assim, impedir procedimentos distanásicos. O site da Sociedade Brasileira de Geriatria e Gerontologia (www.sbgg.org.br) inclui uma seção especial que ajuda na elaboração das Diretivas Antecipadas de Vontade (BURLÁ, 2015).

Muitos idosos sofrem com a solidão e perguntam-se "quem será o último a apagar a luz", na expressão do temor de não ter ninguém ao seu lado. Além das perdas de pessoas de referência, cônjuges, irmãos e amigos, idosos perdem familiares mais jovens, filhos ou netos, significando perdas extremamente dolorosas, inclusive dos cuidadores.

A educação para a morte está presente nas atividades de cuidados a pacientes gravemente enfermos, nos programas de cuidados paliativos, em que a possibilidade de comunicação sobre a morte se torna mais presente entre pacientes e seus familiares. O luto antecipatório se inicia ao diagnóstico de uma doença que ameaça ou limita a vida. Conversar sobre as perdas e limitações do adoecimento é importante e permite que várias prioridades de vida e preparativos para a sua finalização tenham lugar. Observa-se que a elaboração do luto antecipatório ajuda na prevenção do luto complicado após a morte (BRAZ, FRANCO, 2017; FRANCO, 2014).

Na formação de profissionais de saúde, a educação para a morte tem um lugar essencial. A experiência de cursos sobre a morte no Brasil foi iniciada por Wilma Torres, que, em 1980, criou o Curso de Especialização em Tanatologia, no Rio de Janeiro, propondo discussão e reflexão. A autora organizou o primeiro banco de dados brasileiro sobre tanatologia. Com base na experiência da autora, em 1986, criamos a disciplina Psicologia da Morte, no Instituto de Psicologia da Universidade de São Paulo (USP). Oferecemos espaços de reflexão e discussão de vários temas relacionados à morte. Atendemos o tão solicitado preparo, pedido pelos profissionais de saúde e de educação, ao estimularmos as dúvidas e o compartilhamento de experiências vividas.

A disciplina considera os seguintes pontos: sensibilização dos estudantes em contato com seus sentimentos e reflexões sobre temas como luto, comportamentos autodestrutivos e suicídio; aproximação da morte; perdas de pessoas por acidentes; suicídios e tantas outras questões; apresentação de várias abordagens teóricas sobre a morte, lembrando que o tema é tão amplo, que comporta várias visões e pontos de vista; reflexões sobre as primeiras experiências de atendimento, envolvendo aspectos cognitivos e afetivos. São priorizados, além das questões teóricas, a promoção do autoconhecimento, o contato com sentimentos e a preparação para cuidar de pacientes próximos da morte.

Essa proposta é baseada nos princípios da aprendizagem significativa, uma descoberta própria sobre os vários temas, que se ligam à questão da morte. Favorecemos a constante revisão de conhecimentos e das práticas de estágio, envolvendo cuidados a pessoas em situação de morte (ROGERS, 1973). Essa aprendizagem significativa se efetiva em várias modalidades – graduação, pós-graduação, cursos de atualização e especialização, workshops, vivências, supervisão em grupo multidisciplinar e grupos focais. A formação de profissionais de saúde e de educação para o tema da morte está presente nos estudos de pós-graduação (SILVA, AYRES, 2010; FLAUZINO, 2019).

Buscamos estimular os estudantes a falarem sobre suas questões e reflexões e a ouvirem seus colegas, sem julgamentos ou preconceitos. Profissionais de saúde e de educação são seu próprio instrumento de trabalho e é fundamental que desenvolvam a empatia. O programa da disciplina inclui temas em diferentes abordagens, favorecendo a diversidade. É organizado em encontros que começam com uma apresentação do tema e abertura para as questões dos alunos.

O programa da disciplina é o seguinte: 1) retratos da morte no Ocidente – a morte domada, invertida, reumanizada e escancarada; a visão oriental da morte; 2) morte e desenvolvimento humano, o conceito de morte em crianças, adolescentes, adultos e idosos; 3) perdas e luto, cuidados a pessoas enlutadas, fatores de risco e proteção na elaboração do luto, luto antecipatório, luto não reconhecido, luto complicado e cuidados a pessoas enlutadas; 4) comportamentos autodestrutivos e suicídio, programas de prevenção, posvenção e cuidados psicológicos a pessoas com ideação e/ou tentativa de suicídio e a seus familiares; 5) pacientes gravemente enfermos, cuidados no fim da vida, programas de cuidados paliativos, aproximação da morte; 6) bioética – eutanásia, distanásia, suicídio assistido, ortotanásia, morte com dignidade; 7) a questão da morte nas instituições de saúde e educação. Desde 2020, incluímos a questão da pandemia e suas interferências no processo do adoecimento e nos rituais de luto e as graves consequências na saúde mental das pessoas.

Apresentaremos algumas reflexões após 36 anos de existência da disciplina, considerando também as avaliações feitas pelos alunos em sala de aula e por escrito em seus trabalhos de conclusão de curso e aquelas feitas em sala de aula. Desde 1986, participaram estudantes de vários cursos da USP (psicologia, filosofia, letras e ciências humanas, Escola de Comunicações e Artes, Escola Politécnica, geologia, entre outros). A idade variou entre 20 e 70 anos, com concentração entre 20 e 28 anos. Os estudantes apresentaram uma ampla gama de respostas sobre a morte, possivelmente relacionadas com sua história de vida e que podem levar a diferentes expectativas em relação ao conteúdo do curso. Observamos também várias motivações para a escolha do curso: cuidados a pessoas em situação de morte; lidar com a morte na vida pessoal; conhecimentos teóricos; entre outros. Há estudantes que procuram o curso para lidar com seu sofrimento em relação à vida universitária e perdas vividas e alguns relataram ideação e tentativas suicidas. A disciplina propõe abrir espaço para a diversidade de significados de morte e sentimentos e não propor respostas únicas e simplistas. Embora busquemos encorajar que os alunos relatem suas experiências, não transformamos o espaço em sessões de terapia. O relato é compartilhado como forma de ampliar a compreensão do conteúdo daquela aula. Propomos que os alunos possam regular o que querem contar e expor para os colegas. Se percebemos a necessidade de acolhimento, nós o fazemos ao fim da aula e encaminhamos o respectivo aluno para cuidados psicológicos. O curso tem, portanto, uma disponibilidade terapêutica de cuidados, mas não de psicoterapia.

Como a disciplina é oferecida no Instituto de Psicologia, é ressaltada a importância do trabalho do profissional dessa área no cuidado a pessoas em luto e sofrimento, promovendo a escuta; a possibilidade de aprender a lidar com doenças e finitude; a importância da compreensão do desenvolvimento humano e de sua relação com a morte (principalmente de crianças). Os estudantes apontaram que sensibilidade e firmeza são atributos fundamentais para o profissional que cuidará de pessoas em situações de morte e que o psicólogo pode ser o primeiro profissional a atender pessoas à morte em casos de suicídios, mortes violentas e aborto; por isso, é importante desenvolver a escuta, a empatia e a sensibilidade. Esses atributos são importantes também para estudantes que serão profissionais da área e que escutarão e acolherão seus familiares. Procuramos discutir e estimular essas atitudes terapêuticas por meio da exibição de filmes e recursos audiovisuais. As discussões em grupo, o compartilhamento de experiências e as reflexões em aula permitiram a construção do conhecimento sobre a morte. Alguns alunos apresentam dificuldades de falar em grupo, compartilhar seus relatos pessoais, expressar seus sentimentos, com medo das críticas dos colegas. Relatos de experiências pessoais favorecem o contato com os sentimentos, ampliando o autoconhecimento e contrabalançando a sensibilização pessoal com reflexões teóricas. A discussão de situações clínicas e de filmes ajuda nessas reflexões. Temos utilizado filmes e animações como modalidades didáticas para atingir os objetivos do curso.

Na avaliação da disciplina, os estudantes relataram que houve maior compreensão e possibilidade de falar sobre o tema da morte com a família e os amigos. Não sugerimos maneiras padronizadas de lidar com pessoas enlutadas, com ideação suicida ou em estágio final da vida. Participantes da terceira idade manifestaram o desejo de aprender como lidar com a perda de pessoas significativas e, depois do curso, sentiram-se mais à vontade para falar sobre a morte, com menos constrangimento, e que são vistos como "especialistas" no assunto pelos familiares.

O tema mais significativo na avaliação dos estudantes foi o suicídio, que sozinho, mereceria um semestre de encontros para abordá-lo com profundidade. Em referência ao tema, os seguintes aspectos foram destacados: a difícil delimitação do que são suicídios, comportamentos autodestrutivos e acidentes; análise das motivações possíveis para a tentativa ou para o ato suicida; aspectos conscientes e inconscientes do suicídio; a busca de morte ou vida; questões culturais; a imitação e o contágio do ato suicida; e as modalidades de cuidados. Originalmente, havia a proposta de um encontro para discussão do tema. No último ano, houve três encontros, dado o interesse dos estudantes. Discussões sobre suicídio nunca devem conduzir a respostas e conclusões simplistas, que inevitavelmente levam a equívocos. Os encontros sobre o tema abordam conteúdos complexos, sem a pretensão de esgotar o assunto. Estudantes se mostram sensíveis à temática e têm interesse em encontrar explicações, ampliar conhecimento e buscar compreensão de si próprios, de amigos e colegas da USP. Outros temas também foram destacados, como luto e o trabalho psicológico com pessoas que viveram perdas, a aproximação da morte e pacientes gravemente enfermos, questões bioéticas referentes ao fim da vida e à questão da morte para crianças e adolescentes.

A realização do trabalho final contempla a escolha de um filme, relacionado aos temas discutidos, e a elaboração de um ensaio a partir das discussões nas aulas. Esse trabalho é visto como atividade integrante e significativa do curso. A construção do trabalho não tem como objetivo a nota, e sim a reafirmação da responsabilidade dos estudantes com a disciplina. Nos últimos anos, percebemos que os estudantes se dedicam a elaborar o trabalho no decorrer da disciplina. Consideramos que a autoavaliação é fundamental em um processo de aprendizagem significativa.

Nesse período de 36 anos, foram feitas modificações na estrutura inicial do curso. Durante alguns anos, alunos do "Programa Universidade Aberta à Terceira Idade" participaram da disciplina, imprimindo uma visão diferente daquela dos seus colegas jovens, com debates intergeracionais. Para aqueles alunos, o convívio com os jovens e ouvir seus pontos de vista ajudou nas relações familiares com filhos e netos. Foram os temas e as discussões durante a disciplina que trouxeram os esclarecimentos.

Nos últimos anos, temos dado ênfase à área de cuidados paliativos, abordando os seguintes temas: pacientes gravemente enfermos; cuidados no fim da vida; programas de cuidados paliativos; aproximação da morte; e inserção do psicólogo nessa área. Revisamos a noção de paciente terminal, que estigmatiza pacientes com doença avançada que leva a uma equivocada noção de que não há mais nada a fazer, produzindo um cruel abandono também para seus familiares, que não sabem como cuidar dos complexos sintomas próximos ao fim da vida. Muitos estudantes não conheciam os programas de cuidados paliativos, que atualmente se constituem na escolha profissional de vários deles que participam das ligas de tanatologia e de cuidados paliativos e inscrevem-se nas residências multiprofissionais nessas áreas. Questões bioéticas têm tido destaque em nossos estudos e abrangem morte com dignidade, prolongamento da vida, distanásia e ortotanásia (KOVÁCS, 2014).

A disciplina indica uma bibliografia que contempla diversos temas relacionados à morte, atualmente com 281 referências agrupadas nos seguintes temas: atitudes diante da morte; bioética; cuidados paliativos; dor; envelhecimento; espiritualidade; luto; desenvolvimento humano; morte na escola; morte e literatura; morte no hospital; pacientes gravemente enfermos e cuidados paliativos; psico-oncologia; profissionais da saúde e morte; e suicídio. Há, nas referências, obras literárias. Também compilamos dissertações e teses, que estão à disposição para empréstimo no Laboratório de Estudos sobre a Morte (LEM). A bibliografia expandida sobre o tema da morte pode ser consultada no site www.lemipusp.com.br.

Os filmes do projeto "Falando de Morte", já citados neste capítulo, também são apresentados na disciplina e permitem a ilustração de temas discutidos em aula e encontram-se no canal de Youtube do LEM.

Temos como desejo que a proposta dessa disciplina possa estimular a criação de cursos sobre a morte em outras instituições de ensino superior.

Sobre a pandemia da covid 19 e suas repercussões para os profissionais de saúde

A pandemia da covid-19 iniciou-se no fim do ano de 2019, na China, e, no início de 2020, espalhou-se pelo mundo inteiro, tendo sido declarada pela **OMS** como pandemia. Afetou o mundo inteiro, decretando medidas essenciais de cuidados, envolvendo distanciamento físico, social, *lockdown*, com sofrimento de várias ordens. Ocorreram milhões de mortes, deixando um número imenso de pessoas enlutadas.

Neste capítulo, vamos nos concentrar em algumas questões com destaque aos profissionais de saúde e como a educação para a morte pode colaborar nessa situação. Atualmente, a doença tem a vacinação como principal forma de erradicação, um quadro bem diferente daquele de março de 2020, quando foi decretado o lockdown em várias partes do país, fechando comércios, escolas, locais de lazer. Os serviços de saúde, que continuaram ininterruptamente desde o início de 2020, envolveram profissionais de saúde e hospitais, que se viram de repente assoberbados com uma doença grave, sistêmica, com alto risco de morte e cada vez com novos sintomas. Desafios, sobrecarga de trabalho, intenso medo de contágio físico e psíquico próprio e de seus familiares, perda de colegas de trabalho e inadequação de equipamentos de proteção foram presença constante para profissionais de saúde, que nem sempre tiveram os cuidados e o reconhecimento que mereciam (**KOVÁCS, 2022**).

A morte, que foi vista como tabu e interdição em parte do século **XXI**, ficou próxima de todos, numa trágica democratização. Buscou-se estabelecer os grupos de risco, iniciando-se com os idosos, pessoas com comorbidades; depois, os jovens, os não vacinados ou com vacinação incompleta. Todos nós, em algum momento, nos sentimos próximos, alguns tiveram covid-19, outros perderam, em razão da doença, pessoas queridas. Os meios de comunicação trouxeram e ainda trazem, o tempo todo o número de mortes, que são muitos altos, o que nos mantém sobressaltados. O número muito grande de mortes apresentou uma diversidade de trajetórias, algumas foram rápidas, outras com longa duração e grande sofrimento, com finalização de vida nas **UTIs**, em situações de alta intensidade e ansiedade. Os que sobreviveram relataram grande sofrimento e risco de estresse, tema apontado por Monteiro em seu trabalho em **UTIs** (**MONTEIRO, 2017**). O grande número de pacientes e a complexidade dos casos resultaram numa sobrecarga dos recursos de saúde, mais um elemento de estresse para pacientes, familiares e profissionais de saúde. Havia um alerta para essas situações, mas quando elas se concretizaram, houve um medo intenso, fato exacerbado pelas desigualdades sociais.

Um dos grandes problemas da pandemia foi a forma de cuidados, que envolveu o isolamento, agregando mais um fator de sofrimento, pois, quando as pessoas mais precisavam de carinho, afeto e abraços, estes foram impedidos em razão do contágio, deixando como sequela para muitos a solidão. A constante alteração de índices, principalmente nas situações de alto contágio, levou a uma sobrecarga de estresse também aos profissionais de saúde, que sofreram muito com os riscos de contágio, horas acumuladas de trabalho, necessidade de férias, frustração por não conseguirem salvar os pacientes ou oferecer o conforto que queriam. Ao mesmo tempo em que eram surpreendidos pelos intensos sofrimentos de seu paciente, precisavam também cuidar de seu sofrimento existencial e oferecer cuidados a seus familiares. Os cuidados ao luto antecipatório, tão importantes para lidar com as perdas e limitações das doenças, não puderam ser oferecidos de forma presencial, aumentando o sofrimento de pacientes e familiares.

Profissionais de saúde se tornaram também o grande grupo de risco para adoecimento físico e psíquico, principalmente aqueles que estiveram na linha de frente nos primeiros meses da pandemia, quando não havia conhecimentos sobre a doença, os equipamentos eram precários; antes das vacinas, havia grande risco de contágio físico, risco de adoecimento e morte e possibilidade de esses profissionais infectaram seus familiares. Tiveram de se isolar para não contaminar outros e sofreram estresse pós-traumático por ver tanto sofrimento. Em situações extremas, foram obrigados a escolher quais pacientes se beneficiariam dos leitos UTIs, insuficientes diante da absurda demanda; estabelecer critérios; e indicar os doentes que não puderam receber os tratamentos de que precisavam. Foram registrados vários casos de síndrome de *burnout* e de abandono da profissão. E, infelizmente por conta do intenso sofrimento existencial, aumentou o número de suicídios (KOVÁCS, 2022).

Educação para a morte no hospital

A educação para a morte tem um papel importante nas instituições e neste capítulo apresentaremos um destaque para a instituição hospitalar. Como apontamos, na mentalidade da morte interdita, se a morte é vista ainda como erro e fracasso por profissionais que se sentem responsáveis por salvar vidas, reina uma aura de silêncio, o que traz dificuldades em situações em que é necessária a comunicação do agravamento da doença, do não benefício de um tratamento proposto e da aproximação da morte. É também considerada uma tarefa difícil comunicar o falecimento, principalmente o de crianças.

O prolongamento da vida, de pessoas gravemente enfermas traz o difícil convívio com a perspectiva da morte, com o sofrimento dos pacientes e de familiares, podendo resultar em estresse e tensão entre todos envolvidos. Essa tensão aumenta em unidades e instituições, que se pautam na mentalidade de que é necessário evitar a morte a todo custo, centrando em atividades intensivas e no prolongamento da vida. Essa situação apresenta uma perspectiva diferente em instituições que têm programas de cuidados paliativos, oferecidos a pacientes com doenças crônicas e com sintomas complexos; possibilidades de direcionar os cuidados para alívio e controle de sintomas; e proporcionar qualidade de vida aos pacientes e respectivos familiares, com a prestação de cuidados ao sofrimento no acompanhamento dos pacientes na aproximação da morte. Nesses programas, a morte não é vista como fracasso, e sim como decorrência do agravamento de uma doença. Cuidados paliativos não eliminam todos os sofrimentos, mas oferecem a possibilidade de acolhimento e cuidados a eles.

O que a educação para a morte pode oferecer especificamente aos profissionais que vivem situações de estresse e risco de colapso? A criação de projetos de cuidados ao cuidador profissional com os seguintes objetivos: identificar as dificuldades e necessidades dos profissionais nas várias unidades do hospital; promover as intervenções baseadas nas necessidades detectadas, avaliando cada etapa do processo (KOVÁCS, 2010).

O trabalho pode ser efetuado com profissionais de várias áreas juntos ou respeitando a sua especificidade. Envolve as seguintes etapas: aquecimento e sensibilização para o conflito e dificuldades apontadas pela equipe; aprofundamento do tema colhendo o depoimento dos vários participantes, considerando o núcleo comum e as especificidades; planejamento das ações de cuidados, com atividades em grupo, trocas verbais, atividades expressivas, dramatizações. Após o término das atividades planejadas, realiza-se uma avaliação com os participantes. Nessa perspectiva, é importante destacar alguns aspectos. É fundamental que a atividade seja realizada na própria instituição durante as horas de trabalho para haver maior adesão. Como muitos profissionais trabalham em vários turnos, não é possível que a atividade seja efetuada em outros horários. Deve ser uma atividade voluntária, e não obrigatória, sob risco de se tornar aversiva aos profissionais que não querem se expor. Observamos, no relato posterior dos participantes, que outros aderiram à proposta pelo incentivo dos colegas que já participaram.

Essa atividade ainda é rara nas instituições, sob alegação de que profissionais não têm tempo para participar. Ainda há uma compreensão de que o autocuidado deve ser responsabilidade do próprio profissional, e não uma tarefa institucional. Em nosso ponto de vista, essa postura está equivocada; é tarefa, sim, da instituição oferecer modalidades de cuidados aos seus profissionais que, para exercer suas tarefas, precisam ser cuidados também. Os altos índices de estresse e de exaustão durante as várias etapas do processo pandêmico trouxeram como consequências ansiedade, depressão, estresse pós-traumático e a síndrome de *burnout*.

Os temas a serem trabalhados podem ser: perdas de pacientes com quem se estabeleceu vínculos; comunicação do agravamento das doenças; comunicação sobre tratamentos que não tiveram resultados esperados; alteração dos planos de cuidados; lidar com pacientes com sofrimento existencial intenso; pacientes que não aderem a tratamentos; pacientes que expressam desejo de morrer; cuidados a familiares em sofrimento; dificuldades de relacionamento na equipe; entre outros.

Os espaços de cuidados ao cuidador profissional precisam ser implementados. É importante sensibilizar os gestores para o oferecimento de atividades de cuidados ao cuidador profissional. Há diversas opções: plantão psicológico; supervisão multidisciplinar; *workshops* com temas sugeridos pela equipe em reuniões clínicas; atividades de descompressão como relaxamento; atividades de meditação; e atividades artísticas. Cursos e imersões podem ter um efeito terapêutico porque, além de agregar conhecimento, proporcionam espaços de discussão, reflexão e troca de experiências que podem amenizar o estresse do profissional que se sente incompetente.

Sugerimos também a formação de grupos multidisciplinares para discutir questões éticas presentes quando se consideram decisões sobre introdução ou retirada de tratamentos em pacientes com doença avançada. Entre os temas que demandam reflexões, estão: morte com dignidade; pedidos dos pacientes para interrupção de certos tratamentos; diretivas antecipadas de vontade; divergências entre membros da equipe de cuidados quanto à introdução ou à retirada de certos tratamentos. Fundamental também é propor a discussão sobre distanásia, eutanásia, morte medicamente assistida e sedação paliativa, lembrando que algumas dessas atividades não são aceitas ou legalizadas no Brasil, outras ainda não são conhecidas pelos familiares e infelizmente por alguns profissionais, entre as quais, diretivas antecipadas de vontade, ortotanásia e distanásia. Esses temas precisam de ampla discussão porque não é tolerável que se submeta pacientes a tratamentos que não trazem benefício e só aumentam o sofrimento, com o prolongamento de processos em que a irreversibilidade da situação se faz presente. Esses tratamentos são mantidos porque não se aceita a morte. A sedação paliativa é frequentemente associada à eutanásia, mas a diferença é clara: a eutanásia tem como objetivo apressar a morte para aliviar o sofrimento, a sedação paliativa é a diminuição do estado de consciência para alívio do sofrimento e que pode ter como efeito secundário a morte. A sedação paliativa é procedimento integrante dos cuidados paliativos diante de sintomas refratários, a última possibilidade para a qualidade de vida de pacientes com doença avançada, só podendo ser implementada com conhecimento do paciente, se consciente, e dos familiares. A eutanásia, ainda vista como crime em nosso meio, tem como objetivo causar a morte, mesmo tendo como motivação principal o alívio do sofrimento e só pode ser realizada mediante pedido reiterado do paciente. Mas devido ao estatuto de crime em nosso meio, ela não é cogitada como procedimento, mesmo que se possa considerar a beneficência em relação à diminuição do sofrimento. Importante ressaltar que há vários tipos de morte, que demandarão formas diferentes de cuidados. Há mortes que ocorrem gradativamente e, se não houver grandes interferências, a ocorrerão em paz; entretanto, há outras em que há grande agitação e sofrimento, acompanhadas de confusão mental, e que demandam intervenção para acalmar e trazer alívio e tranquilidade esse processo, demandando possível sedação, situação que, muitas vezes, não é compreendida, o que gera conflitos (KOVÁCS, 2014).

Muitos hospitais implantaram comitês multidisciplinares de ética visando questões de assistência hospitalar que favoreçam questionamento, debates e reflexões, desencorajando respostas rápidas e simplistas, respeitando os princípios da bioética. Podem surgir várias visões sobre procedimentos hospitalares, com divergências e conflitos, buscando-se definições e a clarificação da situação sob discussão. Os hospitais favorecem um espaço privilegiado para esse debate por atender pessoas doentes e próximas da morte, que padecem de sofrimento e dor. Os profissionais sentem dificuldades em situações de conflito em relação a tratamentos, comunicação de más notícias e cuidados no fim da vida. A supervisão de casos mais complexos, com riscos de distanásia, pode servir como base para discussão no comitê de bioética.

Finalizamos este capítulo destacando como a morte está presente em várias etapas do desenvolvimento humano, com suas especificidades. Educação para a morte não pressupõe ensino, mas educação no sentido mais amplo, proporcionando autoconhecimento e, no caso de profissionais que cuidam de pessoas, a abertura para garantir qualidade de vida e dignidade até o fim, proporcionando escuta e acolhimento, diminuindo o sofrimento. Lembramos que a morte faz parte do existir humano e os profissionais de saúde devem acompanhar esse processo e cuidar para que suas intervenções não causem ainda mais sofrimento. Infelizmente, em alguns casos, há tantas interferências no processo de morrer, que acabam trazendo muito sofrimento.

> Diante da morte tudo se torna repentinamente puro. Não há lugar para mentiras. E a gente se defronta então com a verdade, aquilo que realmente importa. Para ter acesso à nossa verdade, para ouvir de novo a voz do desejo mais profundo, é preciso tornar-se um discípulo da Morte. Pois só ela nos dá lições de Vida se a acolhemos como amiga. A morte é nossa eterna companheira.
>
> *Rubem Alves, em A morte como conselheira.*

Referências

Alves R. (1991). A morte como conselheira. In: Cassorla RMS. (org.) Da morte. Estudos brasileiros. Campinas SP: Papirus.

Ariès P. História da morte no Ocidente. Rio de Janeiro: Francisco Alves.

Braz MS, Franco MHP (2017). Profissionais paliativistas e suas contribuições na prevenção de luto complicado. Psicologia: Ciência e Profissão, 37(1), 90-105.

Burlá C. (2015). A aplicação das diretivas antecipadas de vontade na pessoa com demência. Tese de doutorado . Faculdade de Medicina. Porto: Universidade do Porto, Porto.

Camarano AA (2016). Introdução. In: Alcântara AO, Camarano AA, Giacomin KC (orgs.). Política nacional do idoso: velhas e novas questões. Rio de Janeiro: IPEA, 15-47.

Casellato G. (2015). Luto não autorizado: o fracasso da empatia nos tempos modernos. In: Casellato G (org.). Em busca da empatia: suporte psicológico ao luto não reconhecido (p. 15-28). São Paulo: Summus.

Cassorla RMS (2021). Prefácio. In: Kovács MJ. Educação para a morte. Quebrando paradigmas. Novo Hamburo RS: Sinopsys.

Debord (1997). A sociedade do espetáculo. Rio de Janeiro: Contraponto.

Erikson EH (1987). Juventude, identidade e crise. Rio de Janeiro: Editora Guanabara.

Esslinger I. (2004). De quem é a vida, afinal? Descortinando cenários da morte no hospital. São Paulo: Casa do Psicólogo.

Flauzino CJ (2019). Século XXI: Morte da morte? Formação como possibilidade de expressão e ressignificação da experiência do médico com a morte. Tese de doutorado não publicada. Programa de Pós-Graduação em Psicologia Escolar e Desenvolvimento Humano. São Paulo: Universidade de São Paulo.

Franco, M. H. P. (2014). Luto antecipatório em cuidados paliativos. In M.H.P. Franco & K. Polido (Orgs.). Atendimento psicoterapêutico no luto (pp. 37-35). São Paulo: Zagodoni

Hennezel M. (2001). Nós não nos despedimos. Lisboa: Editorial Notícias

Jung CG (1960). The soul and death: collected works. London: Routledge & Keagan Paul.

Kovács MJ (2014). A caminho da morte com dignidade no século XXI. Revista Bioética, 22, 94-104

Kovács MJ (2021). Educação para a morte. Quebrando paradigmas. Novo Hamburgo RS: Sinopsys.

Kovács MJ (2022). Representações da morte e pandemia. Busca de dignidade no final de vida. In Pallotino ER, Kovács MJ, Aceti D, Ribeiro HG. (Orgs.) Luto e saúde mental na pandemia Covid19. Novo Hamburgo RS: Sinopsys, 73-86.

Kovács MJ. (2011). Instituições de saúde e a morte: do interdito à comunicação. Psicologia: Ciência e profissão, 31(3), 482-503.

Kovács MJ. (2010). Sofrimento da equipe de saúde no contexto hospitalar. Cuidando do cuidador profissional. Mundo da Saúde, vol. 34(4), 2010, p. 420-429.

Monteiro MC (2017). A morte e o morrer em UTI. Curitiba: Appris

Pessini L. (2001). Distanásia: até quando prolongar a vida? São Paulo: Loyola.

Pessini L. (2004). Humanização da dor e do sofrimento humano na área de saúde. In: Pessini L Bertanchini L (Orgs.), Humanização e cuidados paliativos. São Paulo: Loyola, 11-30.

Quintana AM, Kegler P, Santos MMS. Sentimentos e percepções da equipe de saúde frente ao paciente terminal. Paidéia, 2006, 16(35), 415-425.

Rauth J, Py L. (2016). A história por trás da lei: o histórico, as articulações de movimentos sociais e científicos e as lideranças políticas envolvidas no processo de constituição da Política Nacional do Idoso. In Alcantara AO, Camarano AA, Giacomin KC (Orgs.), Política Nacional do Idoso: velhas e novas questões. Rio de Janeiro: IPEA, 51-62.

Rogers CR (1973). Liberdade para aprender. Belo Horizonte: Interlivros

Saunders C. (1991). Hospice and palliative care: an interdisciplinary approach. London: Edward Arnold.

Schramm, F. R. (2002). A questão da definição da morte, na eutanásia e no suicídio assistido. Mundo da Saúde, 26(1), 178-83

Silva GS, Ayres JRCM. (2010). Estudantes de medicina e o encontro com a morte: dilemas e desafios. In M.H.P. Franco (Org.) Formação e rompimento de vínculos: o dilema das perdas na atualidade. São Paulo: Summus, 43-72.

Silva MJP (2012). Comunicação tem remédio. A comunicação nas relações interpessoais em saúde. São Paulo: Loyola, 2012.

Torres W (1999). A criança diante da morte. São Paulo: Casa do Psicólogo.

Capítulo 18

Sobre resiliência, morte, luto e saúde mental no contexto hospitalar em tempos de COVID-19

Maria Helena Pereira Franco

Muitos são os questionamentos sobre resiliência, sobretudo saindo do lugar comum da utilização da definição extraída da física e da engenharia. Dedico-me, portanto, a apresentar aqui algumas considerações e reflexões, tendo como pano de fundo questões relativas ao cuidar no contexto hospitalar. De forma ampliada, abordo experiências vividas durante os anos de 2020 e 2021 no Brasil, período que me permitiu ter contato muito próximo com profissionais que estiveram não apenas na linha de frente dos cuidados a pessoas atendidas com diagnóstico de covid-19, como com aqueles que ofereceram sua experiência e conhecimento em diferentes cenários para essa oferta.

Falo da mudança no mundo presumido que se opera para aquele profissional do cuidar quando submetido às pressões intensas e extensas do ofício. O mundo presumido é construído, de acordo com a definição de Parkes (1998; 2009), pela conjugação de nossas percepções e valores resultantes de experiências, os significados que atribuímos a elas e a maneira como nos vemos nessa construção. O profissional que trabalha em hospitais expõe seu mundo presumido ao dia a dia da prática, o que não representa uma ameaça, e sim uma possibilidade constante de autoconhecimento, reformulação pessoal e revisão existencial.

Posso dizer que esta é a forja da resiliência.

Se a definição desenvolvida neste capítulo fala sobre um processo adaptativo ao estresse e ao trauma, esses são o ambiente no qual a resiliência se constrói, fazendo uso dos chamados "caminhos resilientes": atenção; regulação da emoção; conexões sociais; toque; vínculo; e empatia. Trilhando esses caminhos, constrói-se um processo com abrangência biocomportamental, intrapessoal, interpessoal e social. O profissional da saúde que trabalha em hospitais vive um constante construir-se, nascer e crescer, no enfrentamento das demandas cotidianas. Qual é o grau a se acrescentar quando se depara com uma crise?

Entrando nessa vereda, e estando o foco no cuidar em contexto hospitalar, chamo para esse cenário o profissional que nele exerce seu ofício, onde fica imerso diariamente em situações de sofrimento e perdas. Esse é um profissional altamente especializado, e nem poderia ser diferente para esse cenário. É tocado pela vivência e sofre um custo pessoal por isso, que pode representar mesmo uma experiência potencialmente traumática. A exposição e a frequência fazem com que o trauma seja absorvido e acumulado, a tal ponto que passa a ser parte do profissional, muda seu mundo presumido. Assim, ele toca e é tocado.

Por outro lado, abre-se a perspectiva de que a maneira de lidar com perdas e mortes nesse contexto modele ou transforme a capacidade de estar presente na vida, sem distinção entre pessoal e profissional. É um ganho, portanto.

O contexto hospitalar é, então, campo para crescimento, na vivência de perdas e mortes. A aproximação ou o distanciamento da vida e do viver por parte daquele que trabalha nesse contexto se apresentam como formas de proteção diante de uma experiência entendida como ameaçadora ou desafiadora.

Entre abril de 2020 e agosto de 2021, coordenei um grupo de psicólogos e psicólogas que ofereceram seu tempo e sua experiência para pessoas que tivessem perdido seus entes queridos por covid-19. Esse grupo também atendeu profissionais da saúde, da linha de frente ou não, que trabalhassem em hospitais, Unidades de Pronto Atendimento (UPA) ou Unidades Básicas de Saúde (UBS). Esse era um cenário que poderia ser visto, sem a atenção devida, como caótico e traumatizante. Uma vez que entendo que o caos é uma nova ordem que desconheço e que uma experiência tem potencial para causar um trauma, o que dependerá de diversos fatores, e não exclusivamente daquela situação, o cenário pedia um olhar cuidadoso e detalhado.

Encontrávamos profissionais que sofriam e, ao mesmo tempo, não queriam abandonar o posto. Encontrávamos também aqueles que tinham medo, bem como medo de expor seu medo. Não queriam adoecer e tampouco levar o vírus para a família. Precisavam trabalhar e ficavam ambivalentes sobre o sentido de fazer aquele trabalho, de entrar naquele plantão. Entravam, permaneciam e saíam do plantão exaustos, zonzos, com dificuldade em avaliar o que estavam vivenciando.

No entanto, pode ser extremamente gratificante atender às necessidades físicas ou emocionais de pessoas em sofrimento. Geralmente é gratificante e era os que os mantinha trabalhando naquele contexto. Significava, porém, trabalhar em ambientes profissionais extremamente estressantes com uma pesada carga laboral, usufruir de recursos escassos, conviver com colegas de trabalho negativos em sua satisfação ou quanto a seus projetos, obter pouca satisfação no trabalho e o risco de ser ferido por aqueles de quem cuida.

Apoiando meu pensamento no que nos fala Cyrulnik (2013), desenvolvo o que ele descreve como seus dois nascimentos, sendo o primeiro o nascimento biológico e o segundo, aquele no qual, aos 6 anos, se deu conta de que algumas realidades se impõem e trazem consigo o significado da palavra "morte". No paralelo com a experiência do profissional que trabalhou no ambiente hospitalar, descrevo como seu primeiro nascimento ter escolhido a profissão, ter passado pelos umbrais necessários para validar a escolha, como entrada na faculdade, cumprimento dos requisitos necessários para sua graduação, formação complementar. O segundo nascimento, semelhante à perda da inocência, dá-se no enfrentamento do exercício profissional, mais especificamente aqui, quando a pandemia deixou claro que as forças vigentes precisavam de *mais*: tempo; saúde; recursos humanos e materiais; horas de descanso e restauração. Contrapondo-se ao *menos* que a realidade apresentou, encontramos aquele ou aquela que forjou sua resiliência forçosamente, deparando-se com situações jamais vivenciadas ou nem sequer presenciadas.

Exercer seu ofício levou esse profissional a fazer afirmações como "nunca vi tantas mortes no meu plantão como agora" ou "na faculdade meus professores não nos prepararam para isso" ou, ainda, "não sou capaz de dar conta, nem sei se um dia serei". Muitos saíram machucados, muitos saíram maiores, houve mesmo quem tivesse pensado em desistir da profissão.

Abordar aqui esses pontos se justifica pela constatação de que o campo dos cuidados mudou de modo que possa aceitar os profissionais como profundamente afetados pelo trabalho que fazem. Considera-se a exposição direta, encontrada nos profissionais de saúde da linha de frente ou de exposição indireta, porém incluindo bombeiros e policiais, por terem ações assemelhadas no cuidado, mesmo que não no contexto hospitalar. Levando-se em conta a exposição secundária, encontram-se ainda aqueles que ouvem pessoas relatarem o trauma que vivenciaram, por ajudar pessoas que tenham acabado de ser afetadas, por trabalhar em instituições de proteção à criança ou a outras populações vulneráveis. Há também outras faixas de risco no trabalho com pessoas cronicamente em sofrimento e desalento, pessoas que não conseguem meios para melhorar suas circunstâncias de vida ou por sentirem-se impotente diante da pobreza ou do sofrimento psicológico.

Na China, no início da pandemia de covid-19, Kang et al. (2020) pesquisaram, com método quantitativo, o sofrimento de profissionais da medicina e da enfermagem, concluindo que a oferta de cuidados psicológicos foi importante, principalmente para aqueles profissionais que se localizaram no extremo de sofrimento, correspondente a 6,9% dos 994 participantes. Tiveram relevância os níveis de sofrimento psicológico, bem como outros fatores, entre os quais exposição ao risco de pessoas infectadas pelo vírus e necessidade de suporte psicológico. Este, mesmo limitado, foi considerado um importante recurso por aqueles profissionais em sofrimento para aliviar transtornos mentais e melhorar a percepção sobre a saúde física. Esse estudo foi muito estimulante quando o grupo de psicólogos que coordenei ofereceu seu tempo para esses profissionais que atuavam na linha de frente da covid-19, com foco diverso daquele oferecido até então para pessoas enlutadas pela perda de seus queridos pela doença. Possibilitou a identificação da necessidade de oferecer suporte psicológico qualificado para a crise desencadeada pela covid-19 para os profissionais da linha de frente, mas também extensivo para outras crises, mesmo aquelas secundárias ao sofrimento profissional.

Particularizando-se a ação dos psicólogos e psicólogas do grupo que oferecia suporte emocional aos profissionais que trabalhavam em hospital, no enfrentamento da covid-19, é imperativo destacar também o que afirmam Crepaldi et al. (2020) sobre ser aquela uma ação que convocava à mudança, à inovação que respondesse às demandas psicológicas emergentes com propostas de ação a elas alinhadas. A questão já tinha sido abordada por mim (FRANCO, 2016), com foco nos cuidados paliativos e nas mudanças no entendimento sobre o que é morrer e exercer autonomia decisória sobre a própria morte. Todavia, nem de longe pude vislumbrar a celeridade com que essas questões vieram para a frente do cenário, como quando da pandemia de covid-19, restringindo reflexões aprofundadas, o respeito aos rituais da cultura para a construção de significado para aquelas mortes, o movimento de afastamento-aproximação tão necessário para nos darmos conta da realidade de tal porte.

Um participante de vulto esteve presente nas ações cotidianas dos profissionais que trabalhavam em hospitais, no tratamento às pessoas com covid-19. Chegou o momento de falar, então, sobre fadiga por compaixão.

Primeiro, devo esclarecer o que entendo por compaixão. Ela requer empatia que, por sua vez, se não for traduzida por uma ação correspondente, nada significa. Portanto, compaixão requer que eu me aproxime do outro, àquilo que me torna humano em contato com o que há de humano nele. A empatia assim vivenciada requer uma ação, que é derivada da compaixão.

Ou seja, apenas dizer ou pensar "sei o que está acontecendo com você" não significa muita coisa. A fadiga por compaixão encontra-se na profunda exaustão física e emocional que profissionais que cuidam podem desenvolver ao longo de sua carreira. É encontrada pela ação de uma erosão gradual de tudo que nos mantém conectados ao outro em nosso papel de cuidar: empatia; esperança; compaixão.

Os relatos dos profissionais de saúde que atendíamos na oferta de apoio emocional estavam repletos de exaustão emocional e física. Era sono acumulado, afastamento de suas fontes de restauração emocional, sensação de estar desempenhando um papel, quando pouco de genuinamente seu estava ali no plantão. A fadiga por compaixão se aplica não somente às outras pessoas, porque está conosco também, mesmo que não perceptível. Começamos a ver mudanças na nossa vida profissional e pessoal. Nós nos tornamos cada vez mais amargos e desanimados no trabalho, assim contribuímos para um ambiente de trabalho tóxico. Essa percepção ficava clara quando, à medida que a confiança se estabelecia entre aquele que quer falar e aquele que oferece sua escuta, os profissionais que trabalhavam em hospitais percebiam que faziam parte de um coletivo que, embora não legitimado exatamente pelas pressões da situação crítica – embora cotidiana, já adquiria comportamentos em comum, como vistos na toxicidade presente na tendência a cometer mais erros, ignorar ou violar limites dos pacientes, com o risco de perder o lugar de respeito junto a eles, irritados sobre as demandas sem fim sobre seu tempo.

Ouvíamos também o sofrimento expresso ao constatarem o impacto sobre a vida pessoal porque se irritavam ou se tornavam impacientes com seus queridos, como se não estivessem também sob pressão, como se viver e trabalhar fora do ambiente hospitalar fosse uma situação protegida, próxima de um nirvana inacessível para aquele que não conseguia viver assim, o que colocava em risco a saúde relacional com aqueles que fazem a diferença e para quem faziam a diferença também.

Mathieu (2012) amplia a possibilidade de compreensão da fadiga por compaixão, destacando que ela não se apresenta porque cometemos um erro. É porque cuidamos ou cuidávamos. É inerente ao cuidar. Não podemos fazer esse trabalho sem sermos afetados por ele. Pode atingir enfermeiros, psicólogos, assistentes sociais, professores, policiais, bombeiros, médicos, pessoal de apoio, todos aqueles que têm no cuidar um ponto fundamental de sua identidade profissional. É, portanto, um risco ocupacional: todo aquele que cuida de seus clientes e pacientes desenvolverá um tanto de fadiga por compaixão, com graus variados de severidade.

Uma queixa frequente e dolorida que ouvíamos desses profissionais se referia ao fato de serem expostos intensa e frequentemente a situações de trauma vivido por outras pessoas e podiam perceber mudanças em si, em níveis fundamentais. Seu mundo presumido era afetado em razão dessa exposição a situações traumáticas, de modo que o trauma era absorvido e acumulado, passando a ser parte dele, mudando seu mundo presumido. Eram experiências de trauma vicário (MATHIEU, 2012), aquelas que ocorrem quando as histórias que ouvimos das pessoas chegam para nós de maneira a também nos traumatizar com suas imagens e detalhes, mesmo sem que tenhamos aquela experiência. As imagens e experiências compartilhadas conosco são cumulativas, aninham-se na mente, temos dificuldade em nos livrarmos delas. Não se trata da história mais terrível que já ouvimos. São as centenas de histórias terríveis de que nem nos lembramos mais de ter ouvido.

Não é causado por algo que as pessoas fazem para nós. É simplesmente a consequência humana de conhecer, cuidar e enfrentar a realidade do trauma. Aonde essas histórias vão parar quando você encerra seu dia de trabalho?

Ouvíamos relatos da angústia de saber, por exemplo, que um casal estava internado no mesmo hospital, com covid-19, próximos de celebrar bodas de ouro, os filhos e netos implorando por algo que não estava no controle dos médicos ou enfermeiros: que o casal estivesse vivo para a comemoração. Saber que não poderiam atender ao pedido deles e, ao mesmo tempo, desejar poder atendê-lo foi uma situação emblemática de trauma vicário. Aquele era um casal, mas havia muitas outras histórias de amor e dor, elas se somavam, havia muitos amores sem adeus, muitos medos misturados com alegria, pessoas que chegavam para internação e saíam poucos dias depois, e aquelas que permaneciam meses internadas.

Os profissionais se viam lutando contra imagens intrusivas ou pesadelos que não eram deles, e sim remanescentes ou vindos das histórias que haviam presenciado no trabalho. Não foi negada a experiência de luto para aqueles pacientes, às vezes confundida com o pesar vicário ou como componente deste, o que confirmamos no trabalho de Eisma, Boelen, Lenferink (2020) sobre luto relacionado à covid-19.

Havia enfermeiros e enfermeiras que diziam preferir não saber a história de vida dos pacientes por temerem o vínculo com eles, que poderia ser interrompido pela morte ou mesmo pela alta, embora esta fosse ambivalentemente motivo de alegria.

Qual é mesmo a distância segura?

Não me refiro ao vírus. Refiro-me ao encontro de dois seres humanos, em posições opostas, mas não divergentes. Refiro-me à regulação da emoção para abrigar ou deixar emergir emoções positivas que dialoguem com o medo, a raiva, o desespero. Nos encontros para suporte emocional, buscávamos desenvolver, com esses profissionais, estratégias para modificar as emoções que sentiam, como as sentiam e como as usavam e expressavam-nas. Ambiciosamente, mirávamos no crescimento pós-traumático para acenar aos profissionais com uma possibilidade que existia e na qual valia a pena apostar. Era a saúde mental buscando meios de sobrevivência.

Com foco na saúde mental dos profissionais, preocupava-nos observar que sua visão de mundo tivesse mudado negativamente em razão do trabalho que faziam. Afinal, era uma crise que havia se cronificado em um patamar de difícil manejo. Alguns ficaram dormentes pela dor e pelo sofrimento das pessoas. Outros se mostravam muito tristes e raivosos com a situação de injustiça social, e ainda outros apenas ficam sobrecarregados, sem mecanismos de descompressão.

Com frequência, identificavam que não tinham muitas ferramentas para lidar com estes aspectos do trabalho, mesmo quando não havia se instalado a crise desencadeada pela covid-19.

Poderia ser *burnout* ou não? *Burnout* é o termo que descreve a exaustão emocional e física que os profissionais vivenciam quando têm pouca satisfação no trabalho e sentem-se impotentes e sobrecarregados. Pode afetar profissionais que cuidam, mas não é exclusividade deles, complementando a fadiga por compaixão e trauma vicário. Pode surgir em um ambiente laboral muito hostil. Profissionais que cuidam podem ter *burnout* se se sentirem injustamente remunerados, por exemplo, ou se sofrerem assédio moral no trabalho.

Não significa que a visão de mundo tenha mudado e nem que se tenha perdido a capacidade de sentir compaixão pelo outro.

Outra condição de risco à saúde mental dos profissionais que trabalhavam em hospitais foi o sofrimento moral (em Inglês, *moral distress*). Este ocorre quando políticas ou rotinas da instituição (hospital, neste caso) entram em conflito com as crenças sobre o que é cuidar bem da pessoa, quando há incoerência entre crenças, valores e ações, possivelmente também com o resultado. Ocorre quando é dito ao profissional para fazer coisas das quais discorde fundamentalmente ou às quais se oponha moralmente. Integrando-se ao cotidiano, sofrimento moral pode ser um fator que contribui muito para fadiga por compaixão.

Essa experiência era relatada com frequência quando oferecíamos suporte emocional a esses profissionais. Havia limite na quantidade de equipamentos de proteção individual (EPIs); em períodos frequentes, não havia profissional qualificado ou experiente para assumir um plantão, sobrecarregando a todos e levando-os a exceder seu horário de trabalho, mesmo quando a exaustão representava um risco ético no desempenho. Mas era preciso ficar mais, fazer mais, cuidar-se menos.

Revisitando aqueles meses, quase 2 anos de cuidado psicológico constante mediado pela tecnologia porque grande parte foi oferecida quando estávamos sob o regime do distanciamento social, resta uma miríade de lembranças, de constatações, de aprendizado.

Para psicólogos treinados para oferecer cuidados em condições de interação presencial, entendida mesmo como material de trabalho, a experiência aqui relatada representou um aprendizado e uma condição de humildade como jamais teríamos planejado viver. Fomos generosamente levados a penetrar um mundo por meandros que exigiam coragem muito mais que técnica, humanidade muito mais que *setting*. Vivemos fadiga por compaixão, compartilhamos apoio e descompressão.

O que me motivou a escrever sobre essa experiência foi a vontade de tornar público um pouco da vida da pessoa sob o jaleco, sem luvas, máscara, óculos. Não precisei nomear nenhum deles, pois se assemelham e se diferenciam. Um fala por si e por todos.

Teremos outras crises sanitárias, é bem possível. Lições aprendidas com esta, que ainda não nos deixou, permanecerão e serão úteis. Os profissionais apresentados aqui, no que simbolizam pela experiência de trabalho em hospitais, em tempos de covid, talvez não dimensionem o quanto sua resiliência lhes forneceu base e propulsão para seguir. Como pessoas não são números, várias biografias dos pacientes e de seus familiares podem se entrelaçar na biografia de cada um deles. Meu desejo sincero é que seja um entrelaçamento de vidas, não um nó que lhes macule o significado da vida.

Referências

Crepaldi MA; et al. Terminalidade, morte e luto na pandemia de COVID-19: demandas psicológicas emergentes e implicações práticas. Estudos de Psicologia (Campinas), v. 37, n. 3, jun. 2020.

Cyrulnik B. Corra, a vida te chama. Memórias. Rio de Janeiro: Rocco. 2013.

Eisma MC, Boelen PA, Lenferink L. Prolonged grief disorder following the coronavirus (Covid-19) pandemic. Psychiatry Research, v. 288, abr. 2020.

Franco MHP. A complexidade dos cuidados paliativos e a morte na contemporaneidade. In: Kamers M, Marcon HH, Moretto MLT. (orgs.) Desafios atuais das práticas em hospitais e nas instituições de saúde. São Paulo: Escuta, 2016, p. 313-28.

Kang L; et al. Impact on mental health and perceptions of psychological care among medical and nursing staff in Wuhan during the 2019 novel coronavirus disease outbreak: a cross-sectional study. Brain Behav Immunity. 2020 Jul; 87:11-17. doi: 10.1016/j.bbi.2020.03.028. Epub 2020 Mar 30.

Mathieu F. The compassion fatigue workbook: creative tools for transforming compassion fatigue and vicarious traumatization. New York: Routledge. 2012.

Parkes CM. Luto: estudos sobre a perda na vida adulta. Trad. Maria Helena Franco Bromberg. São Paulo: Summus, 1998.

Parkes CM. Amor e perda: as raízes do luto e suas complicações. Trad. MariaHelena Pereira Franco. São Paulo:Summus, 2009